AF297334

ATLAS

D'ANATOMIE DESCRIPTIVE

II

Tà 9
432

A LA MÊME LIBRAIRIE

ATLAS D'ANATOMIE DESCRIPTIVE

PAR

Le Dr J. SOBOTTA

PROFESSEUR D'ANATOMIE A L'UNIVERSITÉ DE WURZBOURG

ÉDITION FRANÇAISE

Par le Dr ABEL DESJARDINS

Aide d'anatomie à la Faculté de médecine de Paris.

**I. — Ostéologie, Arthrologie, Myologie. | II. — Splanchnologie, Cœur.
III. — Nerfs, Vaisseaux, Organes des sens.**

3 volumes de texte et 3 atlas. Ensemble 6 vol. grand in-8 colombier, cartonnés.

Avec 150 planches en couleurs.

et environ 1 500 photogravures, la plupart en couleurs, intercalées dans le texte.

Prix de souscription............................. **90 fr.**

ATLAS - MANUEL

D'HISTOLOGIE ET D'ANATOMIE MICROSCOPIQUE

Par le Professeur SOBOTTA

Édition française par le Dr MULON

Préparateur d'Histologie à la Faculté de médecine de Paris.

Préface du Dr LAUNOIS, Professeur agrégé à la Faculté de médecine de Paris.

1903, 1 vol. in-16 avec 89 planches coloriées, relié maroquin souple, tête dorée................... **20 fr.**

ATLAS D'ANATOMIE TOPOGRAPHIQUE

PAR

Le Dr O. SCHULTZE

PROFESSEUR D'ANATOMIE A L'UNIVERSITÉ DE WURZBOURG

ÉDITION FRANÇAISE

Par le Dr PAUL LECÈNE

Prosecteur à la Faculté de médecine de Paris, interne des hôpitaux de Paris.

1905, 1 volume grand in-8 colombier de 180 pages, accompagné de 70 planches en couleurs et de nombreuses figures intercalées dans le texte. Cartonné... **24 fr.**

L'Atlas d'Anatomie topographique de SCHULTZE se signale par le nombre et la qualité de ses planches en couleurs hors texte et de ses figures intercalées dans le texte.

Le texte de l'auteur allemand était court et précis ; M. LECÈNE y a fait les adjonctions destinées à donner au lecteur français les idées et les noms des anatomistes ou chirurgiens français qui ont étudié spécialement certaines questions.

Cet Atlas est très portatif, ce qui n'est pas un mince avantage pour un livre que l'étudiant doit emporter à la salle de dissection, s'il veut que ses études sur le cadavre lui soient de quelque profit.

CORBEIL. — Imprimerie ÉD. CRÉTÉ.

ATLAS
D'ANATOMIE DESCRIPTIVE

PAR

Le Dr J. SOBOTTA

PROFESSEUR D'ANATOMIE A WURZBOURG

ÉDITION FRANÇAISE

PAR

Le Dr ABEL DESJARDINS

AIDE D'ANATOMIE A LA FACULTÉ DE MÉDECINE DE PARIS

ANCIEN INTERNE DES HÔPITAUX DE PARIS

II

SPLANCHNOLOGIE, CŒUR

Ouvrage accompagné de 19 planches en couleurs

ET DE 187 PHOTOGRAVURES, LA PLUPART EN COULEURS

II

TEXTE

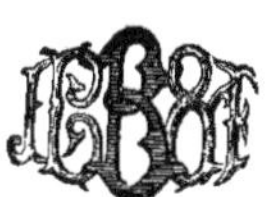

PARIS

LIBRAIRIE J.-B. BAILLIÈRE ET FILS

19, rue Hautefeuille, près du boulevard Saint-Germain

1906

Tous droits réservés

SPLANCHNOLOGIE

GÉNÉRALITÉS

Tous les organes contenus dans les différentes cavités du corps sont désignés, dans le sens le plus étendu du mot, sous le nom de *viscères*.

Outre les organes viscéraux proprement dits, on décrit à part le cerveau, la moelle épinière, le cœur ainsi que les organes des sens, comme l'œil par exemple.

L'anatomie systématique ne comprend cependant, sous le nom de viscères, que des organes se rattachant au tube intestinal (*), bien qu'ils ne soient pas contenus en totalité dans les cavités du corps.

Le cerveau et la moelle épinière, par contre, font partie du système nerveux (neurologie) ; le cœur (**), du système circulatoire (angéiologie); l'œil, des organes des sens.

Les viscères se rattachant au tube intestinal se divisent, d'après l'anatomie systématique, en trois groupes principaux :

1° *L'appareil digestif;*
2° *L'appareil respiratoire ;*
3° *L'appareil uro-génital.*

Les organes urinaires et les organes génitaux sont réunis en un système unique, en raison de leurs rapports presque topographiques, de leur développement, en grande partie semblable et de leur origine absolument commune. (Ils dérivent entièrement du feuillet moyen ou mésoderme).

Avec autant de raisons, on pourrait considérer les organes de la digestion et de la respiration, comme faisant partie d'un système unique ; le système respiratoire n'étant en somme qu'une annexe du système digestif et se développant, comme ce dernier (jusqu'à la partie antérieure de la cavité buccale), aux dépens du feuillet interne ou endoderme.

Différentes parties se trouvent sous la dépendance des deux appareils à la fois.

Il faut distinguer à chacun de ces trois systèmes principaux, deux parties principales : un canal cylindrique et un certain nombre d'organes annexes. Ces derniers sont les organes parenchymateux, dont l'élément essentiel est le *parenchyme*.

Le parenchyme n'est autre chose que l'appareil sécréteur des formations glandulaires des différents appareils (cf. ci-dessous), plus rarement c'est un tissu lymphoïde, comme la rate par exemple.

(*) Pour plus de détails, voyez l'Introduction générale, faisant suite à la troisième partie.
(**) Au point de vue topographique, le cœur peut être considéré comme un viscère, surtout à cause de ses relations avec une cavité séreuse.

Il se présente d'ordinaire sous l'aspect d'une masse molle, à coloration variant du gris au brun.

Les différents appareils, avec leurs éléments, se rattachent à un segment principal en forme de tube; on peut, pour cette raison, parler d'un tractus digestif, d'un tractus respiratoire et d'un tractus uro-génital.

Les deux premiers peuvent être réunis, sous le nom de *tractus intestinal*.

On décrit aussi un tractus génital comme faisant partie de l'appareil uro-génital.

La portion principale et cylindroïde des divers appareils est revêtue d'une muqueuse. Pour cette raison, on parle quelquefois, d'une manière générale, d'un *tractus muqueux*. L'épithélium muqueux en forme la partie essentielle. Cet épithélium constitue à lui seul l'intestin primitif.

La muqueuse possède une *tunique musculo-muqueuse (muscularis mucosæ)*; c'est une mince couche musculaire assez bien développée dans la plus grande partie du tractus digestif (*).

Tous les segments cylindriques du tractus viscéral possèdent une muqueuse.

Nous trouvons en outre, sur une grande longueur, une *couche musculaire,* disposée le plus souvent transversalement et longitudinalement. La muqueuse est, en général, mobile sur la couche musculaire, grâce à l'interposition d'un tissu conjonctif lâche (*tunique sous-muqueuse*); muqueuse et sous-muqueuse renferment de petites *glandes*.

Les glandes plus considérables du système viscéral sont ordinairement décrites comme annexes de l'intestin. Elles forment la plus grande partie de ce que l'on est convenu d'appeler: *organes parenchymateux.* Les *canaux excréteurs* sont formés comme les glandes elles-mêmes par des évaginations de l'intestin. L'épithélium sécréteur des glandes est en continuité directe avec l'épithélium du tractus muqueux intestinal.

En regard de ces glandes, déversant leurs produits par un canal excréteur dans le tube digestif, nous avons les glandes sans canaux excréteurs. On distingue ainsi les glandes fermées, encore appelées *glandes à sécrétion interne*.

Nous pouvons avoir dans ces dernières, des glandes dont le canal excréteur a régressé au cours du développement, comme c'est le cas pour la glande thyroïde. Nous distinguons en outre les vraies glandes épithéliales et les fausses glandes, ou glandes lymphoïdes. Ces dernières sont représentées par les *ganglions lymphatiques*, par les *amygdales*, le *thymus* et la *rate*. Le thymus, il est vrai, est, d'après son développement, une vraie glande épithéliale, mais il perd ce caractère dans la suite. Nous trouvons encore des formations lymphoïdes se confondant avec la muqueuse, dans la muqueuse, intestinale en particulier. Les amygdales appartiennent à ce genre de formation (**).

Les viscères peuvent se trouver au sein des éléments anatomiques, tels que le squelette, la musculature, etc., comme au cou, par exemple, ou bien ils sont situés dans les grandes cavités du corps. Ces dernières forment des *espaces séreux* (***) ou *cavités séreuses*. Ces

---

(*) Pour plus de détails à ce sujet et sur la structure de la muqueuse, voyez l'*Atlas-Manuel d'Histologie* de Sobotta et Mulon.

(**) Pour plus de détails sur l'anatomie microscopique des vraies et fausses glandes, voyez l'*Atlas-Manuel d'histologie* de Sobotta et Mulon.

(***) Il ne faut pas confondre les vraies cavités séreuses formées par une tunique séreuse avec les fausses cavités séreuses, comme celle existant, par exemple, dans le voisinage du système nerveux central. Ces dernières se trouvent formées par des lames de tissu conjonctif.

espaces, qui sont limités par une membrane à revêtement épithélial pavimenteux et à bords lisses, sont un reste de la cavité abdominale primitive ou cœlome. Ces membranes, revêtues d'épithélium séreux, sont désignées sous le nom de *membranes séreuses*.

Nous avons les tuniques séreuses suivantes :

Le *péritoine,* formant une cavité unique ;

La *cavité péritonéale* ;

La *plèvre,* formant les deux cavités pleurales ;

Et enfin les deux *tuniques vaginales des testicules.*

Ces dernières se forment aux dépens du péritoine, par une évagination se produisant au moment de la descente des testicules (Voy. ci-dessous). Elles ne se trouvent par conséquent que chez l'homme.

Le péricarde revêt le cœur, qui n'est pas un viscère proprement dit. Les plèvres recouvrent les deux poumons. Le péritoine est le revêtement séreux de la plus grande partie du système digestif et accessoirement d'une partie du système uro-génital.

Ce dernier rapport n'est que secondaire.

Les rapports généraux des cavités séreuses avec les viscères sont, en somme, les mêmes.

Les viscères s'invaginent plus ou moins loin et plus ou moins profondément dans ce sac (*) fermé de toutes parts, en repoussant devant eux la tunique séreuse. Cette dernière sert donc de revêtement à la portion invaginée en elle. Nous pouvons donc parler d'un feuillet pariétal et d'un feuillet viscéral, recouvrant les viscères. Quand un viscère ou une partie d'un viscère n'entre par aucune de ses surfaces en contact avec la membrane séreuse, mais qu'il se trouve libre dans cette dernière, il est rattaché à la paroi abdominale par une lame aplatie contenant les nerfs et les vaisseaux se rendant à l'organe. Cette lame est formée par les *feuillets viscéral* et *pariétal,* s'appliquant l'un sur l'autre. Le repli ainsi formé de deux feuillets de chaque côté s'appelle un *mésentère.*

Selon la distance séparant l'organe de la paroi abdominale, le mésentère sera plus ou moins long et par conséquent plus ou moins mobile. C'est de cette manière que se comportent les différents segments de l'intestin avec le péritoine. Ailleurs, le viscère ne s'avance que peu dans la cavité séreuse et se trouve par une de ses surfaces en rapport direct avec la paroi abdominale.

Cette dernière demeure alors dépourvue de revêtement séreux, comme par exemple pour le rein (chez l'adulte). Entre ces deux extrêmes se placent tous les intermédiaires possibles. Parfois la tunique séreuse se fixe intimement à l'organe en se confondant avec lui (**). Dans d'autres cas, une couche de tissu connectif plus ou moins lâche, du tissu adipeux en général, sépare l'organe du feuillet viscéral de la séreuse. C'est la *couche sous-séreuse.*

Les deux feuillets de la séreuse revêtant les organes sont si rapprochés l'un de l'autre qu'il ne reste guère qu'un espace virtuel, rempli d'une quantité minime de liquide.

La splanchnologie comprend l'étude non seulement des organes en question, mais elle

---

(*) Chez la femme, la cavité péritonéale n'est pas absolument fermée, mais se trouve en relation avec le système génital.

(**) Ce mode de réunion se trouve réalisé au maximum pour l'ovaire, où l'épithélium de la séreuse devient l'épithélium germinatif, tandis que la couche conjonctive péritonéale se continue directement avec celle de l'ovaire.

traite aussi des organes n'ayant qu'un rapport topographique et fonctionnel avec ces dits appareils. Ainsi on étudiera la rate avec le système digestif, les reins avec les organes urinaires.

Le canal intestinal est une des premières formations organiques de l'embryon. Il provient d'un pli de l'endoderme, ne tardant pas à former un canal complet.

Le tube digestif entre de bonne heure en relation avec la cavité abdominale ou cœlome. Nous avons primitivement deux cavités cœlomiques, délimitées par les feuillets du mésoderme; ce n'est que plus tard qu'elles se fusionnent. Les deux feuillets du mésoderme, limitant le cœlome, se divisent en feuillet pariétal ou somatopleure, et feuillet viscéral ou splanchnopleure. Tous les organes de la digestion et de la respiration se forment aux dépens du canal intestinal, les organes génito-urinaires se forment à part. Ils débouchent en arrière avec l'intestin, dans une cavité commune : le cloaque (Voy. ci-dessous).

Cette disposition se trouve chez l'embryon et chez presque tous les vertébrés durant la vie. (Excepté chez les mammifères supérieurs.) Tous les viscères, proprement dits, de l'embryon humain, se trouvent ainsi réunis pendant un certain temps à la partie postérieure du corps.

SPLANCHNOLOGIE

APPAREIL DIGESTIF

L'*appareil digestif* comprend le canal intestinal proprement dit dans le sens le plus large du mot.

On peut le diviser, d'après son développement, en quatre portions :

       1° La cavité buccale ;

       2° L'intestin antérieur;

       3° L'intestin moyen ;

       4° L'intestin terminal.

La cavité buccale s'étend des lèvres à l'isthme pharyngien; c'est la cavité buccale dans le sens le plus étendu du mot.

L'intestin antérieur comprend le pharynx, l'œsophage et l'estomac.

L'intestin moyen correspond à l'intestin grêle.

Enfin l'intestin terminal, qui se divise en gros intestin et rectum.

Le canal intestinal commence donc à la fente buccale et se termine à l'anus.

Un grand nombre de glandes annexes se rattachent au tube intestinal proprement dit. Nous trouvons dans la cavité buccale les grandes et petites glandes salivaires.

Dans le segment antérieur de l'intestin, il n'y a que des glandes pariétales : glandes pharyngiennes, œsophagiennes et gastriques.

L'intestin moyen possède, outre ses glandes pariétales, jéjuno-iléales et duodénales, les deux plus importantes glandes de l'appareil digestif : le pancréas et le foie.

L'intestin terminal n'a que des glandes pariétales.

On étudie la rate avec 'appareil digestif, bien qu'elle ne soit pas, à prop ement parler, un organe de l'appareil digestif, étant d'origine mésodermique.

Les parois du tube digestif possèdent des formations lymphatiques plus ou moins développées. Ces formations sont remarquables, du fait qu'elles sont confondues avec l'épithélium superficiel et même le traversent. Ces éléments lymphoïdes sont les amygdales dans le segment supérieur du tube digestif, les *plaques de Peyer* dans l'inférieur (*).

L'intestin de l'embryon est constitué, pendant un certain temps, par un canal fermé de toutes parts, ne possédant ni bouche, ni anus.

Ce n'est que plus tard, après que le canal intestina a subi des différenciations plus complètes, que la peau s'invagine et forme la fossette buccale en avant, et anale en arrière.

Il ne reste alors plus qu'une fine membrane : les membranes buccale et anale, séparant la lumière du tube digestif embryonnaire de l'extérieur. Après disparition de ces membranes, les deux orifices primordiaux sont formés. Peu après, une cloison divise l'ouverture buccale primitive en cavité buccale et nasale; une autre divise l'ouverture postérieure en un orifice anal et un orifice urogénital.

La fossette buccale contribue en grande partie à la formation de la cavité buccale. Cette dernière ne dérive donc pas de l'endoderme, mais en grande partie de l'ectoderme.

CAVITÉ BUCCALE

La *cavité buccale* est la partie initiale du système digestif.

C'est une cavité allongée et irrégulière, située à la partie inférieure de la face, possédant des limites en partie osseuses, en parties cutanées ou musculaires.

Les arcades dentaires la divisent en deux cavités secondaires communiquant entre elles : le *vestibule de la bouche* et la *cavité buccale proprement dite.*

VESTIBULE DE LA BOUCHE

Le *vestibule de la bouche* est un espace étroit et en demi-cercle compris entre les lèvres et dents d'une part, entre ces dernières et les joues d'autre part.

Quand les arcades dentaires sont rapprochées, le vestibule communique avec la cavité buccale au niveau de la dernière molaire.

La *fente buccale* le met en communication avec l'extérieur.

Le vestibule est limité par les *lèvres*, s'unissant l'une à l'autre à l'angle de la bouche par les *commissures des lèvres*.

Les *lèvres* forment aussi la plus grande partie de la paroi antérieure du vestibule.

Il y a une lèvre supérieure et une lèvre inférieure; la première est plus longue que la seconde.

La partie externe de la lèvre supérieure présente un sillon médian assez large : le *philtrum*, qui se termine en bas par le *tubercule de la lèvre supérieure.*

Un sillon oblique et curviligne s'étend des ailes du nez à la joue, c'est le *sillon naso-labial*, séparant la lèvre supérieure de la joue.

La lèvre inférieure, plus courte que la supérieure, est séparée du menton par un sillon transversal, le *sillon mento-labial.*

Les lèvres se composent de la peau, d'une couche musculaire et de la muqueuse ; cette dernière renferme les *glandes labiales* (glandes mucipares) ; elles ont la grosseur d'une lentille jusqu'à celle d'un petit pois (**).

(*) De vrais ganglions lymphatiques se trouvent naturellement aussi dans le voisinage du canal digestif, ils seront traités dans le chapitre de l'Angéiologie.

(**) Pour plus de détails sur la structure microscopique des lèvres, voyez l'*Atlas-Manuel d'histologie* de Sobotta et Mulon.

La muqueuse recouvrant la face interne des lèvres se continue avec la muqueuse recouvrant les gencives et présente un repli formant les *freins des lèvres*.

Le frein supérieur est toujours plus visible que l'inférieur.

Les joues forment latéralement les limites du vestibule.

Elles se composent, comme les lèvres, d'une couche cutanée (recouverte chez l'homme de poils abondants), de la musculature et de la muqueuse.

Cette dernière couche est fine, elle contient les *glandes buccales*, situées en partie dans le muscle buccinateur et en partie à sa face externe.

On trouve dans l'angle formé par le *buccinateur* et le *masséter*, la *boule graisseuse de Bichat*, formée par une masse abondante de tissu adipeux.

La muqueuse recouvrant les alvéoles et les cloisons alvéolaires est d'une épaisseur considérable.

Elle forme les *gencives* et adhère intimement au périoste de l'os, se distinguant du reste de la muqueuse buccale par sa consistance remarquable.

Les dents latérales, antérieures et les extrémités des arcades alvéolaires recouvertes par la muqueuse buccale forment la paroi postérieure du vestibule.

Le canal excréteur de la glande parotide perfore la muqueuse buccale.

CAVITÉ BUCCALE PROPREMENT DITE

La *cavité buccale* est limitée en haut par le *palais* qui la sépare de la cavité nasale.

La langue forme en grande partie le plancher de la bouche.

Quand la bouche est fermée, la langue remplit presque toute la cavité, à part un espace relativement étroit, entre le dos de la langue et le palais.

Les parois antérieure et latérales sont formées par les *arcades dentaires* ; la postérieure en partie par le *voile du palais* et ses piliers ; quant à la dernière paroi, elle présente un orifice, faisant communiquer la cavité buccale avec le pharynx. Ce passage est l'*isthme pharyngien*.

Le *palais* formant le toit de la cavité buccale se compose de deux parties :

Le *palais osseux ;*

Le *voile du palais*.

Le premier reproduit exactement le relief de la lame osseuse du squelette.

La muqueuse épaisse et résistante ressemble à celle des gencives.

Elle est reliée au périoste par de forts tractus sous-muqueux et contient des glandes muqueuses nombreuses et irrégulières de deux à cinq millimètres (*glandes palatines*).

La muqueuse du palais osseux présente, sur la ligne médiane, une ligne faiblement surélevée : le *raphé de la voûte palatine*.

En avant de ce raphé se trouve une petite papille arrondie, correspondant au *trou incisif* (*).

On trouve encore en avant trois ou quatre replis transversaux de formes variables.

(*) Il n'est pas rare de trouver dans le trou incisif une fossette et même souvent deux, représentant le reste du canal incisif.

Le *voile du palais* est une cloison recouverte de chaque côté par une muqueuse (muqueuse des cavités buccale et pharyngienne).

Il possède des muscles et des glandes et sépare la cavité buccale de la portion naso-pharyngienne.

Le voile du palais, par sa base, est en contact avec le palais osseux et, par sa partie antérieure, fait immédiatement suite à la muqueuse de ce dernier, puis s'infléchit en bas et en arrière.

Latéralement le voile se termine dans les piliers délimitant l'*isthme pharyngien* ; en bas et en arrière il aboutit à la *luette*, appendice conique et arrondi.

La face antérieure du voile, regardant la cavité buccale, est légèrement concave, la postérieure, regardant le pharynx, est de forme convexe.

La luette, les muscles étant au repos, a une extrémité recourbée en avant.

La muqueuse du voile du palais est assez lisse, légèrement plissée, quand les muscles sont relâchés, elle est beaucoup plus mince que celle du palais osseux et possède de nombreuses *glandes* muqueuses en plus grande quantité et plus développées que dans le palais osseux.

Les parties latérales du voile sont les *piliers* ; ce sont deux replis muqueux, recouvrant des muscles et limitant l'isthme pharyngien qui fait communiquer la bouche avec le pharynx.

Le *pilier antérieur* s'étend, selon une ligne courbe, du bord latéral du voile à la muqueuse du bord de la langue.

Il se termine à ce niveau en s'élargissant un peu, et forme un *repli triangulaire*.

Le *pilier postérieur* est plus épais que l'antérieur, mais un peu moins recourbé.

Il se détache du voile du palais, comme l'antérieur et se termine dans la paroi latérale du pharynx.

Les deux piliers délimitent une cavité terminée en pointe à ses deux extrémités, c'est la *loge amygdalienne* où se trouve l'*amygdale* ou *tonsille*.

[La loge amygdalienne présente une paroi antérieure formée par le pilier antérieur et la portion verticale de la base de la langue, une paroi postérieure formée par le pilier postérieur et par le pli pharyngo-épiglottique. Le sommet de la loge répond à la rencontre des deux piliers antérieur et postérieur. La base est formée par le *repli glosso-épiglottique* latéral. La paroi externe par l'aponévrose pharyngienne qui la sépare du constricteur supérieur et du muscle stylo-pharyngien. Enfin la face interne est libre dans la cavité bucco-pharyngienne.

L'amygdale ne remplit pas complètement sa loge ; au-dessus de la glande se trouve une dépression, la fossette sus-amygdalienne.

La glande est située un centimètre et demi en avant et en dedans de la carotide interne, deux centimètres en avant et en dedans de la carotide externe, qui peut cependant, dans certains cas d'anomalie, venir au contact de la paroi externe de la loge amygdalienne, et peut ainsi être lésée dans l'amygdalotomie ou l'ouverture d'un phlegmon de l'amygdale.]

Elle se présente sous la forme d'une élévation ronde et allongée, sans limites nettes, possédant, à sa surface, des fentes ou cryptes.

L'amygdale remplit plus ou moins complètement l'espace situé entre les deux piliers (*). Le

______

(*) Les tissus de l'amygdale peuvent non seulement remplir toute la loge amygdalienne, mais empiéter aussi sur les piliers voisins. Les bords de ces derniers sont ainsi souvent effacés. La conformation de l'amygdale varie, du reste, suivant les individus.

plus souvent on trouve au-dessus de l'amygdale une excavation profonde et triangulaire : la fossette sus-amygdalienne que l'on suppose être un reste de la 2ᵉ fente branchiale.

De nombreuses glandes muqueuses, situées autour de l'amygdale, débouchent dans cette excavation.

Dans le voile du palais, aussi bien que dans les piliers, se trouvent des muscles, qui appartiennent à la fois au voile du palais et au pharynx. Ce sont les suivants :

1° L'*azygos de la luette*, muscle impair, allongé et aplati.

Il prend naissance sur l'épine nasale postérieure, et va se terminer au sommet de la luette.

Il est plus près de la muqueuse postérieure que de l'antérieure.

Dans bien des cas, il y a deux muscles distincts.

2° Le *péristaphylin interne* (élevateur du voile du palais, pétro-salpingo-staphylin) est un muscle pair, rubanné et allongé.

Il s'insère en haut sur la face postérieure du rocher, sur une rugosité voisine de l'orifice carotidien et sur la portion cartilagineuse de la trompe, sur son bord inférieur à son extrémité postérieure.

De là, le muscle longe la paroi latérale de la région naso-pharyngienne en se portant en bas et en dedans sur le voile du palais. Arrivé sur le voile il s'étale en confondant ses faisceaux avec ceux du muscle correspondant, du pharyngo-staphylin et de l'azygos.

Nous avons de la sorte une couche musculaire presque ininterrompue dans le voile du palais. Cette couche, voisine de la surface muqueuse postérieure, est séparée de l'antérieure par une épaisse masse glandulaire.

3° Le *péristaphylin externe* (tenseur du voile du palais ou sphéno-salpingo-staphylin) est allongé, mince et aplati.

Il prend naissance sur l'épine angulaire du sphénoïde, dans la fossette scaphoïde, située à la base de l'apophyse ptérygoïde et, par un petit tendon, sur la paroi latérale de la portion cartilagineuse de la trompe.

Ce muscle est en rapport direct avec la face interne du ptérygoïdien interne, ou plutôt avec l'aponévrose buccinato-pharyngée recouvrant ce dernier. Il est séparé, par du tissu adipeux, du péristaphylin interne, situé plus en dedans et en arrière.

Les faisceaux musculaires se jettent sur un tendon, lequel, situé dans un sillon, se réfléchit sur le crochet ptérygoïdien, se porte ensuite horizontalement et finalement se termine en s'élargissant dans le voile du palais où ses fibres s'entre-croisent avec son homologue du côté opposé.

Une petite bourse séreuse sépare le tendon réfléchi de sa poulie de réflexion.

La membrane fibreuse, résultant de l'élargissement des tendons des deux muscles, s'applique le long du bord postérieur du palais osseux. Elle est placée en avant de l'épanouissement des péristaphylins externes.

4° Le *glosso-staphylin* (palato-glosse) est un muscle de la langue.

Il est situé dans le pilier antérieur qu'il forme ; c'est un petit faisceau musculaire aplati, s'étendant de la base de la langue à la luette, où il s'entre-croise avec le muscle opposé.

Le glosso-staphylin se trouve aussi en rapport avec l'épanouissement du péristaphylin externe.

5° Le *pharyngo-staphylin* est un muscle pharyngien.

Il est situé dans le pilier postérieur et ressemble au précédent, mais il est plus développé.

Il entre en rapport avec les constricteurs du pharynx en plusieurs endroits ; c'est pour cette raison qu'il peut être considéré comme un muscle du pharynx.

Il provient en partie directement du constricteur moyen et, d'autre part, prend naissance sur le bord postérieur du cartilage thyroïde avec le constricteur inférieur.

Il se comporte à l'intérieur du voile exactement comme le palato-glosse et entre en rapport très étroit avec l'épanouissement du péristaphylin externe.

[En résumé, les muscles du voile du palais, au nombre de dix, se répartissent de la façon suivante :

Deux sont situés tout entiers dans le voile ; ce sont les deux azygos de la luette.

Huit sont situés en partie dans le voile, en partie hors du voile. Sur ces huit muscles, quatre sont supérieurs, c'est-à-dire prennent leur insertion fixe au-dessus et descendent vers le voile ; quatre sont inférieurs, c'est-à-dire prennent leur insertion fixe au-dessous et montent vers le voile.

Les premiers sont les deux péristaphylins externes et les deux péristaphylins internes. Les derniers sont les deux pharyngo-staphylins et les deux glosso-staphylins.

Si maintenant nous voulons nous faire une idée d'ensemble de l'agencement des fibres musculaires dans l'épaisseur du voile, il faut pratiquer une coupe à ce niveau.

Nous trouvons, en allant de haut en bas, c'est-à-dire de la muqueuse nasale vers la muqueuse palatine : l'azygos de la luette, puis le faisceau supérieur du pharyngo-staphylin, immédiatement au-dessous et n'allant pas jusqu'au bord postérieur du voile, le péristaphylin interne.

Plus bas, l'aponévrose du péristaphylin externe formant le plan résistant du voile, et en arrière de lui, à la même profondeur, le faisceau moyen du pharyngo-staphylin qui vient se terminer sur le bord postérieur de l'aponévrose du péristaphylin externe.

Au-dessous enfin nous trouvons un seul plan de fibres musculaires formé en avant par le glosso-staphylin, en arrière, et le continuant par le faisceau inférieur du pharyngo-staphylin. La dernière couche est formée par la muqueuse palatine.]

Quant à l'innervation des muscles du voile, le tenseur du voile est innervé par la 3ᵉ branche du trijumeau par l'intermédiaire du ganglion otique.

Les autres muscles reçoivent leurs branches nerveuses des nerfs palatins postérieurs de la 2ᵉ branche du trijumeau (indirectement du nerf facial).

Le péristaphylin externe tend la partie antérieure du voile du palais et agit comme dilatateur de la trompe.

Le péristaphylin interne élève et étend le voile du palais.

Le palato-glosse et le palato-pharyngien rétrécissent, en se contractant, l'isthme pharyngien.

La consistance et les autres propriétés de la *muqueuse buccale* varient suivant les régions.

Au plancher de la bouche, dans la région sublinguale, elle est fine, séparée des parois de la cavité par une couche sous-muqueuse lâche.

La muqueuse des gencives et celle du palais osseux est extrêmement épaisse.

La sous-muqueuse présente dans ces parties des faisceaux fibreux reliant la muqueuse au périoste.

La muqueuse du dos de la langue se comporte de même et sa sous-muqueuse forme l'aponévrose linguale.

La cavité buccale se développe en grande partie aux dépens de la fossette buccale, c'est-à-dire d'une invagination du feuillet externe, séparée de l'entrée de l'intestin par la membrane buccale.

Cette fossette occupe un certain temps l'espace destiné aux cavités buccale et nasale. Les bourgeons maxillaires inférieurs (premier arc branchial) et maxillaires supérieurs, contribuent à la formation de la face et ferment en avant la fossette buccale en ébauchant les lèvres.

A peine la membrane buccale est-elle percée et la réunion de la fossette buccale avec l'intestin effectuée, les deux apophyses palatines du maxillaire supérieur se réunissent et déterminent la séparation des cavités buccale et nasale. C'est sur la ligne de réunion des deux apophyses qu'on remarque le raphé palatin.

DENTS

Les *dents* sont dures, de forme conique, avec une *racine* implantée dans l'*alvéole*.

La partie entourée par la gencive s'appelle le *collet*.

La *couronne* représente la portion de la dent libre dans la cavité buccale.

La dent est composée de trois substances principales :

      L'*émail*;

      L'*ivoire*;

      Le *cément*.

L'*émail* recouvre entièrement la couronne.

Le *cément* revêt la racine et atteint le collet.

Les deux substances prennent contact en s'amincissant au voisinage du collet ([*]).

L'émail présente une surface blanche avec des reflets bleuâtres ou jaunâtres.

La racine, par contre, recouverte par le cément, a un aspect jaunâtre opaque et sans brillant.

La couronne de chaque dent présente une surface libre, regardant la dent de la rangée opposée : c'est la *face triturante*.

La dent possède, en outre, une face externe en rapport avec les lèvres ou la joue.

Une face interne en contact avec le bord de la langue.

Des faces en contact direct avec les dents voisines.

La *racine*, simple ou multiple, est généralement conique.

Son extrémité présente l'orifice du canal dentaire, traversant la dent dans toute sa longueur.

Le canal s'élargit au niveau du collet et forme, dans la couronne, une cavité spacieuse connue sous le nom de *cavité pulpaire*, contenant la pulpe.

Cette dernière est un tissu mou non calcifié.

La cavité pulpaire reproduit, en somme, la forme de la dent ; elle possède assez souvent des prolongements fins et irréguliers.

La dentition de l'adulte, c'est ainsi que l'on désigne l'ensemble des dents, se compose de trente-deux dents, disposées en deux rangées, dont une supérieure, l'autre inférieure.

([*]) Pour plus amples détails sur la structure microscopique de la dent, voyez l'*Atlas-Manuel d'histologie* de SOBOTTA et MULON.

La première est située dans le maxillaire supérieur.

La seconde dans le maxillaire inférieur.

Les moyens de fixité des dents sont assurés par une *gomphose* (Voy. *Arthrologie générale*).

Le *périoste* forme une fine couche à la fois commune à la dent et aux parois alvéolaires, c'est le périoste alvéolo-dentaire formant au collet le ligament circulaire de la dent.

Les dents des deux rangées ont de grands rapports de forme et de dimensions, sans être tout à fait semblables.

Le nombre est le même pour les deux rangées, c'est-à-dire seize.

On divise les dents des mâchoires supérieure et inférieure, d'après leur forme, en quatre groupes :

 Les *incisives* ;
 Les *canines* ;
 Les *prémolaires* ;
 Les *molaires*.

Chaque rangée possède quatre incisives, deux canines, quatre prémolaires et six molaires; la moitié de ces nombres pour chaque côté d'une rangée.

Chaque espèce de dent offre un type caractéristique sans présenter des formes intermédiaires.

Mais les dents d'un même groupe peuvent avoir certaines différences entre elles, par exemple les dents de la mâchoire supérieure ne sont pas exactement semblables à celles de la mâchoire inférieure.

Les groupes se disposent de la manière suivante : les incisives sont les plus antérieures et les dents de chaque côté entrent en contact sur la ligne médiane, viennent après les canines, et les molaires se trouvent en arrière.

La formule dentaire dans l'espèce humaine est donc la suivante :

$$\frac{M \quad Pm. \quad C \quad I \quad \big| \quad I \quad C \quad Pm. \quad M}{3 \quad 2 \quad 1 \quad 2 \quad \big| \quad 2 \quad 1 \quad 2 \quad 3}$$
$$\frac{3 \quad 2 \quad 1 \quad 2 \quad \big| \quad 2 \quad 1 \quad 2 \quad 3}{} = 32.$$

Les *incisives* ont une couronne taillée en biseau, aplatie, convexe en avant et, concave en arrière; la base répond à la partie la plus épaisse et la plus étroite; le bord supérieur est, par contre, plus large mais moins épais.

La face antérieure présente trois sillons, pas toujours visibles; on les voit sur des dents venant de faire éruption, sous forme de petits zigzags qui disparaissent rapidement par usure.

Les angles internes des incisives sont aigus ; les externes sont plutôt arrondis.

Les couronnes des incisives sont situées dans un plan frontal ; leurs faces en contact avec les dents voisines sont par conséquent internes et externes.

Les racines des incisives sont arrondies, de longueur moyenne et généralement tout à fait droites.

La racine de l'incisive externe est souvent plus courte et légèrement aplatie.

Les incisives supérieures sont toujours plus grandes que les inférieures.

L'incisive supérieure interne est toujours beaucoup plus grande que l'externe.

C'est l'inverse pour les inférieures; l'externe est plus développée que l'interne.

D'ailleurs, le développement des incisives varie beaucoup suivant les individus.

Les *canines* sont situées entre les incisives et les prémolaires.

Elles ont la forme de cônes allongés.

La couronne des canines, bien développée et épaisse, a également une forme conique.

L'extrémité supérieure est mousse, la face antérieure est fortement convexe; la postérieure présente un faible tubercule.

Les racines, allongées et coniques, sont aplaties, surtout celles des canines inférieures. ·

Grâce à leurs grandes racines, les canines, les supérieures en particulier, sont les plus longues dents de la dentition.

Leurs couronnes s'élèvent aussi au-dessus de toutes les autres.

L'extrémité supérieure des incisives est légèrement déviée du côté interne.

La couronne est encore dans le plan frontal; nous avons donc une face antérieure, une postérieure et deux faces de contact comme pour les incisives.

Les *prémolaires* possèdent deux tubercules sur la face triturante.

Les couronnes sont aplaties d'avant en arrière et possèdent deux faces de contact, une antérieure, l'autre postérieure, une face externe et une face interne, toutes les deux convexes. La face externe est plus grande que l'interne.

Les *tubercules* sont séparés par un sillon antéro-postérieur, nous en distinguons un interne petit et un externe bien développé.

Le tubercule interne de la première prémolaire inférieure est toujours faiblement développé.

Le tubercule interne de la seconde prémolaire inférieure est toujours deux fois plus gros; c'est la plus grosse prémolaire; elle possède souvent trois tubercules.

Les racines des prémolaires inférieures sont toujours simples, de longueur moyenne et nettement aplaties.

Les racines des supérieures varient beaucoup; la racine de la première est le plus souvent double ou du moins fendue.

La seconde est, en général, fortement aplatie ou présente un sillon, mais possède toujours deux canaux dentaires.

Toutes les *molaires* sont multicuspidées et à racines multiples.

La couronne est assez régulièrement cuboïde, basse et d'un diamètre assez considérable.

Le nombre des racines et la position des tubercules varient suivant que l'on a une molaire supérieure ou inférieure.

Les molaires supérieures ont trois racines, les inférieures n'en ont que deux.

Les molaires supérieures sont plus grandes que les inférieures.

La 1re molaire de chaque rangée possède la couronne la plus haute et la plus grande, la 3e la plus basse et la plus petite. En outre, la 1re molaire inférieure est la plus grande de toutes.

Les molaires possèdent quatre tubercules, rarement cinq; deux sont externes, les deux autres internes.

Un sillon crucial sépare les tubercules des molaires inférieures, les internes sont plus élevés que les externes, les molaires inférieures ressemblent ainsi à deux prémolaires qui se seraient confondues.

La 1re molaire inférieure, souvent cinq tubercules, dont trois externes et deux internes.

Les tubercules externes des molaires supérieures sont plus hauts que les internes; le sillon qui les sépare a la forme d'un H placé obliquement, et les tubercules externes et internes se font vis-à-vis en diagonale.

Il n'est pas rare de trouver des irrégularités dans le nombre et la situation des tubercules, surtout à la 3e molaire (dent de sagesse), pouvant avoir trois à cinq tubercules.

Les couronnes des molaires entrent en contact avec les dents voisines par leurs faces antérieure et postérieure.

La face externe et l'interne sont toutes deux convexes et présentent (la première du moins), un sillon longitudinal pour les molaires supérieures.

Les inférieures n'ont un sillon que sur la face externe.

Les racines des molaires inférieures, placées dans un plan frontal, sont aplaties, quelquefois sillonnées et de longueur moyenne.

Nous leur distinguons une racine antérieure et une racine postérieure; elles sont le plus souvent recourbées en arrière.

Les sillons existants permettent de reconnaître les deux moitiés dont résultent les racines.

On trouve rarement plus de deux racines.

Les racines des molaires supérieures sont coniques et recourbées en arrière; elles sont au nombre de trois : une interne en rapport avec le palais (racine palatine) et deux externes.

Celles de la 1re molaire supérieure sont presque toujours bien développées.

Les racines de la 2e sont souvent confondues.

C'est le cas habituel pour la 3e molaire supérieure.

Les 3es molaires, à cause de leur apparition tardive, sont appelées dents sérotines (dents de sagesse; à l'âge de vingt à vingt-cinq ans).

Elles ne sont que rudimentaires chez les races cultivées.

Elles se trouvent bien développées et presque aussi grandes que la 2e sur de vieux crânes et chez les peuples primitifs.

La dent de sagesse supérieure est toujours plus petite que l'inférieure.

Ses racines n'en forment en général qu'une seule, mais on distingue souvent les traces de la division en trois, en particulier les trois canaux dentaires.

Il n'y a souvent que trois tubercules.

La dent de sagesse inférieure possède, en général, deux racines courtes, la couronne est aussi moins réduite que celle de la supérieure.

Toutes les dents de l'arcade supérieure sont normalement un peu déviées en dehors, les antérieures en particulier.

Les dents de l'arcade inférieure regardent un peu en dedans.

L'arcade supérieure, passablement plus grande, déborde l'inférieure de tous côtés.

Les dents de chaque arcade sont disposées de telle sorte que chacune est en rapport avec deux dents de l'arcade opposée (quand la bouche est fermée).

La dernière molaire supérieure fait exception et n'entre en rapport qu'avec la 3ᵉ molaire inférieure, les dents antérieures de la rangée supérieure étant beaucoup plus larges que les inférieures.

Outre les trente-deux *dents permanentes* de la dentition de l'adulte, nous avons encore la *dentition de lait* chez l'enfant.

Cette dernière ne se compose que de vingt dents (dents de lait) :

   Huit incisives ;

   Quatre canines ;

   Huit prémolaires.

La formule de la dentition de lait est la suivante :

$$\frac{\begin{array}{ccc|ccc} M & C & I & I & C & M \\ 2 & 1 & 2 & 2 & 1 & 2 \end{array}}{\begin{array}{ccc|ccc} 2 & 1 & 2 & 2 & 1 & 2 \end{array}} = 20$$

Incisives et canines de la dentition de lait correspondent non seulement en nombre à celles de la dentition permanente, mais aussi à la forme de ces dernières jusque dans leurs moindres détails. Elles sont seulement plus petites, mais se trouvent à la même place que leurs homologues de la dentition de l'adulte.

Les molaires de lait se trouvent à la place des futures prémolaires permanentes. Elles ressemblent aux molaires de la seconde dentition, sont à racines multiples et pluricuspidées.

Les secondes molaires de lait sont toujours plus développées que les 1ʳᵉˢ. Les supérieures sont à racines multiples (3), comme celles de la dentition de l'adulte (*), deux racines sont externes, la 3ᵉ interne. Mais souvent ces racines se fusionnent ensemble. Les molaires inférieures ont deux racines.

Les couronnes des molaires de la 1ʳᵉ dentition ont quatre et jusqu'à cinq tubercules irréguliers.

La première des dents de lait faisant apparition est l'incisive interne inférieure ; les dents inférieures font éruption normalement avant celles de l'arcade supérieure.

L'éruption de l'incisive primitive inférieure a lieu entre le 6ᵉ et 7ᵉ mois.

L'incisive supérieure correspondante de l'arcade supérieure fait suite peu après (entre e 7ᵉ et le 8ᵉ mois).

Les incisives externes apparaissent en général entre le 8ᵉ et le 12ᵉ mois.

Les prémolaires antérieures de l'arcade dentaire inférieure font éruption entre le 12ᵉ et le 16ᵉ mois, et peu de mois après celles de l'arcade supérieure.

Les canines apparaissent entre le 16ᵉ et le 20ᵉ mois et, en dernier lieu, les molaires postérieures (entre les 20ᵉ et 30ᵉ mois).

La dentition de lait est remplacée peu à peu par la dentition permanente ; il y a donc un moment où l'on trouve chez l'enfant les dents des deux dentitions les unes à côté des autres.

(*) La seconde molaire primitive supérieure ressemble presque entièrement à son homologue de la dentition permanente ; mais la 1ʳᵉ molaire primitive supérieure possède des tubercules bien différents de forme et de situation. Ils sont placés sur deux saillies, dont une externe, l'autre interne.

Les mâchoires possèdent alors en même temps un nombre considérable de dents de formation différente.

La 1re molaire inférieure apparaît entre la 5e et la 8e année ; c'est la première des dents permanentes, son homologue fait suite peu après.

Les incisives internes primitives ne sont remplacées par les permanentes qu'entre la 6e et la 9e année, ensuite les externes (entre la 7e et la 10e année).

Les 1res prémolaires font éruption entre la 9e et la 13e année, les canines entre la 9e et la 14e.

Les 2es prémolaires entre la 10e et 14e, les 2es molaires peu après, vers la même époque.

Les 3es molaires seulement plus tard entre la 16e et la 40e année.

Les prémolaires supérieures apparaissent beaucoup plus tôt que les inférieures ; à part cette exception, les dents de la mâchoire inférieure sont plus précoces que celles de la mâchoire supérieure.

Le développement des dents est le suivant (*) :

La couronne de la dent se développe en premier lieu ; c'est l'organe adamantin qui contribue seul à son développement, la couronne n'ayant que de l'émail.

La racine se forme graduellement aux dépens de la papille dentaire ; elle n'est pas encore complètement formée lors de l'éruption de la dent.

La cavité pulpaire et, en particulier, le canal dentaire sont assez spacieux dans la dent en formation.

Le follicule dentaire donne naissance au cément et au ligament circulaire.

Les dents de lait tombent par ostéoclasie des racines ; la couronne est détruite par les violences mécaniques.

On trouve rarement des variétés spéciales de dents, mais on rencontre parfois des dents surnuméraires, de même qu'il peut y avoir des dents qui manquent.

L'incisive externe supérieure manque le plus fréquemment ; dans ce cas, l'interne devient beaucoup plus grosse.

On trouve de même le plus souvent des incisives comme dents surnuméraires.

Les anomalies de position ne sont pas rares.

Les commencements d'une 3e dentition sont peu fréquents.

LANGUE

La *langue* est un organe musculaire, conique et recouvert d'une muqueuse.

Elle occupe presque entièrement la cavité buccale.

On la divise en trois portions :

1° Le *corps de la langue*, fixé au plancher de la bouche : c'est la plus grande portion ;

2° La *pointe de la langue*, recouverte de tous les côtés par la muqueuse ; elle s'élève librement dans la cavité buccale ; .

3° La *portion postérieure* ou *base de la langue*, fixée à l'os hyoïde et à l'épiglotte.

Le *corps de la langue* possède une face inférieure confondue avec le plancher de la bouche et une face supérieure ou dos de la langue ; elle est convexe et recouverte par la muqueuse buccale.

(*) Pour plus de détails, en particulier sur les caractères histologiques et microscopiques des dents, voyez l'*Atlas-Manuel d'histologie* de Sobotta et Mulon.

Les bords latéraux de la langue sont arrondis, ils sont libres dans la partie linguale antérieure ; en arrière ils se continuent avec le voile du palais par l'intermédiaire des piliers antérieurs.

Quand la bouche est fermée, la plus grande partie de la portion antérieure est en contact avec le palais.

La portion postérieure entre en rapport avec le pharynx moyen (isthme du pharynx).

La limite entre le corps lingual et la base est indiquée par une petite fossette : le *foramen cæcum*. C'est un reste embryonnaire en cul-de-sac, où aboutissent, chez l'adulte, quelques glandes muqueuses.

Les *papilles caliciformes* forment un angle ouvert en avant et dont le sommet est occupé par le trou borgne lui-même.

On trouve souvent un *sillon* parallèle aux glandes caliciformes déterminant la séparation du corps et de la racine de la langue (c'est le *V lingual*).

La *base de la langue* est unie à l'épiglotte par les trois *replis glosso-épiglottiques* : un médian, les deux autres latéraux. Ces replis forment deux fossettes arrondies : les *fossettes épiglottiques*.

La muqueuse et les muscles forment les éléments principaux de la langue.

On distingue la *muqueuse dorsale de la langue* et la *muqueuse sublinguale*. La dernière n'est que lâchement reliée à la musculature de la langue, la première y est solidement fixée.

Les derniers faisceaux des muscles s'insèrent directement sur la sous-muqueuse formant une couche de tissu conjonctif sous la muqueuse proprement dite.

La *muqueuse dorsale* présente deux portions distinctes, la muqueuse du corps de la langue et celle de la base.

La rangée des papilles caliciformes et le V lingual séparent ces deux régions.

Le segment antérieur est la portion papillaire ; le segment postérieur forme la portion tonsillaire.

Les *papilles linguales* donnent à la muqueuse antérieure son caractère spécial ; elles s'élèvent au-dessus de la surface, sous forme de petits cônes et donnent à la langue son aspect velouté. — Suivant leur forme nous distinguons différents types de papilles :

1° Les *papilles filiformes* ont un aspect filamenteux, et une forme plus élancée que conique (*).

Elles sont situées dans toute la région papillaire de la langue, en grand nombre, surtout en avant et sur les côtés latéraux de la langue, où elles atteignent leur plus grand développement. Ce sont les papilles filiformes qui sont les plus nombreuses.

2° Les *papilles coniques*. Elles ont la forme indiquée par leur nom, se trouvent dispersées entre les filiformes et on peut trouver des formes de passage insensibles entre ces dernières et les coniques.

3° Les *papilles fongiformes*, ainsi appelées à cause de leur ressemblance avec un champignon. Elles sont disposées sur les bords latéraux et antérieurs de la langue entre les filiformes.

(*) Sur la structure de ces papilles ainsi que sur la structure microscopique de la langue, voyez l'*Atlas-Manuel d'histologie* de SOBOTTA et MULON.

Elles se composent d'une tête plus ou moins volumineuse supportée par un pédicule.

4° Le *papilles lenticulaires* ont des formes dérivées des fongiformes.

5° Les *papilles caliciformes*. Elles sont entourées par un repli de la muqueuse, affectant la forme d'un bourrelet circulaire.

Elles ressemblent extérieurement aux papilles fongiformes, elles sont seulement plus grosses et souvent un peu enfoncées dans la muqueuse. La différence entre ces papilles dans leur structure intime est plus grande.

Les papilles caliciformes sont en petit nombre et toujours disposées dans un ordre régulier. On ne les trouve que sur le dos de la langue. Leur nombre varie de sept à douze.

Elles forment le *V lingual*; le foramen cæcum formant le sommet de ce dernier. Les papilles caliciformes sont à la limite de la langue antérieure et de la langue postérieure. La distance qui les sépare est variable, tantôt très près les unes des autres, tantôt assez éloignées, elles forment rarement deux rangées.

6° Les *papilles foliées* sont rudimentaires chez l'homme ('), elles sont constituées par quelques plis verticaux et parallèles peu marqués.

On les trouve surtout aux bords latéraux de la langue, tout près de l'origine du pilier antérieur.

A l'état de repos de l'organe, sur le cadavre, les plis verticaux et les rides ne sont pas effacés par les plis des papilles foliées.

La portion tonsillaire est totalement différente de la portion papillaire. Elle se distingue par la présence de formations lymphatiques : les *follicules linguaux*, ces derniers forment par leur ensemble l'amygdale linguale.

On trouve en outre de nombreuses glandes muqueuses.

Chaque follicule lingual est représenté par une saillie arrondie, pourvue d'une petite fossette.

Les follicules forment une masse compacte sur la racine de la langue, ils sont plus dispersés au voisinage de l'épiglotte et des amygdales.

La muqueuse sublinguale est lisse, fine et présente les caractères habituels d'une muqueuse.

Cette muqueuse forme un pli au-dessous de la pointe de la langue : le *frein lingual*.

On trouve chez le nouveau-né, de chaque côté du frein, un petit pli : pli ranin. Ils sont moins distincts chez l'adulte, mais manquent rarement tout à fait. Ils sont toujours irréguliers chez le nouveau-né, le plus souvent aussi chez l'adulte. Ils vont d'avant en arrière et se perdent sur les côtés latéraux.

On trouve encore sur le plancher de la bouche un repli oblique, dirigé d'arrière en avant et sur la ligne médiane; il est situé près de la partie antérieure du bord latéral de la langue. Ce pli est produit par le canal excréteur de la glande sous-maxillaire cheminant sous la muqueuse. Il contient aussi les orifices du canal de la glande sublinguale.

Les deux plis sublinguaux convergent vers l'extrémité postérieure du frein et aboutissent à la caroncule sublinguale, portant les orifices des conduits de la glande sous-maxillaire.

(') La papille foliée se trouve bien développée chez de nombreux mammifères, en particulier chez le lapin, où elle représente l'organe du goût.

Muscles de la langue.

Les muscles de la langue se divisent en deux groupes :
    1° Les muscles s'insérant au squelette (crâne et os hyoïde).
    2° Ceux qui appartiennent en entier à la langue, c'est-à-dire ayant leur insertion
d'origine et leur insertion terminale dans la langue.

1° Font partie du premier groupe :
    Le *génio-glosse* ;
    L'*hyo-glosse* (chondroglossus) ;
    Le *stylo-glosse*.

1° Le *génio-glosse* est le plus puissant de tous les muscles de la langue.

C'est un muscle pair, situé de chaque côté de la ligne médiane, et chacun entre en contact avec son homologue du côté opposé.

Il prend naissance, par un tendon, sur l'apophyse géni-supérieure.

La plus grande partie des fibres musculaires se terminent à la face profonde de la muqueuse linguale ou dans la sous-muqueuse.

Les fibres inférieures, presque horizontales, vont s'insérer sur le corps de l'os hyoïde en partie, et sur l'épiglotte, par un tractus élastique.

Les autres fibres musculaires, de leur insertion d'origine, vont d'abord en arrière, puis se portent en haut, pour s'insérer à la muqueuse du dos de la langue, les faisceaux les plus supérieurs, d'abord verticaux, décrivent une courbe légère et se terminent dans la pointe de la langue.

2° L'*hyo-glosse* est un muscle aplati, quadrilatère, situé à la partie latérale de la langue.

Il prend naissance sur le corps, la grande et la petite corne de l'os hyoïde.

La partie venant de la petite corne, connue sous le nom de *chondro-glosse*, n'est pas constante.

Les faisceaux originaires du corps de l'os hyoïde sont les plus puissants ; ceux de la grande corne sont plus aplatis.

Les deux parties du muscles cheminent obliquement en avant et en haut vers la langue ; leurs faisceaux se mêlent à ceux du lingual inférieur et du stylo-glosse, s'entre-croisant en partie avec les fibres de ce dernier.

Les faisceaux du chondro-glosse, depuis la petite corne de l'os hyoïde, se dirigent vers le dos de la langue, étant recouverts par les autres parties de l'hyo-glosse. Ses fibres se mêlent à celles du muscle lingual inférieur.

3° Le *stylo-glosse*, à bords lisses et bien délimités, prend naissance sur l'apophyse styloïde du temporal, souvent aussi sur les ligaments partant de cette dernière (ligaments stylo-hyoïdiens et stylo-maxillaire).

Il atteint le bord correspondant de la langue en s'aplatissant fortement.

Sa masse principale longe le côté latéral de la langue jusqu'à la pointe, accompagnée de l'hyo-glosse et du lingual inférieur.

Une partie de ses fibres contribuent à former le lingual supérieur.

Des faisceaux, moins développés et situés plus haut, se dirigent obliqumeent dans la portion postérieure de la langue jusque vers la ligne médiane.

II° Les muscles appartenant à la langue par leurs deux insertions sont les suivants :

1° Le *lingual inférieur*, qui est un muscle aplati, à limites nettes, occupant la face inférieure de la langue et situé en arrière, entre le génio-glosse et l'hyo-glosse, en avant entre le stylo-glosse et le génio-glosse.

Les fibres ont une direction sagittale.

2° Le *lingual supérieur*, qui forme une couche de fibres musculaires à direction antéro-postérieure, répondant à la muqueuse de la face dorsale de la langue ; ce muscle est formé, en grande partie, par l'épanouissement des autres muscles de la langue.

Ce n'est donc pas un muscle proprement dit.

3° Le *transverse*, qui est constitué par un ensemble de faisceaux ou de couches musculaires se portant transversalement du septum médian à la muqueuse linguale.

Ces faisceaux, souvent interrompus par d'autres faisceaux à direction verticale et antéro-postérieure, se placent entre les lames musculaires du génio-glosse.

Les fibres du glosso-staphylin entrent en rapports intimes avec celles du transverse et proviennent en partie directement de ce dernier.

4° Le *muscle vertical*, qui est constitué par toutes les fibres allant perpendiculairement de la face dorsale de la langue à la muqueuse de la face inférieure et traversant les faisceaux des autres muscles.

Le *septum lingual* est une cloison conjonctive, riche en tissu adipeux, situé sur la ligne médiane, entre les deux génio-glosses.

Ce septum se perd dans le dos de la langue sans atteindre la muqueuse. Il sert de point d'insertion pour les fibres du transverse.

Les fibres des muscles de la langue s'enchevêtrent sous les angles les plus divers, surtout à leur point d'insertion, près de la muqueuse. Ces fibres ne s'insèrent pas sur la muqueuse elle-même, mais sur l'aponévrose linguale confondue avec cette dernière.

Tous les muscles de la langue sont innervés par l'hypoglosse (Cf. ci-dessous pour les glandes linguales).
Le développement de la langue est en rapport direct avec celui de la cavité buccale. La portion de la langue en avant du sillon terminal se développe indépendamment de la partie postérieure.
La langue antérieure se forme en partie aux dépens de deux bourgeons provenant des bourgeons maxillaires, et en partie aux dépens du tubercule impair, qui forme la partie moyenne de la langue antérieure.
La base de la langue dérive des 2e et 3e arcs branchiaux.

GLANDES DE LA CAVITÉ BUCCALE (GLANDES SALIVAIRES)

Les glandes élaborant la salive se divisent en deux groupes :

Les petites glandes, très nombreuses dans les parois de la cavité buccale, et les grandes glandes salivaires, au nombre de six, trois de chaque côté.

Ces dernières sont :

La *parotide* ;
La *sous-maxillaire* ;
La *sublinguale*.

Ces trois glandes possèdent des canaux excréteurs plus ou moins longs, aboutissant dans la cavité buccale.

La *parotide*, la plus grande des glandes salivaires, est de forme irrégulièrement triangulaire et aplatie. Elle se trouve en avant du conduit auditif externe, dans la région parotido-massétérine et en partie dans la fosse rétro-maxillaire.

[Elle occupe ce qu'on appelle la *loge parotidienne*. Cette loge est formée en partie par le squelette, en partie par des aponévroses. Sa voûte répond au temporal, son bord antérieur à la branche montante du maxillaire inférieur, son bord postérieur à la mastoïde et à l'apophyse styloïde du temporal.

Sur ces reliefs osseux passent des aponévroses qui complètent la loge : en dehors, le feuillet superficiel de l'aponévrose cervicale superficielle; en avant, l'aponévrose des ptérygoïdiens externe et interne; en arrière, l'aponévrose du sterno-cléido-mastoïdien, puis, plus profondément, l'aponévrose des muscles styliens. Si bien qu'il reste entre les muscles styliens et le ptérygoïdien un espace, dépourvu d'aponévrose, où la loge parotidienne communique avec la paroi latérale du pharynx. En bas, enfin, la loge est fermée par la bandelette parotido-maxillaire ou aponévrose d'insertion faciale de Richet.]

Sa face externe, légèrement convexe, presque plate, est recouverte par la peau de la face, les prolongements musculaires du peaucier et du risorius [croisés par les branches du facial et du plexus cervical superficiel] par l'aponévrose parotido-massétérine; sa face interne, légèrement concave, est pour la plus grande partie en rapport avec le masséter.

La portion antérieure de la glande est beaucoup plus mince que la postérieure; le bord antérieur est légèrement concave et légèrement tranchant, il est en contact sur toute sa longueur avec le masséter.

On distingue encore une extrémité supérieure et une extrémité inférieure.

La dernière regardant en arrière, forme avec le bord antérieur un angle aigu ; il en résulte un prolongement inférieur, pouvant aller jusqu'à la sous-maxillaire.

Le bord postéro-inférieur est en rapport avec le bord antérieur du sterno-cléido-mastoïdien; le supérieur avec l'arcade zygomatique et le conduit auditif externe.

[Cette portion rétro-mandibulaire est ce que nous décrivons en France sous le nom de *glande* proprement dite, la portion mandibulaire n'étant chez nous décrite que comme un prolongement de la glande.

Les rapports profonds de cette portion rétro-mandibulaire sont très importants. On peut, à l'exemple de Sébileau, les diviser en deux régions distinctes : l'espace sous-glandulaire antérieur et l'espace sous-glandulaire postérieur. Ces deux espaces sont séparés par une expansion, appelée *aileron pharyngien*, qui se détache des parois latérales du pharynx pour se fixer sur l'apophyse styloïde.

L'espace sous-glandulaire antérieur, qui n'est autre chose que l'espace maxillo-pharyngien, est limité en dedans par le pharynx, en dehors par le maxillaire, en arrière par l'aileron pharyngien.

L'espace postérieur est limité en dedans par le pharynx, en dehors par le grand complexus, le digastrique et les muscles styliens, en arrière par la colonne cervicale, en avant par l'aileron pharyngien.

Voir les organes en rapport au chapitre *Rapports du pharynx.*]

La portion de la glande placée en arrière du bord postérieur du masséter, recouvre la branche montante du maxillaire inférieur. C'est en cet endroit que se trouve le *prolongement rétro-mandibulaire* s'étendant derrière la branche du maxillaire inférieur, il arrive jusqu'au ptérygoïdien interne, au ventre postérieur du digastrique et entre aussi en rapport avec les muscles venant de l'apophyse styloïde. Ce prolongement atteint souvent aussi la carotide interne et la veine jugulaire interne.

La parotide est traversée par les rameaux du facial, qui forme à son intérieur un plexus intra-parotidien.

Les branches supérieures de la carotide externe, en particulier l'artère temporale superficielle et quelques-uns de ses rameaux, la veine faciale postérieure, peuvent être plus ou moins entourés par les lobules de la parotide.

Le canal excréteur de la parotide ou *canal de Sténon*, sort de la glande à la partie supérieure du bord antérieur.

Il chemine presque horizontalement sur le masséter, décrivant souvent une légère courbe; arrivé au bord antérieur du masséter, il s'infléchit, traverse la boule graisseuse de Bichat et le buccinateur, et perfore obliquement la muqueuse buccale

Il s'ouvre dans le vestibule de la bouche par un étroit orifice en forme de fente, situé au niveau de la 2ᵉ molaire supérieure.

Le canal de Sténon est souvent accompagné de petits lobules glandulaires, connus sous le nom de *glandes parotides accessoires*.

La parotide a une couleur légèrement jaune brunâtre.

Elle est distinctement lobulée comme les autres glandes salivaires, mais les lobules sont petits et se trouvent souvent un peu séparés les uns des autres sur les bords; au contraire, dans la masse glandulaire principale, ils sont étroitement serrés.

La *glande sous-maxillaire* est de forme irrégulièrement conique, à grand axe dirigé d'arrière en avant, un peu aplatie transversalement.

Elle est située dans la région sous-maxillaire, immédiatement en dessous du peaucier et de l'aponévrose superficielle du cou, cette dernière formant une loge fibreuse à la glande.

[La loge sous-maxillaire est ainsi constituée : au niveau de l'os hyoïde, l'aponévrose cervicale superficielle se dédouble en deux feuillets : l'un profond, qui se réfléchit sur le tendon du digastrique, dont il forme la poulie de réflexion, et va se fixer sur l'os hyoïde; l'autre superficiel qui, doublant la face profonde du peaucier, va se fixer au bord inférieur du maxillaire. La face profonde de la loge est formée par le muscle mylo-hyoïdien, entouré de son aponévrose. On voit donc que l'aponévrose cervicale superficielle ne forme pas, comme on le disait jadis, la paroi profonde de la loge. En avant, la loge est formée par l'adhérence de l'aponévrose au ventre antérieur du digastrique; en arrière par la bandelette parotido-maxillaire.]

La plus grande partie de la sous-maxillaire est recouverte par le peaucier; elle remplit l'espace compris entre l'angle mandibulaire, les ventres antérieur et postérieur du digastrique, se trouvant dans l'angle formé par ce muscle.

[On sait, depuis les recherches de Ricard, que la glande sous-maxillaire n'est pas située dans l'angle digastrique, mais qu'elle repose sur la face externe du muscle, descendant par conséquent plus bas que ne disent les classiques.]

Elle est également en rapport avec le stylo-hyoïdien, le stylo-glosse et le hyo-glosse par sa face interne. L'artère faciale et la veine correspondante sont immédiatement voisines de la glande [et se creusent même un sillon, plus ou moins profond, dans l'extrémité postérieure de la glande].

[Les rapports profonds de la glande sont formés par des muscles : digastrique, stylo-hyoïdien, hyo-glosse, mylo-hyoïdien, par des nerfs : grand hypoglosse qui, tout à fait en arrière, longe l'artère linguale, puis passe sous le ventre postérieur du digastrique, sur le muscle hyo-glosse, l'artère passant au-dessous, puis, au niveau du bord antérieur de l'hyo-glosse, longe de nouveau l'artère linguale et pénètre avec elle dans la langue. Après avoir abandonné une branche descendante, les rameaux du thyro-hyoïdien, de l'hyo-glosse, du stylo-glosse, du génio-hyoïdien et des filets anastomotiques, par le lingual. Les autres éléments nerveux de la région sont : le lingual, le ganglion sous-maxillaire qui lui est appendu et, tout en arrière, le nerf laryngé supérieur. Les vaisseaux sont l'artère linguale, accompagnée de ses deux groupes de veines : superficielles, satellites du grand hypoglosse, et profondes satellites de l'artère.]

Le bord supérieur de la sous-maxillaire, en rapport avec le corps du maxillaire inférieur, donne lieu à la formation de la fossette sous-maxillaire, qui n'est pas toujours très visible.

La glande est de coloration blanc jaunâtre, nettement lobulée; ses lobules sont beaucoup plus gros que ceux de la parotide.

Elle possède un prolongement mince et fortement aplati, s'étendant entre le ptérygoïdien interne et le mylo-hyoïdien, et se dirigeant en haut, jusqu'au voisinage de la sublinguale, accompagnant le canal excréteur de la langue.

Le *canal sous-maxillaire ou de Wharton*, de la grosseur d'un tuyau de plume, prend naissance à la partie supérieure de la glande, chemine au-dessus du mylo-hyoïdien, entre ce dernier et la muqueuse du plancher de la bouche, passe au-dessous de la sublinguale, forme le pli sublingual et se dirige d'arrière en avant et en même temps vers la ligne médiane.

L'orifice se trouve dans la cavité buccale, en dessous de la pointe de la langue, au sommet de la caroncule sublinguale, à côté du frein.

La *glande sublinguale* est ovale, fortement aplatie, située immédiatement sous la muqueuse du plancher de la bouche, et à grand axe antéro-postérieur.

Quand la pointe de la langue est soulevée, on peut distinguer la glande à travers la muqueuse.

Son bord externe occupe la fossette sublinguale du maxillaire inférieur.

Le bord postérieur est en rapport avec la glande sous-maxillaire, son bord interne avec le génio-glosse et sa face inférieure avec le mylo-hyoïdien.

La sublinguale est en rapport avec l'artère et le nerf lingual.

Cette glande possède une coloration blanc grisâtre. Elle est nettement lobulée, mais les lobules sont plus petits que ceux de la sous-maxillaire.

C'est la plus petite des trois glandes salivaires. Elle se compose de parties plus ou moins séparées, ne formant pas une masse compacte.

La glande sublinguale n'a pas un canal excréteur unique. Les différentes divisions de la glande possèdent des canaux excréteurs spéciaux, au nombre de dix à douze.

Ils débouchent par de petits orifices placés dans la région du pli lingual. La portion antéro-inférieure de la glande possède souvent un canal excréteur un peu plus considérable, formé par la réunion de canaux plus petits [canal de Rivinius].

Il possède un orifice propre, sur la caroncule sublinguale, ou bien il se jette dans le canal de Wharton, un peu avant sa terminaison.

Les canaux excréteurs des glandes sublinguales et sous-maxillaires aboutissent donc dans la cavité buccale, et celui de la parotide dans le vestibule.

Les glandes plus petites, de la cavité buccale, ont déjà été décrites en grande partie précédemment.

Elles se trouvent répandues sur toute la paroi buccale.

Elles sont peu développées, de la grosseur d'un pois et de forme irrégulière. Elles sont tantôt isolées, tantôt en masses serrées.

On distingue les groupes suivants :

1° Les *glandes labiales*, situées dans la muqueuse et la sous-muqueuse des lèvres inférieure et supérieure (entre la muqueuse et la couche musculaire) ;

2° Les *glandes buccales*, entre la muqueuse et le buccinateur, et même entre les faisceaux de ce muscle ou sur sa face externe ;

3° Les *glandes molaires* sont de petites glandes dispersées dans la muqueuse, en arrière de la dernière prémolaire ;

4° Les *glandes linguales* sont situées sous la muqueuse du dos de la langue; d'après leur structure, elles sont en partie muqueuses et en partie séreuses (*). Elles manquent presque complètement à la pointe, se trouvent sur les bords de la langue et sont surtout abondantes dans la région des papilles caliciformes (glandes séreuses) et des follicules linguaux.

Parmi ces petites glandes, il y en a une plus volumineuse : la glande linguale antérieure de Blandin ou de Nuhn.

La *glande de Blandin* est formée par un amas de petites glandes à la pointe de la langue. Elle est située entre les faisceaux musculaires de la pointe de la langue. Elle débouche par plusieurs canaux dans la muqueuse sublinguale, à côté ou sur le pli ranin.

5° Les *glandes palatines* se trouvent dans la muqueuse du palais osseux et surtout dans celle du voile du palais, dans la luette en particulier, sur la face supérieure et inférieure du voile. Les glandes sont plus nombreuses en avant qu'en arrière.

Elles sont situées souvent entre les faisceaux musculaires de la luette ; elles s'étendent de là, le long des piliers, dans la fossette amygdalienne et aux environs de l'amygdale, où elles sont très nombreuses.

Les lèvres reçoivent des rameaux artériels, provenant des artères labiales, contenues dans leur épaisseur (artères labiales supérieure et inférieure).

Les veines correspondantes se jettent dans la veine faciale.

Les lymphatiques se rendent aux ganglions sous-mentonniers.

Les rameaux nerveux sensitifs proviennent du sous-orbitaire (2ᵉ branche du trijumeau) pour la lèvre supérieure ; du nerf mentonnier (3ᵉ branche du trijumeau) pour la lèvre inférieure.

(*) Pour plus de détails sur les différences histologiques de ces glandes, voyez l'*Atlas-Manuel d'histologie* de Sobotta et Mulon.

Les muscles des lèvres, comme tous ceux de la face, sont innervés par le facial.

Les artères de la joue proviennent de quatre sources différentes :

 De la faciale ;

 De la transverse de la face ;

 De l'artère sous-orbitaire ;

 De l'artère du buccinateur, venant de la maxillaire interne.

Les veines se jettent dans la faciale.

Les lymphatiques se rendent dans les ganglions sous-maxillaires et parotidiens.

Les rameaux nerveux sensitifs sont fournis par le sous-orbitaire ; le buccinateur innerve la muqueuse. Les rameaux moteurs viennent du facial.

Les artères des dents de la mâchoire supérieure proviennent de l'artère maxillaire interne (artères alvéolaires supérieures et postérieures, rameaux alvéolaires supérieurs et antérieurs provenant de la sous-orbitaire).

Les nerfs des dents proviennent de la 2ᵉ branche du trijumeau :

Le nerf alvéolaire antéro-supérieur pour les incisives ; le nerf alvéolaire supérieur et moyen pour les dents moyennes, et le nerf alvéolaire postéro-supérieur pour les dents postérieures.

Les rameaux artériels de la mâchoire inférieure proviennent de l'artère alvéolaire inférieure.

Les nerfs proviennent du nerf maxillaire inférieur.

Les artères du palais osseux proviennent de la palatine supérieure (rameau de la palatine ascendante).

Les nerfs du palatin antérieur.

Les artères du voile du palais proviennent de l'artère palatine inférieure.

Les nerfs des nerfs palatins moyen et postérieur.

Les lymphatiques du palais se rendent aux ganglions lymphatiques placés sur la membrane thyro-hyoïdienne.

La langue possède deux artères propres :

L'artère linguale, branche de la carotide externe, son rameau principal et ses branches terminales s'anastomosent avec les artères linguales profondes en formant l'arc ranin.

La veine linguale est le principal affluent veineux de la langue ; elle va se jeter dans la veine faciale.

La langue possède trois nerfs :

L'hypoglosse innervant les muscles.

Le nerf lingual venant de la 3ᵉ branche du trijumeau, donne la sensibilité. (La corde du tympan préside à la sécrétion salivaire ; elle s'anastomose avec le lingual.)

Le glosso-pharyngien qui se rend aux papilles caliciformes et préside au sens du goût.

Les lymphatiques de la langue se rendent à de petits ganglions, situés sur le plancher de la bouche.

Pour les glandes salivaires : la parotide est vascularisée par l'artère temporale superficielle et la transverse de la face.

Ses veines se jettent dans la veine transverse ou dans la jugulaire externe.

Les lymphatiques se rendent aux ganglions parotidiens.

Le rameau auriculo-temporal est le nerf de la sécrétion.

La sous-maxillaire reçoit l'artère maxillaire externe ou faciale.

Les veines se jettent dans la faciale et les lymphatiques se rendent aux ganglions sous-maxillaires.

La corde du tympan est le nerf sécréteur.

L'artère sublinguale vascularise la glande de même nom ; les veines se rendent dans la linguale et ses lymphatiques aux ganglions sous-maxillaires. Le lingual fournit les rameaux nerveux.

INTESTIN ANTÉRIEUR

L'intestin antérieur comprend :

 Le *pharynx* ;

 L'*œsophage* ;

 L'*estomac*.

PHARYNX

Le *pharynx* est un canal médian impair, aplati d'avant en arrière et de forme cylindrique, sa direction est verticale.

Il est limité latéralement et en arrière par des parois musculaires et communique, en avant, avec les cavités nasale et buccale. [Il n'a donc pas, à proprement parler, de paroi antérieure : c'est une gouttière à concavité antérieure plutôt qu'un cylindre.] La base du crâne forme la voûte du pharynx.

La paroi postérieure du pharynx est en rapport avec la face antérieure de la colonne cervicale jusqu'à la 6ᵉ ou 7ᵉ vertèbre [à quinze centimètres de l'arcade dentaire supérieure]; à ce niveau il se continue avec l'œsophage.

Le pharynx est séparé des muscles prévertébraux, du ligament longitudinal commun antérieur et de la colonne cervicale par l'aponévrose profonde du cou et une nappe de tissu cellulaire lâche [au sein duquel on trouve les ganglions de Gillette].

[L'aponévrose profonde du cou est décrite de deux façons : pour Sébileau, c'est une aponévrose à direction transversale, s'étendant d'un paquet vasculo-nerveux à celui de l'autre côté et se dédoublant sur la ligne médiane pour engainer l'œsophage, la trachée et le corps thyroïde. Pour Charpy, c'est une feuille de trèfle s'insérant, au niveau de son pédicule, de chaque côté des corps vertébraux, puis envoyant de chaque côté des expansions qui engainent les deux paquets vasculo-nerveux, formant les deux folioles latérales, tandis que sur la ligne médiane elle vient engainer la trachée et le corps thyroïde, formant la foliole moyenne : c'est donc une aponévrose à direction sagittale. En arrière de l'œsophage, les deux insertions sont réunies par un feuillet transversal, si bien que se trouve délimité un espace entre la colonne en arrière, l'œsophage en avant et latéralement entre les deux insertions aponévrotiques : c'est l'espace rétro-viscéral de Henke, qui s'étend depuis le pharynx jusqu'au médiastin.]

Les parois latérales entrent en rapport avec la carotide primitive, la carotide interne, la veine jugulaire interne, le pneumogastrique, l'hypoglosse, le sympathique et le glosso-pharyngien.

[Les rapports des parois latérales du pharynx sont, pour la région céphalique, les mêmes que ceux de la carotide, pour la région cervicale presque les mêmes que ceux de la glande sous-maxillaire.

Pour la région céphalique nous avons, dans l'espace sous-glandulaire antérieur : le muscle péristaphylin externe, un rameau artériel de la pharyngienne inférieure, branche de la carotide externe, la trompe d'Eustache, le nerf auriculo-temporal, le nerf maxillaire inférieur avec le ganglion otique, l'artère méningée moyenne, l'artère palatine ascendante, de la faciale, le nerf glosso-pharyngien.

Dans l'espace sous-glandulaire postérieur nous trouvons : la carotide interne qui gagne le canal carotidien, la veine jugulaire interne qui sort du crâne par la portion externe, élargie, du trou déchiré postérieur.

L'artère pharyngienne, accompagnée de ses veines satellites, qui longe la paroi pharyngienne entre la carotide et la jugulaire, abandonne un rameau qui gagne l'espace antérieur, et se divise en deux branches terminales : l'une interne ou pharyngienne, l'autre externe ou méningienne.

On trouve en outre les nerfs des IX°, X°, XI° et XII° paires.

Le pneumogastrique descend parallèlement aux vaisseaux, accolé dans l'angle dièdre de leur paroi postérieure.

Le glosso-pharyngien, d'abord postérieur, passe entre la carotide et le pneumogastrique, pour gagner l'espace antérieur. Le spinal se bifurque sitôt sa sortie du crâne : sa branche interne se jette dans le ganglion plexiforme, sa branche externe, oblique en bas et en dehors, gagne la face profonde du muscle sterno-cléido-mastoïdien. Le grand hypoglosse, d'abord postérieur, croise le paquet vasculo-nerveux, passant entre le pneumogastrique et la veine jugulaire, pour gagner la région cervicale.

Enfin, le grand sympathique, qui n'est pas dans la gaine vasculaire, présente sous la base du crâne le ganglion cervical supérieur qui descend parfois jusqu'au niveau des grandes cornes de l'os hyoïde.

Dans sa région cervicale latérale, le pharynx répond : au-dessus de la bifurcation de la carotide primitive : au ventre postérieur du digastrique et au muscle stylo-hyoïdien, en arrière et plus profondément au tronc veineux thyro-linguo-facial de Farabeuf, et à la jugulaire interne, au-dessous du tronc veineux, au grand hypoglosse. Au-dessous du nerf on trouve les deux carotides externe et interne entre-croisées en X à leur origine, l'interne étant d'abord sur un plan plus antérieur et plus superficiel. Dans l'angle de bifurcation de la carotide primitive se trouve la glande vasculaire de Luschka, puis les branches des artérielles nées de la carotide externe : thyroïdienne supérieure, linguale, faciale, auriculaire postérieure, occipitale et pharyngienne.

Au-dessous de la bifurcation de la carotide primitive, on rencontre le lobe latéral du corps thyroïde, dont le bord postérieur, excavé en gouttière, loge le paquet vasculo-nerveux, à la face externe de celui-ci l'anse de l'hypoglosse; enfin, tout à fait en bas dans l'angle trachéo-œsophagien, le nerf récurrent qui pénètre sous le bord inférieur du constricteur inférieur du pharynx. Tous ces organes sont recouverts par le plan musculaire du sterno-mastoïdien, engainé dans le dédoublement de l'aponévrose cervicale superficielle.]

Les parois pharyngiennes limitent la cavité du pharynx, elle est plus étroite sagittalement que transversalement.

On la divise en trois portions, placées les unes au-dessus des autres, et sans lignes de démarcation très nette. Ce sont :

> La *portion nasale* ou le *rhino-pharynx* ;
>
> La *partie moyenne* ou *buccale* ;
>
> La *portion inférieure* ou *laryngienne*.
>
> Le *rhino-pharynx* entre en communication avec la cavité nasale par l'intermédiaire des choanes; il est séparé de la bouche par le voile du palais. Sa voûte n'est autre que la base du crâne.

On trouve, dans la portion nasale du pharynx, l'orifice de la trompe d'Eustache (Cf. ci-dessous, *Organes des sens*).

Il est situé sur la paroi latérale du rhino-pharynx, vis-à-vis du méat inférieur, de forme ovale, dirigé de haut en bas et d'avant en arrière.

On distingue à cet orifice une lèvre antérieure et une postérieure.

La lèvre postérieure est la plus développée et répond à l'extrémité interne du cartilage de la trompe (Cf. ci-dessous, *Organes des sens*); elle forme une saillie en soulevant la muqueuse.

La lèvre antérieure se continue avec un pli muqueux, en se prolongeant jusqu'au voile du palais; c'est le pli salpingo-palatin. Le releveur du voile du palais forme à la partie inférieure de l'orifice un troisième repli muqueux qui n'est pas toujours constant (pli du releveur).

Le pli salpingo-pharyngien fait suite au bourrelet de la trompe, il descend sur la paroi latérale du pharynx, où il se perd.

En arrière et au-dessus du bourrelet de la trompe, la paroi pharyngienne forme une fossette en cul-de-sac, connue sous le nom de fossette de Rosenmüller.

On trouve à égale distance des deux orifices de la trompe, sur la voûte pharyngienne, l'amygdale pharyngienne impaire. C'est une formation lymphoïde (*) n'existant la plupart du temps que chez l'enfant.

La *portion moyenne du pharynx* est en communication directe avec la cavité buccale par l'intermédiaire de l'isthme pharyngien, elle est séparée de la bouche par les piliers du voile (Cf. ci-dessus). C'est la partie la plus étroite du pharynx; à part cela, elle ne présente rien de spécial. Le pli pharyngo-épiglottique, s'étendant de l'épiglotte aux parois latérales du pharynx, sépare la partie moyenne du pharynx de la portion laryngienne.

La *portion laryngienne* est la seule partie du pharynx qui possède une paroi antérieure. Elle se trouve en arrière du larynx, dont la paroi postérieure se dessine fort bien sous la fine muqueuse pharyngienne.

On distingue, à la partie moyenne de cette paroi, une saillie formée par la partie postérieure du cartilage cricoïde et les cartilages aryténoïdes; de chaque côté de cette saillie on remarque deux profondes gouttières, limitées par les aryténoïdes, le cricoïde en dedans, et par l'aile du cartilage thyroïde en dehors. Ce sont les *gouttières laryngo-pharyngiennes*. La muqueuse de ces sinus est soulevée par le nerf laryngé supérieur, et forme le pli du nerf laryngé.

On trouve encore, dans cette portion, l'orifice supérieur du larynx.

Le *pharynx* se compose de trois couches :

    Une couche musculeuse ;

    Une couche muqueuse ;

    Une couche sous-muqueuse.

La muqueuse présente une coloration rougeâtre, un aspect lisse, d'épaisseur moyenne, assez mince dans la partie inférieure. Elle contient, dans sa portion supérieure en particulier, de petites glandes muqueuses.

La sous-muqueuse constitue, dans l'extrémité supérieure, une couche fibreuse formant l'aponévrose pharyngienne.

Elle s'insère à la base du crâne; il n'y a pas de muscles dans cette région.

La couche musculaire du pharynx se trouve dans les parois latérales et postérieure, à l'exception de la portion supérieure.

(*) L'amygdale pharyngienne, chez l'enfant, se présente sous l'aspect d'une saillie, d'où partent des plis radiaires, séparés par des sillons aboutissant à la bourse pharyngienne. La région occupée par la bourse s'aplatit d'ordinaire avec l'âge.

Elle se compose en grande partie de fibres circulaires s'entre-croisant en un raphé médian. On distingue trois muscles les uns au-dessus des autres, aplatis et minces, ce sont les constricteurs du pharynx.

Le constricteur supérieur du pharynx se compose de quatre portions, formant une lame musculaire sur les côtés latéraux du pharynx.

Le *ptérygo-pharyngien* s'insère sur le crochet de l'apophyse ptérygoïde et sur la lame médiane de l'apophyse ptérygoïde, il forme le faisceau supérieur du constricteur en question.

Nous avons ensuite le *bucco-pharyngien,* continuant en arrière le buccinateur, et séparé de lui par le raphé ptérygo-maxillaire.

Le *mylo-pharyngien* prend naissance sur la partie postérieure de la ligne mylo-hyoïdienne du maxillaire inférieur.

Enfin le *glosso-pharyngien*, formant la partie inférieure du constricteur supérieur, provenant de la musculature de la langue, surtout des faisceaux du transverse.

Le *constricteur moyen (hyo-pharyngien)* prend naissance sur la petite et la grande corne de l'hyoïde (chondro et cérato-pharyngien).

Les faisceaux moyens ont une direction horizontale jusqu'au raphé médian.

Les faisceaux supérieurs et inférieurs cheminent obliquement, les premiers en bas, les derniers en haut et se rencontrent sur le *raphé médian* sous un angle aigu.

Ce muscle recouvre le constricteur supérieur, surtout par son extrémité, tandis que lui-même est recouvert en grande partie par le constricteur inférieur.

Le *constricteur inférieur* (laryngo-pharyngien) est le plus grand et le plus long des constricteurs.

Il se compose de deux portions séparées à leur origine et se confondant l'une avec l'autre un peu plus loin.

Le *thyro-pharyngien*, formant la portion supérieure, est le plus développé; il prend naissance sur toute la face externe de la lame du cartilage thyroïde, jusqu'aux cornes inférieure et supérieure.

. La portion inférieure, plus petite, connue sous le nom de *crico-pharyngien,* s'insère sur la face externe du cricoïde. Les faisceaux venant du cricoïde ont une direction presque horizontale, les faisceaux supérieurs se dirigent obliquement en haut (les plus supérieurs sont très obliques) et forment une pointe, recouvrant la plus grande partie du constricteur moyen.

Le *stylo-pharyngien* est un muscle élévateur du pharynx. Il prend naissance sur l'apophyse styloïde du temporal, à son côté interne.

Il chemine latéralement et en arrière du pharynx ; c'est un muscle élancé, assez aplati, s'élargissant à son insertion terminale.

La masse principale des fibres musculaires longe la paroi latérale du pharynx et se continue avec les constricteurs, entre le moyen et le supérieur; les fibres s'entre-croisent surtout avec celles du constricteur moyen, une petite partie se rend à l'épiglotte et au bord supérieur de la lame du cartilage thyroïde.

Le *salpingo-pharyngien* est inconstant, il est situé dans le pli de même nom, s'insère sur l'extrémité du cartilage de la trompe et se dirige vers la paroi latérale du pharynx.

Les muscles du pharynx sont innervés par le plexus pharyngien (Cf. ci-dessous *Neurologie*).

ŒSOPHAGE

L'*œsophage* est un canal musculo-membraneux, mesurant en moyenne vingt-cinq centimètres. Il fait suite au pharynx, et se continue directement avec l'estomac, au niveau du cardia. On lui distingue trois portions :

Cervicale;

Thoracique;

Abdominale.

La portion thoracique est de beaucoup la plus longue, la portion abdominale la plus courte.

La *partie cervicale* fait suite au pharynx; elle commence au niveau de la 6ᵉ ou 7ᵉ cervicale, sur la même horizontale que la trachée qui, elle, fait suite au larynx.

De même que le pharynx est derrière le larynx, l'œsophage est situé en arrière de la trachée, tout d'abord exactement dans le plan de cette dernière, immédiatement en avant de la colonne cervicale et des muscles longs du cou ; il est séparé des derniers par l'aponévrose profonde du cou et une lame de tissu cellulaire lâche.

L'œsophage est dirigé longitudinalement de haut en bas ; il présente à sa partie initiale une légère déviation à gauche, et, dans la portion inférieure de la partie cervicale, déborde un peu la trachée de ce côté. Cette déviation s'accentue dans la portion thoracique.

Cette dernière commence à l'entrée de l'œsophage dans la cavité thoracique et s'étend jusqu'à l'anneau œsophagien du diaphragme.

La portion thoracique se trouve dans le médiastin postérieur, mais pas exactement en avant de la colonne vertébrale comme la portion cervicale; l'aorte l'éloigne de la colonne dans sa portion inférieure; l'œsophage conserve ainsi une direction perpendiculaire et ne suit la courbe de la colonne vertébrale que dans la partie supérieure. La partie initiale de la portion thoracique est encore voisine de la colonne et sur la ligne médiane.

Au niveau de la bifurcation de la trachée, l'œsophage se trouve en arrière de la bronche gauche; au-dessous de la bifurcation, l'œsophage répond au péricarde, et, en même temps, à l'aorte descendante, située à gauche.

L'œsophage, à ce niveau, encore à peu près sur la ligne médiane, chemine parallèlement et à droite de l'aorte. Plus loin, l'œsophage s'infléchit à gauche et passe en avant de l'aorte, qui le sépare alors de la face antérieure de la colonne vertébrale.

L'aorte et l'œsophage se croisent ainsi à angle aigu, le dernier se plaçant en avant de l'artère et s'écartant à gauche de la ligne médiane.

On voit, en somme, que l'œsophage décrit deux courbures dans le sens sagittal, une à convexité antérieure au niveau de la région cervicale, l'autre à concavité antérieure au niveau de la région dorsale. Il décrit de même deux courbures dans le sens frontal. Une supérieure à concavité droite, une inférieure à concavité gauche.]

La portion thoracique, dans sa partie supérieure, répond à droite à la veine azygos; par sa face postérieure au canal thoracique, les deux vagues entrent en contact intime avec le conduit digestif (Cf. ci-dessous : *Neurologie*).

L'œsophage traverse l'anneau œsophagien du diaphragme, au niveau de la 9ᵉ vertèbre cervicale, la longueur du conduit pendant la traversée de l'anneau correspond à la hauteur d'un corps vertébral.

A ce niveau, l'œsophage a croisé l'aorte et se trouve considérablement dévié à gauche, l'artère est à peu près sur la ligne médiane.

La portion abdominale mesure en moyenne un centimètre; après avoir traversé le diaphragme, l'œsophage subit une flexion assez brusque vers la gauche et débouche dans l'estomac, au niveau de la 11° vertèbre dorsale.

[Au point de vue de ses rapports, on divise l'œsophage en quatre portions : *cervicale, thoracique, diaphragmatique, abdominale.*

La *portion cervicale* est longée en avant par la trachée, en arrière par l'aponévrose rétro-œsophagienne, continuation de l'aponévrose rétro-pharyngienne (Voy. *Pharynx*); il répond en outre aux muscles prévertébraux et à la colonne cervicale.

Latéralement, il répond, à gauche, au nerf récurrent à l'artère thyroïdienne inférieure, au sympathique cervical, aux veines thyroïdiennes moyenne et inférieure; enfin, au lobe du corps thyroïde.

A droite : au nerf récurrent droit, au lobe droit du corps thyroïde. L'artère thyroïdienne droite est située plus loin.

Comme rapports médiats on trouve les carotides primitives, la gauche étant plus rapprochée que la droite, et le muscle sterno-cléido-thyroïdien. C'est à ce niveau qu'on aborde l'œsophage dans l'œsophagotomie externe par le procédé classique de Terrier, en passant entre la trachée et le paquet vasculo-nerveux récliné.

Dans sa *portion thoracique* les rapports varient selon qu'on est au-dessus ou au-dessous de la crosse de l'aorte.

Au-dessus de la crosse, en avant la trachée, en arrière la colonne vertébrale. A gauche : le nerf récurrent, la carotide, la sous-clavière, le canal thoracique; à droite, le nerf récurrent droit, le tronc artériel brachio-céphalique, le pneumogastrique, le tronc veineux brachio-céphalique et la veine cave supérieure.

Au-dessous de la crosse, en avant la bifurcation de la trachée, près la bronche gauche, au-dessous les ganglions intertrachéo-bronchiques décrits par Baréty, puis le cul-de-sac de Haller du péricarde, qui sépare l'œsophage de l'oreillette gauche; en arrière, jusqu'à la 4° dorsale, la colonne vertébrale; plus bas l'aorte, avec les intercostales qui en partent, les supérieures droites croisant l'œsophage, ainsi que les inférieures gauches, les veines azygos, le canal thoracique, les pneumogastriques, le gauche à ce niveau étant antérieur, le droit postérieur, et enfin du tissu cellulaire plus ou moins condensé de façon à former un ligament : le *ligament inter-pleural de Morosow.* Latéralement, l'œsophage répond à la plèvre médiastine qui, à ce niveau, se déprime de façon à former deux culs-de-sac de chaque côté, deux péri-œsophagiens, inter-azygo-œsophagien à droite, inter-aortico-œsophagien à gauche, et deux situés en avant, entre l'œsophage et le péricarde.

Quénu et Hartmann ont en outre décrit, à droite seulement, un cul-de-sac rétro-œsophagien, situé entre l'œsophage et la colonne, d'où le précepte, pour ces auteurs, d'aborder l'œsophage par la gauche.

Dans la traversée du diaphragme, l'œsophage passe dans l'orifice antérieur des piliers, l'aorte passant dans le postérieur.

Les rapports de la *portion abdominale* sont :

En arrière, le pilier gauche du diaphragme, l'aorte abdominale, l'artère diaphragmatique inférieure gauche, l'artère capsulaire supérieure gauche, le nerf pneumogastrique droit. A gauche : le diaphragme, la base du ligament triangulaire gauche, la grosse tubérosité de l'estomac ; à droite, l'échancrure séparant le lobe de Spiegel du lobe gauche du foie. Sa face antérieure est recouverte de péritoine ; sa face postérieure en est dépourvue. A ce niveau se détachent trois replis péritonéaux : le *ligament œsophago-gastro-phrénique*, qui part du bord gauche et s'insère au diaphragme ; le *ligament œsophago-phrénico-hépatique* qui se détache du bord droit, formant le sommet du petit épiploon ; enfin, le *ligament œsophago-phrénico-aortique*, qui se détache du bord droit pour se porter sur le péritoine pré-aortique.]

L'œsophage est un conduit irrégulièrement calibré ; il présente des rétrécissements alternant avec des renflements fusiformes. Des portions particulièrement étroites se remarquent à l'origine du conduit, au niveau de son passage par l'anneau œsophagien et souvent à l'endroit où la bronche gauche le croise.

Ses parois diminuent graduellement en épaisseur de haut en bas, grâce à la disparition progressive des muscles striés, qui sont remplacés par une musculature à fibres lisses.

A l'état de vacuité de l'œsophage, la couche muqueuse est plissée longitudinalement, la lumière du canal est étroite.

L'œsophage sur le cadavre est fortement aplati d'avant en arrière ; il possède une tunique sous-muqueuse contenant de petites glandes muqueuses (*glandes œsophagiennes*), une tunique musculaire formée d'une couche de fibres circulaires internes, et d'une couche externe à fibres longitudinales. Les faisceaux de la musculature longitudinale se présentent sous l'aspect de fines bandes externes.

La musculature de l'œsophage reçoit dans le médiastin postérieur des fibres de renforcement provenant de la plèvre médiastine (*M. pleuro-œsophagien*) et de la paroi de la bronche gauche (*M. broncho-œsophagien*) (*).

ESTOMAC

L'*estomac* est la portion dilatée en forme de sac de l'intestin.

Il se trouve entre l'œsophage et le tube intestinal.

L'estomac est piriforme, large et épais à gauche, mince et étroit à droite.

Le bord supérieur ou *petite courbure* est court et concave dans sa plus grande partie ; le bord inférieur ou *grande courbure* et allongé et convexe. Les courbures donnent insertion au péritoine et servent de point d'abord aux vaisseaux.

L'orifice inférieur de l'œsophage débouche dans le *cardia*, ce dernier est situé à la partie supérieure de l'estomac, à gauche de la petite courbure.

Le *pylore* fait communiquer l'estomac avec l'intestin ; il est à l'extrémité droite.

On distingue une *paroi antérieure* et une *postérieure*. L'une et l'autre sont convexes et se trouvent séparées par les deux courbures.

(*) Pour plus de détails sur la structure microscopique de l'œsophage, voyez l'*Atlas-Manuel d'histologie* de SOBOTTA et MULON.

L'estomac se divise en trois portions :

La *grosse tubérosité*, à gauche du cardia, en forme de cul-de-sac ;

Le *corps de l'estomac ;*

La *portion pylorique.*

On appelle aussi la partie stomacale où aboutit l'œsophage : la *portion cardiaque.*

Un léger rétrécissement sépare la région pylorique du corps de l'estomac. L'espace limité par les parois de la région pylorique est connu sous le nom d'*antre du pylore.*

Le pylore lui-même se présente extérieurement sous l'aspect d'un rétrécissement annulaire, il forme intérieurement un pli circulaire peu élevé, désigné sous le nom de *valvule pylorique.*

La petite courbure est convexe dans la région pylorique, la grande courbure devient concave ; l'estomac subit en cet endroit une flexion à convexité supérieure.

L'estomac occupe presque entièrement la partie gauche de la cavité abdominale, il n'y a que la partie pylorique qui dépasse la ligne médiane à droite.

[Il est situé dans l'étage abdominal supérieur, au-dessous du diaphragme, au-dessus du mésocôlon.]

La partie principale de l'estomac se trouve donc dans l'hypochondre gauche, la région pylorique dans l'épigastre.

L'estomac, quand il est plein, occupe une partie plus ou moins grande de l'ombilic.

Le fond occupe la partie la plus élevée, au-dessus du plan horizontal, il est situé au-dessus du cardia.

Le sommet de la convexité de la grande courbure est la portion la plus inférieure.

Le cardia est plus élevé que le pylore.

Le grand axe de l'estomac est donc dirigé obliquement de haut en bas et de gauche à droite.

[Jonnesco, dans le Traité d'anatomie de Poirier, dit avec raison que le grand axe de l'estomac est une ligne brisée comprenant : un premier segment vertical, un second horizontal et un troisième oblique en haut, à droite et en arrière ; le premier segment répond au corps, le second à l'antre pylorique, le troisième au canal pylorique.]

Le fond s'abrite à gauche sous la coupole diaphragmatique, il entre en rapport avec la rate, le lobe gauche du foie, ce dernier recouvre le cardia, la petite courbure et en partie la portion pylorique.

[Le fond, ou grosse tubérosité, remonte jusqu'à l'horizontale menée par la 4ᵉ côte, sur la ligne mamelonnaire. De la 4ᵉ à la 6ᵉ côte on trouve, entre l'estomac et la paroi antérieure, le diaphragme, deux feuillets de plèvre pariétale, deux feuillets de plèvre viscérale et une languette pulmonaire ; de la 6ᵉ à la 8ᵉ côte on ne trouve plus de poumon, mais seulement le cul-de-sac pleural ; de la 8ᵉ à la 10ᵉ il n'y a plus de plèvre, mais seulement le diaphragme.]

Le pylore répond au lobe carré du foie, à la vésicule biliaire et au duodénum avec lequel il se continue.

La grande courbure donne insertion à l'*épiploon gastro-colique* ou grand épiploon, elle répond au côlon transverse.

La face postérieure répond au pancréas, dont elle est séparée par l'arrière-cavité des épiploons.

[La partie inférieure de la face antérieure du pancréas, c'est-à-dire la portion sous-méso-colique du pancréas, est séparée de l'estomac par le mésocôlon transverse. Au-dessus du pancréas on trouve la région de Luschka, dont le fond est formé, sur la ligne médiane, par les trois dernières vertèbres dorsales et la 1re lombaire, latéralement par les deux dernières paires costales recouvertes par la portion lombaire du diaphragme. On trouve dans cette région, au-devant de la colonne : la citerne de Pecquet, origine du canal thoracique. Au-devant et un peu à gauche l'aorte abdominale, qui abandonne les artères diaphragmatiques supérieures, puis le tronc cœliaque, qui se divise en artère splénique, artère coronaire stomachique, et artère hépatique. Autour du tronc cœliaque s'étale le plexus solaire dont les ganglions semi-lunaires reçoivent en haut l'un et l'autre les nerfs grand et petit splanchnique de chaque côté, et le droit seulement le pneumogastrique correspondant.]

Cette même face est encore en rapport avec le rein gauche et la capsule surrénale.

L'estomac est situé au niveau des 10e et 11e vertèbres dorsales et même de la 12e.

Le cardia répond à la 10e ou 11e dorsale et au 7e cartilage costal en avant.

Le pylore se trouve au niveau et à droite de la 12e dorsale.

Les dimensions de l'estomac sont très variables, selon qu'il est plein ou vide.

L'estomac complètement vide et rétracté (on le trouve rarement dans cet état sur le cadavre) est petit, ressemblant à l'intestin.

L'estomac, distendu, peut atteindre, par sa grande courbure, l'ombilic; il subit en même temps une torsion selon son grand axe, la grande courbure se trouve alors plus en avant.

L'estomac possède une longueur moyenne de vingt-cinq à trente centimètres. Sa largeur est de douze à quatorze centimètres et l'épaisseur de ses parois mesure environ deux à trois centimètres (elle varie du reste beaucoup suivant l'état de distension de l'estomac).

Le revêtement péritonéal de l'estomac s'étend sur les faces antérieure et postérieure; pour cette dernière, c'est le péritoine de l'arrière-cavité des épiploons.

La paroi stomacale se compose en outre d'une tunique musculaire, d'une sous-muqueuse et d'une muqueuse.

La couche muqueuse présente, dans la région pylorique, une structure spéciale (*).

La *musculature de l'estomac* se compose exclusivement de fibres musculaires lisses, elle présente trois couches différentes qui ne sont pas également réparties dans toutes les portions de l'estomac et se continuent en partie les unes avec les autres.

La couche moyenne se compose de fibres circulaires, qui sont répandues sur toute la longueur de l'estomac et forment la couche la plus épaisse. Elle s'étend jusqu'au pylore en formant, à ce niveau, un épaississement : c'est le *sphincter du pylore*.

La couche externe de fibres longitudinales est particulièrement développée le long de la petite courbure; en outre, des fibres rayonnent obliquement vers le fond et le corps, où elles se perdent graduellement. C'est la continuation directe de la couche des fibres longitudinales de l'œsophage.

Ces fibres forment, dans la région pylorique, en avant et en arrière, des épaississements connus sous le nom de *ligaments pyloriques*.

(*) Pour plus de détails sur la structure microscopique des parois stomacales et de la muqueuse en parti-culier, voyez l'*Atlas-Manuel d'histologie* de SOBOTTA et MULON.

     II. — 16

Les fibres de la couche interne ont une direction oblique. On ne les trouve bien développées qu'au niveau du fond et sur le corps; elles se dirigent, au côté gauche du cardia, sur les parois antérieure et postérieure jusqu'à la grande courbure, elles croisent obliquement les fibres circulaires, s'entre-croisant en partie avec ces dernières.

A l'état de contraction ou de demi-contraction de l'estomac, la muqueuse présente des plis longitudinaux et flexueux, dont la direction devient surtout nette au pylore. Ces plis sont croisés par d'autres à direction transversale, tantôt plus gros, tantôt plus petits. Ils décomposent la surface intérieure de l'estomac en de nombreuses vacuoles, mesurant deux à trois millimètres de diamètre. Tous ces plis disparaissent quand l'estomac se distend.

La muqueuse tapisse le sphincter, formant la valvule pylorique.

La muqueuse stomacale a une coloration gris rougeâtre ou gris blanchâtre, selon l'état de réplétion du système vasculaire.

Les veines superficielles de la muqueuse deviennent visibles pendant l'acte de la digestion.

On constate, à l'aide de la loupe, sur la muqueuse des trous très fins connus sous le nom de *cryptes*.

Le pharynx reçoit ses artères de la pharyngienne inférieure (rameau de la carotide externe), de la pharyngienne supérieure ou ptérygo-palatine, de la palatine inférieure (rameau de la maxillaire interne) et de la thyroïdienne supérieure provenant de la faciale (palatine ascendante).

Les veines forment le plexus veineux pharyngien, aboutissant dans la jugulaire interne ou dans la faciale.

Les lymphatiques se rendent aux ganglions faciaux et cervicaux profonds.

Les nerfs destinés au pharynx, viennent du vague, du glosso-pharyngien et du sympathique, formant, tous trois ensemble, le plexus nerveux du pharynx.

Les artères de l'œsophage proviennent, pour la portion cervicale, de la thyroïdienne inférieure (rameau de la sous-clavière); pour la portion thoracique, directement de l'aorte ; pour la portion abdominale, elles proviennent de la coronaire stomachique.

L'œsophage est innervé par les deux vagues formant un plexus.

Les artères de l'estomac sont plus considérables, elles proviennent de la coronaire stomachique, de la pylorique, de l'artère gastro-épiploïque gauche et de la droite. Les deux premières cheminent le long de la petite courbure, les deux dernières le long de la grande courbure. Toutes proviennent du tronc cœliaque. Il n'y a que la coronaire stomachique qui vienne directement du tronc cœliaque et vascularise aussi la portion abdominale de l'œsophage.

Les veines correspondantes se rendent indirectement ou directement (le plus souvent par la splénique) dans la veine porte.

Les lymphatiques aboutissent aux ganglions cœliaques.

Les nerfs de l'estomac proviennent du sympathique (plexus cœliaque) et des deux pneumogastriques.

INTESTIN MOYEN OU INTESTIN GRÊLE

L'*intestin grêle* est un conduit long d'environ six mètres et demi, s'étendant de l'estomac au gros intestin, son calibre diminue au fur et à mesure qu'on s'éloigne de l'estomac.

On y distingue deux portions principales, la première est désignée sous le nom de *duodénum* et la seconde portion appelée le *jéjuno-iléon* (*intestin mésentérique*).

Le duodénum est maintenu fixe contre la paroi postérieure, tandis que le jéjuno-iléon est mobile, grâce à son mésentère suffisamment long.

Le jéjuno-iléon se divise lui-même en deux portions :

Le *jéjunum* ;

L'*iléon*.

L'intestin grêle est un conduit presque cylindrique commençant au pylore et diminuant graduellement de calibre. Cette diminution est à peu près de un tiers.

A l'exception de quelques parties, l'intestin est complètement revêtu par le péritoine, formant la tunique séreuse, séparée de la musculeuse par une mince couche sous-séreuse.

Les lames péritonéales, formant le mésentère, s'insèrent à la face postérieure de l'intestin, elles sont séparées l'une de l'autre par un espace très étroit.

L'épaisseur des parois intestinales est plutôt mince. Elle varie cependant suivant l'état de contraction du conduit.

Outre les tuniques séreuse et sous-séreuse, on trouve encore la couche musculaire, formée par des fibres externes longitudinales, et des internes circulaires, la muqueuse et la sous-muqueuse.

La muqueuse possède une *muscularis mucosæ* que l'on trouve dans tout le tube intestinal (*).

On rencontre sur la muqueuse intestinale de petites glandes, des villosités. Ces dernières sont formées par des saillies filiformes de trois à cinq millimètres. Elles sont propres à l'intestin grêle, dont elles occupent toute la longueur, et lui donnent son aspect velouté caractéristique. On ne trouve pas de glandes dans la sous-muqueuse, si ce n'est dans une petite partie du duodénum (Cf. ci-dessous).

La muqueuse de l'intestin grêle se caractérise encore par des plis circulaires, les *valvules conniventes*. Elles commencent à apparaître dans la région de l'angle duodénal supérieur (**) et s'étendent jusqu'à l'extrémité inférieure de l'intestin grêle, devenant à la fois plus petites et plus espacées dans la portion inférieure. Elles se composent de deux feuillets muqueux sans que les autres couches contribuent à leur formation ; elles ne sont donc visibles que sur la face interne de l'intestin. Elles sont rarement complètement circulaires, mais forment en général des croissants (surtout dans l'iléon) n'occupant guère plus de la moitié de la paroi intestinale (***).

La muqueuse de l'intestin grêle est très riche en formations lymphatiques, surtout celle de l'iléon. Ces formations se présentent sous deux aspects :

Les follicules clos, de la grosseur d'un grain de mil.

Les follicules disposés en groupe formant les *plaques de Peyer*, ayant souvent une étendue de plusieurs centimètres ; on ne trouve ces dernières que dans l'iléon.

DUODÉNUM

Le *duodénum* est ainsi appelé parce que sa longueur correspond à douze travers de doigt.

Il représente un fer à cheval dont la convexité regarde à droite, la concavité à gauche.

Il embrasse dans sa concavité la tête du pancréas.

(*) Pour plus de détails sur la structure microscopique de l'intestin grêle, voyez l'*Atlas-Manuel d'histologie* de SOBOTTA et MULON.

(**) La portion supérieure du duodénum n'a point ou seulement des traces de valvules conniventes.

(***) Les valvules conniventes ne disparaissent pas par la distension de l'intestin. On trouve en outre sur l'intestin contracté (on le trouve rarement dans cet état sur le cadavre) des plis longitudinaux disparaissant à la moindre distension. Le pli longitudinal du duodénum est le seul qui persiste (Cf. ci-dessous).

Le duodénum part de l'extrémité pylorique de l'estomac et se termine à l'angle duodéno-jéjunal (Cf. ci-dessous).

On divise cet organe en trois portions :

         Une portion supérieure ;

         Une descendante ;

         Une inférieure.

[En France on décrit quatre portions au duodénum, le faisant remonter jusqu'à l'angle duodéno-jéjunal au lieu de l'arrêter au croisement des vaisseaux mésentériques.]

La première est la partie initiale du duodénum dont la direction est à peu près sagittale, d'avant en arrière.

Elle se continue avec la deuxième portion, verticale et descendante. Cette dernière se termine à l'angle duodénal inférieur.

La troisième portion est horizontale au commencement, puis elle subit une flexion à gauche et en haut, formant ainsi la partie ascendante.

La situation du duodénum est assez complexe [il est situé dans l'épigastre, l'hypochondre et le flanc droit, l'ombilic, le flanc et l'hypochondre gauche, en partie sus en partie sous-mésocolique.

La première portion est en rapport avec l'estomac, la vésicule biliaire et le lobe carré du foie ; elle croise le col de la vésicule, le canal cystique et la branche droite de la veine porte.

En arrière la tête du pancréas, d'abord séparée par l'arrière-cavité, puis directement en rapport : l'artère hépatique, dont la branche gastro-duodénale descend derrière le duodénum pour donner la gastro-épiploïque et la duodéno-pancréatique ; la veine porte et les canaux biliaires dirigés en bas et en dedans ; la veine cave inférieure qui s'accole à l'angle duodénal pour former l'orifice de l'hiatus de Winslow.]

La deuxième portion répond de nouveau au foie et, en outre, au pancréas, au rein et à la capsule surrénale droite et à la veine cave [la deuxième portion, appelée encore pré-rénale ou descendante, répond aux 2°, 3° et 4° vertèbres lombaires. Elle répond en outre :

En avant, au fond de la vésicule biliaire, à l'extrémité droite du côlon transverse, aux vaisseaux coliques droits supérieurs et aux anses flottantes de l'intestin grêle.

En arrière, dépourvue de péritoine, elle répond aux vaisseaux rénaux droits, spermatiques, au bassinet et à l'uretère.

A droite, elle longe la face interne du lobe droit du foie, le côlon ascendant, et, dans les cas rares où le mésocôlon manque, le côlon repose directement sur le duodénum.

A gauche, elle est en rapport avec l'estomac, dans la portion ascendante de la grande courbure, avec la tête du pancréas, avec les canaux cholédoque et pancréatique.]

La portion inférieure se trouve au niveau de la colonne lombaire et répond à l'aorte et à la racine du mésentère [c'est cette portion qui est décrite chez nous comme troisième portion ou portion horizontale, elle est située devant la 4° vertèbre lombaire.

Elle répond en arrière à la veine cave et à l'aorte qui, quelquefois, est déjà bifurquée en artères iliaques primitives, à l'artère mésentérique inférieure. En avant, à la racine du mésentère oblique de haut en bas, et de gauche à droite, aux vaisseaux mésentériques supérieurs ; en haut, enfin, elle répond à la tête du pancréas.

La 4ᵉ portion, ou portion ascendante, est située au côté gauche de la colonne lombaire, au niveau des 4ᵉ, 3ᵉ, 2ᵉ vertèbres lombaires.

En avant elle répond aux anses flottantes de l'intestin grêle et à la paroi postérieure de l'estomac; en arrière, aux vaisseaux rénaux et spermatiques gauches, à droite à l'aorte, au mésentère et à la tête du pancréas. A gauche, au bord interne du rein, à l'artère colique gauche et à la veine mésentérique inférieure, qui forment l'arc vasculaire de Treitz.]

La portion supérieure, la plus courte du duodénum, fait directement suite à l'estomac et se trouve en contact direct avec la paroi abdominale antérieure (*).

La portion descendante est recouverte par le côlon transverse.

L'inférieure est appliquée à la paroi abdominale postérieure par le mésentère.

Les vaisseaux mésentériques passent en avant de la dernière portion du duodénum. La veine porte, prenant naissance en arrière de la tête du pancréas, passe derrière la portion supérieure.

La toute première portion du duodénum se trouve au niveau de la 12ᵉ vertèbre dorsale et de la 1ʳᵉ vertèbre lombaire. La portion supérieure elle-même est au niveau de la 1ʳᵉ lombaire.

La portion descendante chemine le long et à droite de la colonne lombaire, jusqu'à la 3ᵉ ou 4ᵉ vertèbre lombaire.

La portion inférieure remonte jusqu'à la 2ᵉ vertèbre lombaire; c'est à la gauche de cette dernière qu'on trouve l'angle duodéno-jéjunal.

Le péritoine revêt incomplètement le duodénum. La portion inférieure en arrière de la racine du mésentère, et la portion descendante, recouverte par le côlon, sont dépourvues de revêtement péritonéal.

Le segment compris entre ces deux portions n'est revêtu par la séreuse que dans sa moitié antérieure (pour plus de détails sur le péritoine, Cf. ci-dessous). Ce n'est que dans la portion supérieure et l'ascendante que le revêtement péritonéal est complet. [Le péritoine, au niveau du duodénum, forme un certain nombre de replis ou *fossettes* :

La *fossette duodénale inférieure* au niveau de la 4ᵉ portion, elle regarde en haut; la *fossette duodénale supérieure*, située à la partie supérieure de la 4ᵉ portion, elle regarde en bas.

Les deux fossettes duodénales se regardent donc par leur orifice.

Enfin la *fossette duodéno-jéjunale* qui n'est pas constante; elle est située au niveau de l'angle duodéno-jéjunal et regarde en bas.]

Le duodénum présente en général les caractères de l'intestin grêle, en partie ceux du jéjunum (Cf. ci-dessous).

En outre de sa situation spéciale, le duodénum présente encore quelques particularités.

La portion supérieure est encore dépourvue de valvules conniventes; ces plis muqueux ne commencent guère avant l'angle duodéno-jéjunal; on trouve des *glandes de Brunner* dans la sous-muqueuse de la première partie, de forme et de dimensions variables, elles sont agglomérées.

Elles sont abondantes dans la partie supérieure, puis diminuent graduellement, et finissent

---

(*) Il faut se rappeler que cette portion supérieure est recouverte, en grande partie, par le lobe droit du foie. Il faut donc soulever ce dernier pour que toute la portion supérieure soit visible.

par disparaître complètement dans la portion inférieure, et même dans la descendante (*).

Les orifices des canaux excréteurs du pancréas et du foie se trouvent dans la portion descendante.

Le canal cholédoque (conduit excréteur de la bile) perfore obliquement la paroi duodénale; en avant de son orifice se trouve un repli muqueux et c'est à l'extrémité inférieure de ce pli que débouchent les canaux cholédoques et pancréatiques, quelquefois par un orifice commun, quelquefois par deux orifices distincts, séparés par un pli transversal. Les deux conduits se réunissent un peu en avant de leur terminaison et forment une petite ampoule, connue sous le nom d'*ampoule de Vater*. Le pli longitudinal croise transversalement les plis circulaires.

Ce pli est arrondi, peu accentué et représente l'unique repli longitudinal de tout l'intestin grêle; il est situé sur la paroi postérieure du duodénum.

Le *canal pancréatique* accessoire n'est pas constant, il débouche dans une petite cavité ampullaire formant extérieurement une petite saillie, située un peu plus haut et du côté interne.

La portion inférieure du duodénum, à part sa situation, ne diffère en rien du jéjunum avec lequel elle se continue sans ligne de démarcation bien nette (angle duodéno-jéjunal).

Le duodénum décrit en cet endroit une courbe dirigée en avant et en bas.

La paroi duodénale présente les mêmes couches que le reste de l'intestin grêle.

La musculeuse longitudinale de la portion ascendante forme, aux environs de l'aorte abdominale, le muscle suspenseur du duodénum (*muscle de Treitz*). C'est un faisceau musculaire large et aplati, maintenant l'angle duodéno-jéjunal dans sa position.

PORTION MOBILE DE L'INTESTIN GRÊLE, JÉJUNO-ILÉON
(INTESTIN MÉSENTÉRIQUE)

Le *jéjuno-iléon*, à l'opposé du duodénum, est parfaitement mobile, grâce à la longueur suffisante de son mésentère.

Il forme de nombreux replis appelés : *circonvolutions* (**) présentant une direction oblique ou verticale et occupant les régions ombilicale et hypogastrique.

Les circonvolutions supérieures font partie, pour la plupart, du jéjunum, les inférieures de l'iléon.

Le jéjuno-iléon fait immédiatement suite à l'angle duodéno-jéjunal.

Ses portions initiale et terminale ont un mésentère très petit.

La circonférence entière de l'intestin est revêtue de péritoine, le jéjuno-iléon se présente ainsi sous l'aspect d'un conduit parfaitement lisse et à peu près cylindrique.

Le *jéjunum* commence à l'angle duodéno-jéjunal et se continue insensiblement avec l'iléon.

Ce dernier se distingue un peu de la portion jéjunale, mais il n'y a pas de caractères très spéciaux distinguant ces deux parties.

(*) Pour plus de détails sur la structure anatomique de ces glandes et du duodénum, voyez l'*Atlas-Manuel d'histologie* de SOBOTTA et MULON.

(**) On distingue, en général, cinq circonvolutions principales présentant de nombreuses variations.

Le jéjuno-iléon occupe, en somme, les deux régions hypogastriques (la droite surtout) et en partie les flancs (le droit surtout) et la région ombilicale.

Le calibre du jéjunum est plus grand que celui de l'iléon (trois centimètres et demi à quatre centimètres de diamètre), des parois plus épaisses, de plus grandes valvules conniventes et des villosités plus longues; il possède, par contre, moins de formations lymphoïdes et n'a, en particulier, point de plaques de Peyer.

L'*iléon* est plus étroit (l'extrémité terminale n'a plus que deux centimètres et demi de diamètre).

Il occupe la moitié inférieure de l'hypogastre et le flanc droit.

On trouve souvent, chez la femme, une anse logée dans le cul-de-sac de Douglas, chez l'homme dans le cul-de-sac vésico-rectal, par conséquent dans le petit bassin. Il n'y a guère que l'extrémité terminale de l'iléon qui ait une situation fixe : c'est la portion débouchant dans le gros intestin.

Ce segment s'étend du psoas droit vers la gauche, d'avant en arrière jusqu'au gros intestin dans la fosse iliaque droite; le mésentère devient ici plus court et cette dernière portion a, en outre, une direction ascendante.

Les valvules conniventes font presque complètement défaut dans le segment terminal de l'iléon.

Les *plaques de Peyer* deviennent plus abondantes; elles ont souvent une longueur considérable, de plusieurs centimètres (dix à douze centimètres). Elles se trouvent toujours sur la face intestinale opposée à l'insertion du mésentère et parallèlement à la direction longitudinale de l'intestin.

Les villosités disparaissent tout à fait, ou, du moins, presque complètement.

Les follicules clos sont aussi plus abondants dans l'iléon que dans le jéjunum.

INTESTIN TERMINAL

L'intestin terminal se divise en :

Gros intestin;

Rectum.

GROS INTESTIN

Le gros intestin a la forme d'un conduit cylindroïde, long d'environ cent vingt à cent cinquante centimètres, de calibre très variable.

On le divise en deux portions :

Le *cæcum*, avec son *appendice vermiforme*;

Le *côlon*.

Les deux portions du gros intestin, tout à fait semblables et sans limites nettes, forment un fer à cheval dont la concavité regarde en bas en entourant l'intestin grêle.

L'extrémité gauche du côlon se continue avec le rectum.

Les caractères généraux du gros intestin sont les suivants :

Le *côlon* est le segment le plus gros de l'intestin proprement dit.

Son calibre est surtout développé dans sa portion cæcale, de là il diminue insensiblement jusqu'au rectum.

Sa conformation extérieure diffère aussi de celle de l'intestin grêle : au lieu d'être lisse et uniforme, il présente de nombreuses bosselures séparées par des sillons. Ces formations sont dues à la présence de trois bandes musculaires à direction longitudinale. On les trouve sur tout le gros intestin, à l'exception du rectum.

Ces trois bandes longitudinales prennent leur origine à la racine de l'appendice, elles sont unies et lisses, mesurent huit millimètres de large et sont à égale distance les unes des autres. Elles ne sont pas soulevées par les bosselures. Les bandes musculaires se distinguent d'après leur position en :

Postéro-externe, qui répond à l'insertion du mésocôlon ;

Antérieure (ou libre);

Postéro-interne, répondant à l'insertion du grand épiploon sur le côlon transverse.

Les bosselures disparaissent entièrement après section ou ablation complète des bandes longitudinales.

La surface externe du gros intestin se distingue en outre par la présence d'une couche sous-séreuse de tissu adipeux, formant des bandelettes aplaties, irrégulières, à bords plus ou moins frangés, flottant librement dans la cavité abdominale : ce sont les franges épiploïques, leur nombre, leur forme et leur grosseur sont sujets à de nombreuses variations individuelles.

La surface interne présente des *replis falciformes* correspondant aux sillons; ils ont en général la longueur correspondant à l'espace compris entre deux bandes, mais sont quelquefois plus longs.

Les plis falciformes sont formés non seulement par la muqueuse, comme c'est le cas pour les valvules conniventes, mais par toutes les couches du gros intestin, en particulier la musculeuse à fibres circulaires.

Quand les bandes musculaires longitudinales ne fonctionnent plus, bosselures et plis falciformes correspondants disparaissent de plus en plus et le gros intestin prend alors l'aspect de l'intestin grêle.

La muqueuse ne possède pas de villosités : elle est, à l'opposé de celle de l'intestin grêle, tout à fait unie.

A mesure que l'on se rapproche du rectum, les glandes augmentent de dimension, les orifices forment de petits trous circulaires, visibles à la loupe.

La muqueuse du gros intestin contient un certain nombre de follicules clos (*).

La tunique musculaire se compose d'une couche à fibres longitudinales, représentées par les bandes musculaires, entre ces dernières on trouve une couche de fibres circulaires, peu développées.

Le *cæcum* est un cul-de-sac formant la partie initiale du gros intestin, c'est la portion située au-dessous de l'orifice iléo-cæcal.

Il est long de sept centimètres et large de six à huit centimètres à peu près.

Il se présente sous la forme d'une ampoule [chez l'enfant il a la forme d'un entonnoir se continuant insensiblement avec l'appendice : c'est la disposition fœtale], la plus vaste du gros intestin.

(*) Pour plus de détails sur la structure microscopique de l'intestin grêle et du gros intestin, voyez l'*Atlas-Manuel d'histologie* de SOBOTTA et MULON.

Sur sa paroi interne, on trouve la *valvule iléo-cœcale* à l'orifice de l'intestin grêle (*valvule de Bauhin*).

Cette valvule est formée par deux replis, formant une lèvre supérieure et une lèvre inférieure.

[Elle est produite par l'invagination de la portion terminale de l'iléon dans le cæcum.]

Les deux valves se composent de la muqueuse et des deux couches musculaires de l'intestin grêle s'avançant en avant dans le cæcum.

La muqueuse des valves regardant la lumière de l'orifice, est une dépendance de l'intestin grêle et possède des villosités ; la muqueuse périphérique des valves appartient au cæcum.

Les valves interceptent entre elles un orifice en forme de fente. En se rapprochant elles forment une séparation complète entre le gros intestin et l'intestin grêle.

Les deux valves s'unissent l'une à l'autre en formant des commissures.

Ces dernières donnent naissance à deux replis falciformes et transversaux, ressemblant aux plis de même nom du gros intestin ; ce sont les *freins* de la valvule iléo-cæcale, formant la limite de séparation entre le cæcum et le côlon ascendant.

Le cæcum est situé dans la fosse iliaque droite.

[Mais on trouve de fréquentes anomalies de situation dues à des arrêts ou à des exagérations de développement.]

Son extrémité inférieure se trouve au niveau de l'arcade fémorale ; quand il est rempli il entre en contact, en ce point, avec la paroi abdominale antérieure.

[En avant il répond à la paroi abdominale : c'est la voie d'abord chirurgicale ; en arrière il repose dans la fosse iliaque, tapissée du muscle iliaque sous lequel passe l'artère iléo-lombaire, et sur lequel chemine le nerf crural et le nerf fémoro-cutané. Le muscle est recouvert par le *fascia iliaca* et par le tissu cellulaire sous-péritonéal, dans lequel on rencontre les vaisseaux iliaques externes, l'artère en dehors, la veine en dedans, des ganglions lymphatiques, l'artère circonflexe iliaque et le nerf génito-crural, qui vient de traverser le fascia iliaca. En dedans il répond au bord interne du psoas qui le sépare de l'excavation pelvienne, à l'uretère, au canal déférent, aux vaisseaux spermatiques ou utéro-ovariens droits.]

Le cæcum possède un court *méso-cæcum*, il est presque entièrement revêtu de péritoine et jouit d'une mobilité un peu plus grande que le côlon ascendant.

Il repose plus ou moins largement sur la paroi abdominale postérieure.

La bande musculaire postéro-externe se trouve à droite. Les trois bandes convergent à la racine de l'appendice.

L'*appendice vermiculaire*, rudimentaire chez l'homme, a des dimensions très variables et se termine en cul-de-sac.

C'est le segment intestinal le plus fin et le plus étroit.

Sa longueur varie entre trois et vingt centimètres (rarement plus ou moins), la moyenne est de neuf centimètres environ.

Il semble partir de l'extrémité légèrement conique du cæcum, quand ce dernier est vide, mais de sa paroi postéro-interne quand le cæcum est plein, ce qui est l'état normal de cet organe.

Il est généralement recourbé de manières très diverses, tantôt très flexueux, tantôt moins (quelquefois légèrement enroulé).

L'appendice flotte dans le petit bassin [pouvant lorsqu'il s'enflamme donner une forme pelvienne d'appendicite], ou bien il se trouve en avant du cæcum [souvent aussi il est situé derrière le cæcum, remontant plus ou moins haut le long du côlon ascendant : il donne alors la forme rétro-cæcale d'appendicite] ; à son point d'implantation il présente une forme en entonnoir.

Au niveau de l'orifice par lequel il communique avec le cæcum, existe une valvule falciforme de forme très variable [c'est la *valvule de Gerlach*].

La lumière de l'appendice cæcal est normalement très étroite, la paroi musculaire est peu développée, les follicules lymphoïdes sont abondants, les glandes sont peu nombreuses.

Les follicules sont si nombreux qu'ils forment en quelque sorte une plaque de Peyer, unique et circulaire dans toute l'étendue de l'appendice; la muqueuse est en conséquence très épaisse.

Le *côlon* forme la majeure partie du gros intestin. On le divise en quatre portions :

Le *côlon ascendant* faisant suite au cæcum ;

Le *côlon transverse*;

Le *côlon descendant* ;

Le *côlon sigmoïde* qui se continue avec le rectum.

A l'endroit où le côlon ascendant se continue avec le transverse, on rencontre une courbure à angle droit (*angle hépatique du côlon*), de même entre le transverse et le descendant se produit une seconde courbure à angle aigu (*angle splénique du côlon*).

Le *côlon ascendant* se trouve en avant du carré des lombes et du rein droit, avec lesquels il entre intimement en rapports.

Le côlon ascendant n'a pas de méso, il se dirige directement en haut jusqu'à la face inférieure du lobe hépatique droit en formant sur ce dernier l'impression colique.

Il est situé dans la région hypogastrique, dans le flanc et l'hypochondre droits.

En général, sur le cadavre, il présente de fortes bosselures.

Ce n'est qu'à l'état de distension exagérée qu'il touche la paroi abdominale antérieure. Il possède une bande musculaire longitudinale antérieure, une externe et une interne.

Le péritoine ne revêt le côlon ascendant que sur ses faces latérales et antérieure.

Le *côlon transverse* est, au contraire des deux autres, parfaitement mobile, il possède un long mésocôlon et présente une direction presque horizontale, à travers la partie supérieure de la région ombilicale, allant de l'hypochondre droit à l'hypochondre gauche.

Le grand épiploon le sépare de la paroi abdominale antérieure.

L'angle hépatique est moins élevé que l'angle splénique, il en résulte que le côlon transverse a une direction légèrement ascendante de droite à gauche, décrivant en même temps une courbe à convexité antérieure.

Le mésocôlon présente son maximum d'étendue à la partie moyenne, il est plus court près des courbures.

Le bord supérieur du côlon transverse répond au foie, à la vésicule biliaire, à la grande courbure de l'estomac et à la rate ; en dessous du côlon transverse se trouvent les anses grêles.

Il répond en arrière au duodénum (portions inférieure et descendante) et en partie au pancréas.

On trouve, en général, sur le cadavre, le côlon transverse rempli comme l'ascendant, souvent fortement distendu, dépassant l'estomac en empiétant sur le grand épiploon.

La bande musculaire antérieure se trouve, dans ce cas, à la paroi inférieure du côlon transverse, la bande externe devient supérieure, et l'interne postérieure.

Les franges épiploïques se trouvent, le plus souvent, en une rangée le long de la bande inférieure ; les bosselures sont très visibles, quelquefois moins accentuées que sur le côlon ascendant.

Le *côlon descendant* commence au niveau de la rate (face inférieure), à l'endroit de l'angle colique gauche, situé au-devant du rein.

Il est situé dans l'hypochondre, dans le flanc et la fosse iliaque gauches, en avant du carré des lombes et sur le bord interne du rein.

Il est appliqué sur la paroi abdominale postérieure, et, comme le côlon ascendant, ne possède pas de méso.

Le côlon descendant est, en général, vide sur le cadavre.

Il est en rapport avec la queue du pancréas, et se termine dans la fosse iliaque, en avant des vaisseaux iliaques externes, pour se continuer directement avec le côlon sigmoïde.

Les bandes musculaires sont disposées comme sur l'ascendant.

Sur le cadavre, en général, des anses intestinales le séparent de la paroi abdominale antérieure.

Le calibre du côlon descendant est beaucoup plus faible que celui du côlon ascendant, les bosselures sont également moins développées et peuvent manquer par endroits.

Le *côlon sygmoïde* est la suite directe du côlon descendant.

Il a un long méso (*mésocôlon sigmoïde*) et jouit par conséquent d'une grande mobilité. Il présente pour le reste les caractères du côlon descendant, les bosselures diminuent encore davantage, tandis que les bandes musculaires deviennent plus larges.

L'*S* iliaque se compose de deux segments légèrement onduleux partant du psoas gauche. Arrivé au-dessous du promontoire il se continue insensiblement avec le rectum.

Sa situation varie, ses deux segments forment une anse à convexité supérieure, cette anse peut aussi se trouver dans le petit bassin.

A l'état de distension le côlon sigmoïde est plus ou moins contigu à la paroi abdominale antérieure.

Le *rectum* s'étend du côlon sigmoïde à l'anus.

Il se trouve directement au-dessous du promontoire et possède un très court méso.

Son extrémité supérieure est un peu à gauche de la ligne médiane. C'est un conduit cylindroïde long d'environ quinze à vingt centimètres.

[Certains auteurs contemporains tels que Trèves, Quénu, Jonnesco, Testut, font commencer le rectum au niveau de la 3ᵉ vertèbre sacrée, sur la ligne médiane ou légèrement à droite de cette ligne. Sa longueur est alors de douze à seize centimètres, et le mésorectum est rattaché au mésocôlon pelvien avec lequel on le décrit, le rectum commençant précisément à l'endroit où cesse ce méso.]

Sa surface externe, à l'opposé du côlon, unie, ressemble plus à l'intestin grêle qu'au gros intestin ; ce fait est dû à ce que les bandes musculaires s'élargissent, forment une couche de fibres longitudinales assez forte ; les bosselures ne disparaissent pas absolument.

Le rectum présente plusieurs courbures, dont les principales sont situées dans un plan sagittal. La supérieure correspond à la concavité du sacrum.

[Sa concavité est donc antérieure; la courbure inférieure contourne la pointe du coccyx, sa concavité est donc postérieure. Les courbures transversales sont beaucoup moins marquées. La première s'étend de la 1re à la 3e vertèbre sacrée, elle regarde à droite; la seconde, qui est la seule dans la description actuelle, regarde à gauche. La direction du rectum est donc loin d'être rectiligne, aussi Lisfranc l'appelail-il : curvum.]

La partie initiale du rectum ne se trouve pas exactement sur la ligne médiane. Cette courbure décrit donc une concavité antérieure, une convexité postérieure, on la nomme : *courbure sacrée*. Le rectum présente une autre courbure inférieure et plus forte située dans le même plan et présentant une concavité regardant en haut et en arrière, une convexité antérieure et inférieure, c'est la *courbure périnéale*. Elle est produite par le sommet du coccyx que la portion terminale du rectum est obligée de contourner.

La partie anale du rectum n'est autre que la portion terminale du rectum aboutissant à l'anus.

Le rectum présente encore, outre ces deux *courbures sagittales*, une autre courbure dans le plan frontal.

Le rectum est d'abord situé à gauche de la ligne médiane qu'il croise en se dirigeant vers la droite et décrit une légère courbure à convexité antérieure. Ce n'est qu'au niveau du coccyx qu'il est exactement sur la ligne médiane.

Le rectum présente au-dessus de la portion anale une ampoule très visible quand elle est distendue : c'est l'*ampoule rectale* .

Le rectum répond en arrière à la paroi antérieure du sacrum et du coccyx.

Le péritoine le revêt seulement jusqu'au niveau de la 2e vertèbre sacrée en formant un mésorectum assez court, s'insérant à la paroi postérieure du segment rectal supérieur; plus bas, sa face postérieure est dépourvue de revêtement séreux sur une longueur de douze à quatorze centimètres, et la couche de fibres musculaires longitudinales répond aux nerfs et aux vaisseaux situés à l'avant du sacrum et du coccyx.

[Au point de vue de ses rapports, on peut diviser le rectum en trois segments qui correspondent aux pédicules vasculaires de l'organe : un segment supérieur abdominal, recevant ses artères des hémorrhoïdales supérieures, de la mésentérique, artère intestinale. Un segment moyen ou pelvien recevant ses artères : les hémorrhoïdales moyennes directement de l'hypogastrique, artère pelvienne, et enfin un segment inférieur ou périnéal recevant ses artères : les hémorrhoïdales inférieures, de la honteuse interne, artère périnéale.]

En avant le revêtement péritonéal est plus étendu, il arrive jusqu'à la dernière vertèbre sacrée.

Le segment rectal inférieur, l'ampoule en particulier, est complètement dépourvu de péritoine (cinq centimètres).

[Dans sa portion abdominale, le rectum est tapissé de péritoine sur toute sa face antérieure, sur les parties supérieures de ses faces latérales, sur la partie toute supérieure de sa face postérieure où le péritoine forme le mésorectum.

En avant, le péritoine se porte du rectum sur la vessie chez l'homme; sur l'utérus et le vagin chez la femme, formant le cul-de-sac de Douglas, qui sépare le rectum de la vessie ou de l'utérus. Latéralement cette portion répond aux branches terminales de la mésentérique inférieure; plus loin, à l'uretère, à la base de la vésicule séminale et au canal déférent chez l'homme, à l'ovaire et au pavillon de la trompe chez la femme. Plus loin encore, il répond aux parois du bassin, au muscle pyramidal, au plexus sacré et à la grande échancrure sciatique avec les organes qui la traversent : les vaisseaux et nerfs fessiers au-dessus du pyramidal, au-dessous du muscle : les vaisseaux et nerfs honteux internes, les vaisseaux ischiatiques, le grand et le petit nerfs sciatiques; le nerf de l'obturateur interne et le nerf hémorrhoïdal. En arrière, il répond aux artères sacrées moyenne et latérales.]

La paroi rectale antérieure répond au vagin et à l'utérus chez la femme; à la vessie, aux vésicules séminales et à la prostate chez l'homme; le péritoine forme en avant de ces organes un cul-de-sac, le cul-de-sac recto-vésical chez l'homme, et recto-vaginal chez la femme (*cul-de-sac de Douglas*). On trouve parfois dans ces derniers des anses intestinales.

Dans sa portion libre de péritoine la paroi antérieure du rectum est en contact direct avec le vagin chez la femme, avec la vessie et la prostate chez l'homme.

[Dans sa portion pelvienne, le rectum répond : en arrière, au sommet du coccyx, doublé des muscles ischio-coccygien et releveur de l'anus. A la terminaison de l'artère sacrée moyenne avec la *glande coccygienne de Luschka*. Latéralement le rectum est en rapport avec l'espace pelvi-rectal supérieur et les vaisseaux hypogastriques qui y cheminent (dont il est séparé par l'aponévrose sacro-recto-génitale).

En avant les rapports varient suivant le sexe : chez l'homme ce sont les vésicules séminales et les canaux déférents, le bas-fond de la vessie, la face postérieure de la prostate, dont il est séparé par l'*aponévrose prostato-péritonéale de Denonvilliers*.

Chez la femme, le rectum répond à la face postérieure du vagin qui sépare le rectum du col de l'utérus; dans les cas de rétroversion, le col utérin peut déprimer la paroi rectale et faire saillie dans la cavité rectale.

Dans sa portion anale le rectum répond au sphincter externe et à l'espace pelvi-rectal inférieur ou creux ischio-rectal.

En avant, chez l'homme, le rectum répond à la prostate, mais les deux organes divergent vers la peau, si bien qu'on a la formation d'un triangle à base cutanée : le triangle recto-uréthral. C'est dans ce triangle qu'on passe, entre le cul-de-sac du bulbe en avant et le rectum en arrière, pour arriver sur la prostate par la voie périnéale.

Chez la femme la paroi antérieure du rectum s'accole au vagin pour former une cloison triangulaire à base inférieure : c'est le triangle recto-vaginal. Dans ce triangle on trouve l'entre-croisement des fibres du sphincter externe, des transverses du périnée et du constricteur de la vulve.

La cloison recto-vaginale constitue le plancher périnéal, c'est le meilleur élément de soutien de tous les viscères contenus dans la cavité pelvienne. Aussi sa déchirure est-elle suivie de la chute de ces organes, rectocèle, cystocèle, prolapsus utérin.]

Vu à l'intérieur, le rectum présente une muqueuse lisse en général, tout en ayant des plis transversaux en nombre variable (*). Un de ces plis se trouve assez régulièrement au-dessus de l'anus (six à huit centimètres) bien développé, surtout à droite. La portion anale du rectum

---

(*) A l'état de vacuité, le rectum présente des plis passagers longitudinaux et transversaux.

possède six à huit plis longitudinaux connus sous le nom de colonnes du rectum (*colonnes de Morgagni*). Elles commencent à deux ou trois centimètres au-dessus de l'anus et se terminent à l'anneau hémorrhoïdal. Ce dernier, répondant au sphincter anal externe, est situé juste au-dessus de l'orifice anal.

Les *sinus rectaux* sont des excavations situées entre les colonnes de Morgagni.

L'anneau hémorrhoïdal contient les rameaux veineux du plexus hémorrhoïdal.

Les glandes sont les plus développées du tube intestinal, leurs orifices sont de petits points visibles à la loupe et même à l'œil nu.

La muqueuse se continue insensiblement avec la peau dont elle prend les caractères.

L'anus présente un revêtement cutané parfaitement pigmenté, possédant de grosses glandes sudoripares; chez l'homme, on trouve de nombreux poils. Quand l'anus est fermé la peau forme des plis radiaires.

La musculature du rectum est très puissante, elle est en outre renforcée par des faisceaux de muscles striés.

Les fibres circulaires forment un épaississement à l'extrémité inférieure du rectum, immédiatement au-dessus de l'anus. Cet anneau a une hauteur de trois centimètres à peu près; il forme le *muscle sphincter externe de l'anus*. Le sphincter externe est formé par des fibres striées.

Le troisième sphincter est un épaississement peu développé des fibres circulaires occupant le pli transverse.

On décrit, sous le nom de *muscle recto-coccygien*, deux faisceaux musculaires, prenant naissance sur la face antérieure des 2° et 3° vertèbres coccygiennes et s'épanouissant sur la musculature longitudinale de la paroi rectale postérieure.

Il n'est pas rare de trouver des faisceaux de la musculature du rectum se confondant avec celle de la prostate chez l'homme, avec la musculature de l'utérus chez la femme.

Les *artères* du duodénum proviennent, pour la partie supérieure, du tronc cœliaque (artère pancréatico-duodénale supérieure), pour la portion inférieure, de l'artère mésentérique supérieure (artère pancréatico-duodénale inférieure).

Les artères de l'intestin grêle proviennent toutes de l'artère mésentérique supérieure.

L'artère iléo-cæcale pour le cæcum, l'artère colique droite pour le côlon descendant, l'artère colique droite pour le côlon transverse. Le côlon descendant et le côlon sigmoïde, ainsi que la portion supérieure du rectum, reçoivent leurs artères de la colique gauche et de l'hémorrhoïdale supérieure.

La portion moyenne du rectum est vascularisée par l'hémorrhoïdale moyenne, branche de l'hypogastrique.

Les artères de l'anus proviennent de l'artère hémorrhoïdale inférieure, branche de la honteuse interne.

Toutes les *veines* du tube intestinal contribuent à la formation de la veine porte.

Les lymphatiques de l'intestin forment un riche réseau ; ils se rendent aux nombreux ganglions mésentériques ; de là, la lymphe est amenée par les troncs lymphatiques intestinaux dans la citerne de Pecquet, puis dans le canal thoracique. (Pour plus de détails, Cf. *Angéiologie*.)

Les *nerfs* intestinaux proviennent du vague et du sympathique, et surtout du ganglion semi-lunaire de Wrisberg.

Les fibres nerveuses forment un plexus sous-muqueux de Meissner, et, entre les deux couches musculaires, le plexus myentérique d'Auerbach ; ce dernier est plus considérable que le premier. (Pour plus de détails, voyez l'*Atlas-Manuel d'histologie* de Sobotta et Mulon.)

Les caractères principaux de l'*évolution du tube digestif* sont les suivants :

Le canal intestinal d'un embryon de quatre semaines, présente la forme d'un canal rectiligne, situé au milieu du cœlome. Un canal court : le conduit omphalo-mésentérique, le relie à la vésicule ombilicale.

A la sixième semaine, l'intestin a déjà subi des différenciations importantes ; on peut déjà reconnaître le parties principales de l'intestin futur.

L'estomac est représenté par un renflement du tube digestif embryonnaire ; la petite courbure regarde en avant et à droite ; la grande est en arrière et à gauche ; le fond se trouve en haut et en arrière. La région pylorique, sur la ligne médiane, décrit une courbure à droite et en arrière, et se continue avec le duodénum. Ce dernier a déjà sa forme définitive, mais sa convexité regarde en avant et à droite.

Il décrit sur la ligne médiane une courbure assez accentuée (*angle duodéno-jéjunal*), et se continue avec l'anse intestinale primitive ou anse ombilicale.

Celle-ci se compose de deux branches, presque parallèles entre elles, flottant librement dans la cavité abdominale.

Le sommet de cette anse se trouve situé dans une cavité infundibuliforme, s'étendant dans la racine du cordon ombilical.

L'anse supérieure, à droite de l'inférieure, donne naissance à l'intestin grêle, dont l'extrémité inférieure se sépare du canal omphalo-mésentérique. Une partie de ce dernier persiste quelquefois et forme un appendice en cul-de-sac, long de cinq à dix centimètres, placé à la fin de l'intestin grêle (*diverticule de Meckel*).

L'anse inférieure se renfle à sa partie initiale pour former l'ébauche du cæcum ; le reste donne naissance au gros intestin. Arrivée à la paroi postérieure, cette anse se courbe brusquement (angle hépatique du côlon), et se continue avec la portion terminale de l'intestin, en avant de la colonne vertébrale et du sacrum.

L'intestin grêle est donc représenté par la branche supérieure de l'anse primitive et la partie initiale de l'anse inférieure. Le reste de la branche inférieure donne naissance au cæcum, au côlon ascendant et au côlon transverse. La portion intestinale située au-dessous de l'anse primitive, donne naissance au côlon descendant, à l'S iliaque et au rectum.

L'estomac subit alors une torsion à la suite de laquelle la grande courbure est portée à gauche ; en même temps, les faces latérales deviennent l'une antérieure, l'autre postérieure. L'anse primitive subit aussi de nouvelles transformations ; elle est formée de deux portions inégales : l'anse supérieure croît plus vite et se tord sur elle-même en formant les circonvolutions intestinales ; l'anse inférieure ne se modifie qu'un peu plus tard. Ce n'est que lorsque l'intestin grêle est constitué et s'est éloigné de la région ombilicale que la portion du gros intestin subit ses transformations.

Chez l'embryon de trois mois, le cæcum se trouve au milieu de la cavité abdominale, puis peu à peu se dirige en haut, jusque vers la grande courbure de l'estomac. En ce moment, les anses intestinales sont toujours à droite, le gros intestin à gauche.

Au quatrième mois, le cæcum longe l'estomac et le foie à droite, puis descend, passant au-devant du duodénum, et se place en avant du rein droit. La partie du gros intestin, issue de l'anse primitive, passe à droite et au-dessus de l'intestin grêle, de telle façon que ce dernier se trouve maintenant entre les deux segments principaux du gros intestin.

La courbure colique droite ne tarde pas à se former, séparant ainsi le côlon transverse du côlon ascendant.

L'intestin grêle se développe de plus en plus et repousse à gauche la partie terminale du gros intestin ; cette dernière s'allonge encore pour former plus tard le côlon sigmoïde.

FOIE

Le *foie*, la plus volumineuse des glandes de l'économie, est situé dans la partie supérieure de la cavité abdominale, sa forme est ovale, presque aplatie.

Il se compose de deux lobes, l'un droit, l'autre gauche, le premier est de beaucoup le plus développé.

De consistance molle, le foie présente une coloration rouge brun.

Le foie présente une face supérieure, fortement convexe, regardant un peu en avant, une face postérieure également convexe. La face inférieure est irrégulièrement concave.

Les deux faces du foie sont séparées par un bord antérieur tranchant, devenant plus mousse à droite ; en arrière, ces deux faces se continuent l'une avec l'autre, sans ligne de démarcation bien nette.

La face inférieure présente quelques particularités : grâce à la consistance du tissu hépatique, elle se laisse plus ou moins modifier par les organes voisins.

On trouve, sur cette même face, le sillon transverse ou hile du foie ; sa direction est transversale de gauche à droite. Il représente une excavation assez large et profonde, à peu près exactement au milieu de la face inférieure, à égale distance du bord antérieur et du bord postérieur (un peu plus près du postérieur), entre les deux extrémités gauche et droite (plus près de l'extrémité gauche). L'artère hépatique et la veine porte, déjà divisée en deux rameaux principaux, pénètrent dans le foie par le sillon transverse, de même que les nerfs.

De ce même sillon s'échappent du foie : le *canal hépatique*, formé de deux branches principales (*). Ce dernier se réunit, immédiatement en avant du hile, aux *canaux cystiques et cholédoques*. Les vaisseaux lymphatiques se rendent dans les ganglions du hile du foie. La disposition des vaisseaux entrant ou sortant du hile hépatique est la suivante : le cholédoque en avant et à droite, l'artère hépatique en avant et à gauche, la veine porte se trouve au milieu et en arrière de ces deux conduits.

Tous les vaisseaux se rendant au foie sont compris dans l'épiploon gastro-hépatique (Cf. ci dessous). Ils sont entourés par du tissu conjonctif, occupant le sillon transverse et les accompagnant jusque dans leurs ramifications. Ce même tissu connectif contribue à former la capsule de Glisson revêtant la surface externe du foie.

La face inférieure du foie possède encore deux sillons longitudinaux à direction antéropostérieure et parallèles entre eux. Ils forment avec le sillon transverse un H [*H. de Meckel*], mais ils sont moins profonds que ce dernier.

C'est d'abord le sillon droit contenant la *vésicule biliaire* et la *veine cave* et celui de la *veine ombilicale* et du *canal veineux* à gauche. Chacun de ces sillons se divisent en deux parties : dans le droit la *fossette cystique* en avant, en arrière la *veine cave*, les deux sillons étant séparés par le prolongement caudé. Dans le sillon gauche la partie occupée par la veine ombilicale est en avant, en arrière celle occupée par le canal veineux.

La *fossette cystique* contenant la vésicule biliaire est large et plate ; en arrière la veine cave pénètre dans la substance hépatique. Un faisceau de tissu conjonctif, formant le ligament de la veine cave, passe au-dessus d'elle. La veine cave reçoit les vaisseaux efférents (*veines sous-hépatiques*). On distingue les petites veines hépatiques et deux grandes veines hépatiques, voisines du bord supérieur de la face hépatique postérieure.

Le *sillon gauche* contient en avant le cordon fibreux et oblitéré formant le ligament rond. Ce dernier atteint le rebord antérieur et y détermine l'incisure ombilicale.

En arrière se trouve le *canal veineux d'Arantius* oblitéré, entrant en relation avec le ligament rond, par le rameau gauche de la veine porte.

La portion hépatique, située à gauche du sillon longitudinal de même nom, n'est autre que le lobe gauche du foie. Il ne forme que le quart de la masse hépatique totale, sa face inférieure est nettement concave. Cette concavité répond à l'estomac, il repose sur ce dernier

---

(*) Le canal hépatique, outre ses deux racines principales, reçoit des branches secondaires.

formant alors l'empreinte gastrique. L'œsophage, à sa partie terminale, détermine l'empreinte œsophagienne. Ce n'est qu'à droite que le lobe gauche présente une convexité répondant à la petite courbure de l'estomac : le *tuber omentale* (').

[Ce tuber omentale du foie vient au contact d'un prolongement du pancréas sur lequel il repose.]

L'extrémité hépatique du lobe gauche se termine, chez l'adulte, insensiblement par un prolongement fibreux.

La portion située à droite du sillon longitudinal gauche, fait partie du lobe droit du foie. On comprend cependant dans un sens plus étroit, sous le nom de lobe droit seulement, la partie située à droite du sillon de la veine cave et de la vésicule biliaire. Les zones moyennes comprises entre les deux sillons longitudinaux et séparées par le hile se nomment alors les *lobes carré* et *caudé*.

Le *lobe carré* est en avant du hile et s'étend jusqu'au bord antérieur, sous forme d'un quadrilatère, cette portion du foie est plus ou moins bombée.

Le *lobe caudé de Spiegel* est en arrière du hile, plus proéminent et séparé des autres régions hépatiques par de profonds sillons. On remarque sur son côté droit un prolongement passant au-dessus du sillon longitudinal droit pour rejoindre la zone droite, c'est le lobule ou *prolongement caudé*. L'angle gauche et arrondi du lobule de Spiegel est désigné sous le nom de *prolongement papillaire*.

Le lobe caudé est en arrière du petit épiploon, faisant saillie dans l'arrière-cavité des épiploons.

La face inférieure du foie est remarquable par la présence d'empreintes que forment les organes sous-jacents. La *facette* ou *empreinte rénale* du rein droit est la plus visible, elle est voisine du lobe caudé. En avant de celle-ci se trouve l'*empreinte duodénale*, et à sa droite l'*empreinte colique*, que forme le coude du côlon ascendant. Enfin l'*empreinte surrénale*, concave et répondant au sillon de la veine cave. Ces empreintes sont dues à la grande malléabilité du tissu hépatique; elles disparaissent rapidement après la mort.

Le *ligament suspenseur* (ligament falciforme) entourant le ligament rond, s'insère sur la face supérieure du foie et marque la séparation entre le lobe droit et le lobe gauche.

La face supérieure du lobe droit est unie, ne possédant pas de saillies semblables à celles des lobes carré ou caudé. L'incisure ombilicale indique, sur le bord antérieur, la limite entre les deux lobes hépatiques.

La face postérieure est, à droite, dépourvue de péritoine, le reste du foie possède un revêtement séreux complet, recouvrant aussi le hile. Nous trouvons encore à gauche, une étroite région dépourvue de péritoine, c'est la zone située entre les deux lignes d'insertion des ligaments coronaires.

Le foie se compose de *lobules* mal délimités et visibles macroscopiquement. Le lobule hépatique est une sorte de polyèdre allongé ayant la grosse dimension et la forme d'un grain d'orge.

Le centre du lobule a une coloration brun rouge, la périphérie est plutôt jaunâtre (").

(') Ainsi appelé parce qu'il est en face du petit épiploon (*omentum minus*).
(") La périphérie des lobules est particulièrement jaune dans le foie gras. On trouve encore cette coloration très nettement sur le cadavre, grâce à des infiltrations graisseuses plus ou moins considérables.

Le tissu hépatique est de consistance molle et friable.

Le foie est situé dans l'hypochondre droit, dans le gauche, et dans l'épigastre. La coupole diaphragmatique le recouvre à droite et, pour une bonne partie, à gauche. Dans sa partie moyenne, il répond au centre phrénique. La face postérieure est en rapport avec la paroi lombaire. Le foie répond naturellement aux organes sous-jacents, formant les empreintes hépatiques. Ce sont les suivants : l'estomac, la portion supérieure et descendante du duodénum, la vésiculé biliaire, le rein droit, la capsule surrénale, l'angle colique, la veine cave inférieure.

La face postérieure du foie correspond aux 9ᵉ et 10ᵉ vertèbres dorsales. Dans l'inspiration, le foie arrive jusqu'au niveau de l'espace intercostal droit.

Les limites inférieures suivent le rebord costal. Le foie se trouve à trois travers de doigt au-dessus de l'appendice xiphoïde.

Le lobe droit descend beaucoup plus bas que le gauche. En effet, le lobe gauche est caché par les cartilages costaux, tandis que le droit dépasse le rebord inférieur de la 7ᵉ à la 10ᵉ côte et répond directement à la paroi musculaire abdominale.

Le foie mesure en moyenne trente à trente-six centimètres de long (diamètre transversal), vingt à vingt-deux centimètres de haut et sept à huit centimètres d'épaisseur (à l'endroit le plus épais).

Les dimensions du lobe gauche sont très variables. Il n'est pas rare de le voir arriver jusqu'à la rate. Le tissu hépatique dégénère graduellement, à ce point, en un appendice fibreux. On trouve dans ce prolongement fibreux des conduits biliaires, se terminant en cul-de-sac; ces derniers se remarquent encore dans la capsule fibreuse du foie, dans le ligament de la veine cave : ce sont les *vasa aberrantia* du foie.

L'*appendice fibreux* se forme chez le fœtus par atrophie de cette partie du foie, due à la pression de l'estomac. On explique ainsi les dimensions variables et individuelles du lobe gauche.

La *vésicule biliaire* est un réservoir recevant la bile sécrétée par le foie.

Elle occupe la fossette cystique à la face inférieure du foie.

La forme de la vésicule est celle d'une poire, de coloration brun verdâtre, ou brune, grâce à la bile la remplissant. On distingue une portion dépassant le rebord hépatique, arrondie et connue sous le nom de *fond de la vésicule*. [C'est celle qu'on sent dans l'exploration par le palper abdominal.]

Une portion amincie se continuant avec le canal cystique, c'est le *col de la vésicule*.

Entre ces deux portions se trouve le corps de la vésicule.

La situation de la vésicule biliaire est dépendante de celle du foie. Le fond se trouve au-dessous du 9ᵉ ou 10ᵉ cartilage costal, le col suit la direction du canal cystique et se dirige à droite. La face supérieure de la vésicule, reliée au foie par des tractus conjonctifs, est dépourvue de revêtement péritonéal, mais le péritoine recouvre la face libre et inférieure.

[Le corps de la vésicule présente deux faces, une supérieure et une inférieure.

La supérieure répond à la fossette cystique à laquelle elle est unie par du tissu cellulaire et des veinules. Toutefois on peut très facilement séparer la vésicule du foie dans la cholécystectomie. La face inférieure regarde en arrière, elle présente des rapports variables, répondant tantôt à l'extrémité pylorique de l'estomac, tantôt à la 1ʳᵉ portion du duodénum, tantôt à la face antérieure du rein droit ou même aux circonvolutions grêles. La vésicule est reliée à la portion droite du côlon transverse par un repli péritonéal : le *ligament cystico-colique.*

Le *col de la vésicule* se continue sans démarcation avec le cystique. Il porte sur son côté droit un renflement désigné par Broca sous le nom de *bassinet.* Du côté gauche, au renflement correspond une échancrure, dans laquelle on trouve un ganglion lymphatique : le *ganglion cystique.*

En haut, le col répond à la branche droite de la veine porte ; en bas, il repose sur l'angle duodénal supérieur, qui limite inférieurement l'hiatus de Winslow.

À gauche, le col répond au lobe carré du foie ; à droite, au prolongement du lobe de Spiegel qui sépare la facette rénale de la facette colique.]

L'épaisseur des parois est moyenne. Elles se composent d'une mince couche musculaire ; la muqueuse présente des plis s'entre-croisant et ne disparaissant pas entièrement à l'état de distension de la vésicule. Les plis forment un réseau d'aspect caractéristique.

Le canal excréteur de la vésicule biliaire est le *canal cystique.*

C'est un conduit irrégulièrement cylindroïde court et se continuant avec le col. Dans le voisinage du hile, il se dirige à droite, pour aller s'unir au canal cholédoque,

Le canal cystique possède un plus petit calibre que le canal hépatique. La muqueuse présente des plis en spirale formant une sorte de valvule [*valvule spirale de Hassner*]. A cette dernière, correspond un rétrécissement visible sur la paroi externe.

Le *cholédoque* résulte de la réunion du canal cystique avec le canal hépatique.

Il commence en avant et au-dessous du hile, chemine dans le petit épiploon, à droite et en avant de la veine porte, puis il passe en arrière de la portion duodénale supérieure pour aboutir à la paroi postérieure de la portion descendante du duodénum [à environ quatorze ou quinze centimètres du pylore]. Il forme là le *pli longitudinal du duodénun* et débouche dans un orifice commun avec le canal pancréatique (canal principal).

[Sa direction est oblique en bas, en arrière et à gauche ; pour Quénu, il a une direction curviligne. On le divise en trois portions d'après son trajet : une première dans le bord droit du petit épiploon, une deuxième à la partie postérieure et supérieure du pancréas, une troisième à la partie antérieure de la portion moyenne du duodénum. On peut donc, avec Quénu, lui décrire une portion sus-duodénale, longue de vingt-huit à trente millimètres, une portion rétroduodénale, longue de vingt à vingt-cinq millimètres, et une portion sous-duodénale, longue de vingt-cinq à trente millimètres. Ce qui donne une moyenne de sept à huit centimètres.

Ses rapports sont dans la première portion, au niveau de l'hiatus de Winslow : le bord libre de l'épiploon gastro-hépatique, en arrière la veine cave et l'extrémité droite du lobe de Spiegel. Au-dessous de l'hiatus, il disparaît derrière un prolongement sus-duodénal de la tête du pancréas (Quénu).

Ses rapports avec les autres organes sont les suivants : l'artère hépatique peut longer le bord gauche du cholédoque ou être éloignée de lui de un à deux millimètres ; parfois elle se bifurque précocement et sa branche droite vient croiser le canal hépatique. L'artère gastroépiploïque droite, tantôt s'enfonce derrière la 1ʳᵉ partie du duodénum sans contracter de rapports, tantôt passe sur la face antérieure, contre le prolongement sus-duodénal du pancréas.

L'artère pancréatico-duodénale, branche de la gastro-épiploïque, croise souvent le cholédoque à ce niveau. Les rapports avec les veines se font avec la veine porte, qui est située en arrière et en dedans du cholédoque. Vautrin a signalé cette particularité qu'au cours des opérations la veine est attirée par le doigt et se présente à la place du cholédoque. La veine porte a des branches afférentes qui croisent aussi le cholédoque : une branche venue du pancréas et du duodénum, passe tantôt en dedans, tantôt en dehors du cholédoque. Enfin, le cholédoque est en rapport avec des lymphatiques, décrits par Quénu, retrouvés par Letulle et Nattan-Larrier. On rencontre un ganglion au niveau de l'origine, deux ou trois entre le cholédoque et l'artère hépatique, un au niveau du bord interne du cholédoque, appliqué sur le duodénum.

Les rapports de la portion rétro-duodénale sont simples : le canal se creuse une gouttière dans le pancréas et garde ses rapports en dedans avec la veine porte. En arrière, on trouve un ganglion lymphatique, plus loin la veine cave et le rein.

Enfin, dans sa troisième portion, il n'a de rapport qu'avec le pancréas au milieu duquel il passe.

Signalons l'opinion de Wiart, pour qui il n'y a pas de portion sus-duodénale; en effet, à ce niveau, on trouve l'hépatique et le cystique accolés sur une étendue variable. Pour Wiart, également, dans sa dernière portion, le plus souvent le cholédoque passe dans une gouttière creusée dans le pancréas et répond dans toute son étendue à la face antérieure de la veine cave.

Le foie possède un *système circulatoire* tout à fait particulier et unique en son genre (pour la circulation du foie chez le fœtus, Cf. ci-dessus).

Le foie reçoit deux vaisseaux afférents; la veine porte est le plus considérable. Elle naît en arrière de la tête du pancréas résultant de la veine mésentérique supérieure, de la veine splénique [et de la veine coronaire stomachique].

Elle amène au foie tout le sang veineux du canal intestinal, du pancréas et de la rate.

L'artère hépatique est beaucoup moins importante; elle provient du tronc cœliaque, vascularise les parois de la vésicule, des conduits biliaires et la capsule fibreuse.

Ses capillaires forment dans le foie de petits canalicules veineux, aboutissant à l'intérieur du foie dans les rameaux de la veine porte.

Les vaisseaux hépatiques efférents sont les veines sus-hépatiques (Cf. ci-dessus) contenant un sang ayant passé deux fois dans un réseau capillaire [système porte].

Les lymphatiques du foie se rendent aux ganglions hépatiques du hile, de là aux ganglions cœliaques, puis au tronc intestinal, ou directement dans la citerne de Pecquet.

Les *nerfs* du foie pénètrent avec l'artère hépatique dans le hile, et forment le plexus hépatique ; ils proviennent du sympathique et du pneumogastrique.

La première ébauche du foie est une évagination de la paroi du canal digestif primitif, dans la région du duodénum.

Cette évagination a lieu de bonne heure (troisième semaine) et l'ébauche qui en résulte est tout d'abord paire. Ce n'est que plus tard qu'elle forme une masse unique, avec un seul conduit excréteur.

La vésicule biliaire est le résultat d'une évagination latérale du conduit excréteur. Le foie du fœtus et du nouveau-né possède des dimensions relativement beaucoup plus considérables que chez l'adulte.

La circulation hépatique est en rapport intime avec la circulation fœtale.

Le ligament rond du foie est le vestige de la veine ombilicale oblitérée. C'est cette veine ombilicale qui sert à la nutrition du fœtus; elle vient du placenta et chemine dans le cordon ombilical. Arrivée au foie, elle se divise en deux rameaux : l'un se jetant dans la veine porte à droite, l'autre dans la veine cave inférieure, par le canal veineux d'Arantius.

A la naissance, quand la circulation placentaire a cessé, la veine ombilicale et le canal veineux s'oblitèrent et sont remplacés par la veine porte qui se développe de plus en plus, grâce à l'activité digestive de l'intestin.

La veine ombilicale forme alors le ligament rond, et le canal veineux, le ligament de même nom.

PANCRÉAS

Le *pancréas* rappelle, par sa structure, les glandes salivaires.

C'est un organe allongé, aplati et lobulé.

Il s'étend transversalement au-devant de la colonne lombaire, reposant sur la paroi abdominale postérieure.

La glande pancréatique a une coloration gris blanchâtre, sur le cadavre, et une consistance assez molle.

On lui distingue trois parties :

      La *tête* ;

      Le *corps* ;

      La *queue*.

Aucune ligne de démarcation ne sépare ces différentes portions [toutefois une gouttière creusée par la veine porte, à la face postérieure de la glande, sépare la tête du corps].

La *tête* du pancréas se trouve enclavée dans le fer à cheval que forment les différentes portions du duodénum. C'est la partie la plus large de la glande. Elle occupe presque tout l'espace limité par le duodénum et se prolonge en arrière, vers la ligne médiane, en une saillie enroulée et en forme de hache. C'est le crochet (*apophyse unciforme ; petit pancréas de Winslow*). Les vaisseaux mésentériques supérieurs se trouvent en arrière de ce prolongement, dans une échancrure en gouttière.

Le *corps* est la portion la plus étroite de la glande, il se continue directement avec la queue et arrive jusqu'au niveau du hile de la rate.

On distingue au pancréas trois faces : la *face inférieure* n'existant que sur le corps et pas même toujours très nette, en tous cas toujours très étroite, la *face antérieure* et la *face postérieure*, ces deux dernières sont larges.

Les bords séparant les faces du pancréas se divisent en supérieur, antérieur et postérieur.

La face antérieure est revêtue par le feuillet péritonéal de l'arrière-cavité ; la face postérieure est dépourvue de revêtement séreux, et répond, dans toute sa longueur, à la paroi abdominale postérieure.

La tête du pancréas, dans la portion inférieure de la face antérieure, et le crochet ne possèdent pas non plus de revêtement péritonéal (du moins pas de revêtement propre).

Le pancréas présente une convexité antérieure, correspondant à la colonne vertébrale et à l'aorte abdominale ; à gauche il devient concave, à cause de l'estomac qui repose sur elle. Cette même face antérieure est également concave dans le sens sagittal ; elle se présente donc sous la forme d'une selle.

La face inférieure et le bord antérieur ont l'aspect d'un S.

On remarque encore une saillie triangulaire répondant à la petite courbure de l'estomac ; c'est le *tubercule épiploïque* (*tuber omentale* du pancréas). Les vaisseaux spléniques déterminent sur le bord supérieur une gouttière plus ou moins nette.

Le pancréas occupe la région épigastrique, sa queue l'hypochondre gauche. La majeure partie de la glande se trouve à gauche de la ligne médiane (les deux tiers à peu près), la tête est à droite. Le pancréas est au niveau des 1er et 2e vertèbres lombaires.

Le grand axe du pancréas a une direction transversale (il n'y a que l'extrémité gauche qui s'élève un peu).

Il répond : au duodénum (tête) (*), à la face postérieure de l'estomac (il en est séparé par l'arrière-cavité), à la rate (queue), au rein gauche (queue), au grand épiploon et même au côlon transverse (par la face inférieure), à l'aorte abdominale (**), à la veine cave inférieure (située entre le pancréas et la colonne vertébrale) et à la veine porte, naissant en arrière de la tête. Les vaisseaux spléniques longent le bord supérieur du corps et de la queue du pancréas. Les vaisseaux mésentériques supérieurs passent dans l'échancrure pancréatique et quelquefois la veine porte.

[La face antérieure, recouverte de péritoine, est séparée à l'union de ses deux tiers supérieurs avec le tiers inférieur par l'insertion du mésocôlon transverse. Donc le tiers inférieur ne répond à l'arrière-cavité des épiploons que par l'intermédiaire du mésocôlon transverse. La face postérieure répond de droite à gauche : à la partie la plus interne de la veine rénale droite, au tronc de la veine porte, à la terminaison de la grande mésaraïque, de la splénique et de la petite mésaraïque. Cette dernière se jette ordinairement dans la veine splénique et celle-ci se réunit à la grande mésaraïque pour former le tronc de la veine porte. Sur un plan plus postérieur, on trouve la veine cave inférieure. Plus à gauche, l'aorte abdominale, l'artère mésentérique supérieure qui en émane, la capsule surrénale gauche, la partie supérieure de la face antérieure du rein gauche.

Le bord supérieur, véritable face pour certains auteurs, répond : au niveau du col : au tronc cœliaque, à l'artère hépatique, à l'artère splénique, à l'artère coronaire stomachique, au plexus solaire, au pilier du diaphragme, au corps de la 1re vertèbre lombaire ; à droite du col : sur un plan inférieur, à la première portion du duodénum, au lobe de Spiegel ; sur un plan postérieur, au ganglion semi-lunaire droit.

A gauche du col : aux vaisseaux spléniques qui le longent, l'artère flexueuse, située au-dessus du bord, tandis que la veine, rectiligne, empiète de plus en plus sur la face postérieure pour gagner le tronc porte. On trouve enfin des ganglions lymphatiques et le ganglion semi-lunaire gauche.

Le bord inférieur repose sur la 3e portion du duodénum. Entre les deux organes passent : l'artère mésentérique supérieure, la veine grande mésaraïque à droite de l'artère et le plexus nerveux mésentérique supérieur.]

Le pancréas n'étant recouvert que par le feuillet péritonéal de l'arrière-cavité, on peut le voir facilement en enlevant ou en réclinant l'estomac ; on aperçoit le tubercule épiploïque recouvert par le petit épiploon.

Le pancréas mesure neuf à douze centimètres de long, cinq centimètres à peu près de large (au point le plus large) et un centimètre d'épaisseur (certaines parties sont beaucoup plus minces).

Le *canal excréteur*, ou *canal de Wirsung*, traverse le pancréas dans toute sa longueur, de la queue à la tête. Il augmente graduellement de calibre, tous les canaux secondaires

---

(*) Les bords des portions supérieure et descendante du duodénum recouvrent le pancréas ; ce dernier, par contre, déborde la portion inférieure (apophyse unciforme).

(**) La portion aortique, en arrière du pancréas, est comprise entre le tronc cœliaque et la mésentérique supérieure.

l'abordent sous un angle aigu (*), et se trouve plus près de la face antérieure que de la face postérieure.

[Le *canal de Wirsung* est horizontal de gauche à droite dans toute l'étendue de la queue et du corps du pancréas, il devient oblique en bas et en arrière, au niveau de la tête. Il s'accole au côté gauche et inférieur du canal cholédoque et vient s'ouvrir avec lui dans l'ampoule de Vater, parfois les deux canaux s'ouvrent indépendamment, parfois ils se réunissent et se jettent dans le duodénum par un orifice commun.]

On trouve souvent dans la tête un canal accessoire (*canal de Santorini*), très variable de dimensions. Il possède en général un orifice propre dans la portion descendante du duodénum, il est uni au conduit principal par un rameau transversal. Il est rare qu'il se jette dans la canal de Wirsung; il peut aussi manquer complètement. Le canal accessoire se trouve dans la partie supérieure de la tête et son origine s'explique par le développement du pancréas. (Cf. ci-dessous).

[Le *canal de Santorini* s'étend de l'angle du canal de Wirsung au duodénum, il naît du conduit principal au niveau du col, se porte de gauche à droite, traverse la tête du pancréas pour venir déboucher dans le duodénum à deux ou trois centimètres au-dessus et un peu en avant de l'ampoule de Vater dans la *caruncula minor*.

La circulation se fait de l'intestin vers le canal de Wirsung et c'est un exemple unique dans l'économie d'une circulation se faisant de l'intestin vers la glande : cette disposition joue un rôle dans les infections du pancréas qui peut ainsi être facilement traversé par les éléments septiques venus de l'intestin.]

Les *artères* de la tête proviennent de l'artère hépatique (artère pancréatico-duodénale supérieure) et de la mésentérique supérieure (artère pancréatico-duodénale inférieure).

Les artères du corps et de la queue proviennent de la splénique (rameaux pancréatiques).

Les *veines* débouchent dans la splénique et la mésentérique supérieure ; ces deux dernières forment, en s'unissant, la veine porte.

Les *lymphatiques* se rendent aux ganglions cœliaques et à la citerne de Pecquet.

Le pancréas est *innervé* par des rameaux provenant du ganglion semi-lunaire.

Le pancréas, comme le foie et en même temps que lui, se développe aux dépens du duodénum ou plutôt aux dépens de la portion destinée à former le duodénum. Il résulte d'une ébauche triple : une dorsale et deux ventrales. Ces dernières entrent en rapport intime avec l'évagination hépatique.

L'ébauche dorsale forme la partie principale du pancréas; les ventrales sont moins importantes, elles se fusionnent si intimement que le canal excréteur de la plus petite devient le canal pancréatique principal et remplace le conduit de l'ébauche dorsale. Ce dernier devient le canal accessoire, son développement s'arrête ou bien il disparaît complètement.

RATE

La *rate* n'a que des rapports topographiques et physiologiques avec le tractus digestif. Elle devrait, pour tout le reste, être étudiée dans le chapitre de l'Angéiologie.

C'est une glande vasculaire, rappelant par sa structure les ganglions lymphatiques.

La rate est aplatie, ressemblant à un ellipsoïde coupé par la moitié, avec une face convexe, et une autre concave, divisée en plusieurs parties.

(*) L'ensemble des ramifications du conduit pancréatique se présente sous la forme d'un peuplier.

La face convexe regarde en dehors, en haut et en arrière, elle répond au diaphragme dont elle remplit la coupole à gauche et en arrière.

[Cette face externe, qui présente parfois des plaques fibro-cartilagineuses, répond au diaphragme qui la sépare du poumon gauche, de la plèvre gauche, des 9e, 10e et 11e côtes gauches. Ces rapports nous expliquent comment un abcès de la rate peut s'ouvrir dans la base du poumon gauche et se vider au dehors par les bronches, ou bien s'ouvrir dans la plèvre et donner lieu à une pleurésie purulente.]

L'autre face est interne, regarde en avant et en bas, elle est concave [parfois en dos d'âne se décomposant en deux faces qui se réunissent à angle obtus]. Elle présente une faible saillie à direction longitudinale. Cette dernière représente le hile de la rate, on y remarque des petites excavations par où passent les vaisseaux. C'est là aussi que s'insère l'épiploon gastro-splénique. La saillie du hile disparaît sur les bords supérieur et inférieur.

Les concavités de la face inférieure sont dues aux organes voisins, ce sont des empreintes semblables à celles qu'on trouve sur le foie. Elles ne sont visibles que sur l'organe vivant, grâce à sa consistance très molle.

[Cette face interne est divisée en deux parties par le hile de la rate.

La partie antérieure, la plus grande, répond à la grosse tubérosité de l'estomac. Lorsque celui-ci est distendu, les deux feuillets de l'épiploon gastro-splénique s'écartent : la rate entre alors en contact direct avec l'estomac. Ce rapport explique l'ouverture possible d'un abcès de la rate dans l'estomac.

La partie postérieure, la plus petite, répond à l'arrière-cavité des épiploons, à la moitié ou au tiers supérieur du rein gauche et à la capsule surrénale gauche, au pilier gauche du diaphragme, à la queue du pancréas qui lui est unie par le ligament pancréatico-splénique.]

Le *hile de la rate* divise la face interne en une partie antéro-supérieure et une partie postérieure. [Le hile de la rate est en rapport avec le pédicule vasculo-nerveux de l'organe, à savoir : l'artère splénique divisée en six à huit branches, la veine splénique également divisée, des lymphatiques, et des nerfs venant du plexus solaire.]

La première est connue sous le nom de *face gastrique*, la seconde est appelée *face rénale*. La face gastrique répond au fond de l'estomac.

La face rénale se divise de nouveau en facettes secondaires sans ligne de démarcation nette, une supérieure fortement concave, répondant à l'extrémité supérieure du rein gauche, une inférieure, plus petite et plus aplatie, qui répond à la queue du pancréas et au coude gauche du côlon.

Le bord postérieur de la rate est arrondi, le plus souvent uni [il repose soit sur le diaphragme, soit sur la capsule surrénale et le rein gauche, suivant la situation de la rate].

Le bord antérieur, plus tranchant, possède de nombreuses échancrures [il repose sur la grosse tubérosité de l'estomac.]

La rate possède une coloration rouge foncé, mais toujours avec une teinte un peu bleuâtre. C'est le viscère le plus rouge de l'économie.

Sa surface externe est en général unie, entièrement recouverte de péritoine, on y remarque quelquefois de petits plis.

La consistance du tissu splénique est très molle et friable.

La rate est contenue dans une forte capsule (*tunique albuginée*). De la face interne de cette capsule, se détachent les trabécules, dont les plus développées sont visibles à l'œil nu sur une coupe transversale de la rate. On peut également voir dans le tissu splénique (*pulpe splénique*) les *corpuscules de Malpighi*, tranchant nettement par leur coloration gris rougeâtre sur la teinte rouge foncé de la pulpe, sous forme de petites taches ovales (*).

La rate se trouve reliée à l'estomac par l'*épiploon gastro-splénique*, et au diaphragme par le *ligament phréno-splénique*. Le bord inférieur de la rate repose sur le ligament phréno-colique.

La rate répond aux organes suivants : a l'estomac par sa face gastrique, au diaphragme par sa face diaphragmatique, à l'extrémité supérieure du rein gauche, à la capsule surrénale par sa face rénale ; au coude gauche du côlon et à la queue du pancréas.

Elle occupe l'hypochondre gauche en arrière des cartilages costaux et des fausses côtes.

Son grand axe a une direction oblique d'arrière en avant et de haut en bas, suivant ainsi les côtes inférieures (la dixième en général).

L'axe transversal se trouve placé entre les 9e et 11e côtes.

L'extrémité supérieure du bord postérieur répond presque à l'angle de la 9e côte.

L'extrémité inférieure du bord antérieur dépasse un peu en avant la ligne axillaire postérieure. C'est le point le plus antérieur de la rate.

La rate mesure douze à treize centimètres de long (longueur maxima), sept à huit centimètres de large et trois centimètres d'épaisseur (épaisseur maxima). Les bords sont considérablement plus minces.

L'*artère splénique*, provenant du tronc cœliaque, se divise, au hile, en de nombreuses branches, se rendant en partie à l'estomac (Cf. ci-dessus).

La *veine splénique* se comporte comme son artère homonyme, c'est une des racines de la veine porte.

Les *nerfs* proviennent du sympathique.

On ne connaît pas encore exactement les conditions du *développement* de la rate, mais on peut affirmer, d'après des recherches faites sur les vertébrés inférieurs, qu'elle n'est pas originaire de l'endoderme, comme l'intestin, le foie et le pancréas, mais qu'elle provient du mésoderme comme les ganglions lymphatiques (mésenchyme).

On trouve assez souvent des *rates surnuméraires* plus ou moins grandes. Elles sont situées généralement au voisinage de la rate principale, surtout dans l'épiploon gastro-splénique, quelquefois dans le grand épiploon (Cf. ci-dessus) ou près du pancréas à la racine du mésentère.

Il est plus rare de voir une rate entièrement divisée et dont les différentes portions isolées sont suspendues aux rameaux de l'artère splénique. On trouve plus souvent de profonds sillons qui sont un vestige de la division complète.

(*) Pour plus de détails sur la structure microscopique de la rate, Cf. l'*Atlas-Manuel d'histologie* de SOBOTTA et MULON.

APPAREIL RESPIRATOIRE

L'appareil respiratoire, dans le sens le plus large du mot, comprend :

La *cavité nasale*;

Le *larynx*;

La *trachée* avec ses bronches;

Les *poumons*.

Dans un sens plus étroit on ne décrit que le larynx, la trachée et les poumons.

Le rhino-pharynx sert au passage de l'air et dépend, par conséquent, du système respiratoire. Mais la partie supérieure de la cavité nasale est le siège de l'odorat comme la muqueuse linguale est celui du goût. La bouche sert aussi occasionnellement pour le passage de l'air.

Les organes de la respiration semblent être, la vie durant, des annexes du tractus digestif; et, en effet, l'ébauche des organes respiratoires, dans le sens étroit du mot, est semblable à celle d'une glande de l'intestin antérieur.

CAVITÉ NASALE

La cavité nasale a une origine, en grande partie, commune avec celle de la cavité buccale. On étudie habituellement le nez avec les fosses nasales; la glande thyroïde et le thymus avec les organes respiratoires proprement dits.

NEZ

Le *nez* présente une *base* inférieure, une racine placée entre les deux orbites, un bord mousse et antérieur désigné sous le nom de *dos* du nez; ce dernier se termine par la *pointe* du nez.

Les bords inférieurs, partant de la pointe, sont les *bords marginaux* qui forment en arrière les *ailes* du nez; les bords limitent extérieurement les orifices nasaux ou *narines*. Ces orifices sont séparés l'un de l'autre par une cloison : la *cloison nasale*.

A la constitution du squelette du nez, concourent à la fois des os et des cartilages. On trouve le cartilage de la cloison faisant suite à la cloison osseuse, dirigé en avant, et un certain nombre de cartilages pairs.

Le *cartilage de la cloison* est une lame cartilagineuse, ayant la forme d'un quadrilatère irrégulier ; il est mince, rarement tout à fait plan. Cette cloison cartilagineuse se fixe au bord inférieur de la lame perpendiculaire de l'ethmoïde et au bord antérieur du vomer. Le cartilage de la cloison n'arrive pas jusqu'aux narines, mais il s'interrompt, un peu au-dessus d'elles, par un bord libre, portant une petite gouttière. La partie manquante est remplacée par une *lame fibreuse* (*). La *cloison cartilagineuse*, très résistante, se dévie, en général, d'un côté ou de l'autre.

Les *cartilages nasaux latéraux* semblent faire suite au cartilage de la cloison. Ils se fusionnent non seulement l'un avec l'autre, sur le dos du nez, mais aussi avec la partie supérieure du bord antérieur de la cloison.

Ces cartilages, aplatis et triangulaires, forment les parois latérales du nez (la portion antérieure et inférieure) et se fixent aux bords antérieurs des os propres du nez et à l'apophyse frontale du maxillaire supérieur. Ils n'atteignent pas les orifices du nez, mais ils s'unissent incomplètement avec les cartilages des ailes du nez.

Les *cartilages de l'aile du nez*, plus volumineux, se contournent sur eux-mêmes en formant une espèce de fer à cheval, à l'extrémité antérieure du nez. On peut leur distinguer deux branches : une externe, l'autre interne.

La branche externe, plus large, s'étend en dessous du cartilage latéral, en formant la partie principale de l'aile du nez et la pointe du nez.

La branche interne, beaucoup plus étroite, est logée dans la sous-cloison, au-dessous du cartilage de la cloison avec lequel elle s'unit plus ou moins intimement. Les deux branches internes entrent en contact sur la ligne médiane.

Les *petits cartilages de l'aile du nez* (les précédents sont les grands) sont assez constants ; ce sont de petits cartilages, souvent assez nombreux, au-dessus et en arrière de l'extrémité postérieure des branches externes des gros cartilages de l'aile.

Les *cartilages sésamoïdes* sont fréquents mais pas constants ; ils sont situés sur le dos du nez, entre les cartilages latéraux et ceux de l'aile du nez.

On trouve encore d'autres cartilages plus petits et inconstants.

Le nez possède, outre des cartilages, des muscles (Cf. à ce sujet ci-dessus).

La peau du nez est riche en grosses glandes sébacées, surtout sur les ailes. Elle est fine, délicate, ne possède pour ainsi dire pas de graisse et adhère intimement à la couche sous-jacente.

FOSSES NASALES

Les *fosses nasales* correspondent assez exactement à la cavité que limitent les os du nez. La partie antérieure et inférieure, seule, est cartilagineuse ou membraneuse.

La cavité nasale est divisée en deux moitiés symétriques par la cloison. Chacune possède un orifice antérieur (les orifices inférieurs des narines) et un orifice postérieur conduisant dans le pharynx (Cf. ci-dessus) (les choanes). C'est par là que passe l'air pour se rendre dans le pharynx et ensuite dans le larynx.

On divise chaque fosse nasale en :

    Narines ;

    Fosse nasale proprement dite.

Les *narines* ou vestibules des fosses nasales sont formées par les cartilages nasaux. C'est

---

(*) Les branches internes des cartilages des ailes du nez se trouvent dans cette lame ou cloison fibreuse. Le cartilage de la cloison envoie souvent un prolongement, entre la lame perpendiculaire de l'ethmoïde et le vomer (*apophyse sphénoïdale du cartilage de la cloison*). Cette apophyse sphénoïdale peut cheminer entre les deux os et atteindre le sphénoïde.

dans cette région que le revêtement cutané se modifie pour devenir une muqueuse véritable.

Les narines sont séparées des fosses nasales proprement dites par un rebord (limen nasi). A l'entrée des narines, les poils forment les *vibrisses*.

Les limites des fosses nasales sont formées par le squelette (Cf. ci-dessus).

Elles sont tapissées par une muqueuse très épaisse et richement vascularisée, recouvrant immédiatement le périoste.

Les trois *cornets nasaux*, recouverts par cette muqueuse, ont des contours beaucoup plus arrondis que le squelette.

Ces trois cornets délimitent sur la paroi externe les méats correspondants.

L'espace compris entre les bords internes des cornets et la paroi interne est connu sous le nom de *méat commun* ; ce dernier ne représente qu'une fente étroite entre les deux cornets supérieurs et la cloison.

L'*agger nasi* est une légère saillie, allant de l'extrémité antérieure du cornet moyen à la pointe du nez ; c'est le reste d'un cornet rudimentaire. Il limite, avec l'extrémité antérieure du cornet inférieur, un espace connu sous le nom de *vestibule du méat moyen*.

Les *choanes* sont beaucoup moins élevées que les fosses nasales elles-mêmes, de telle sorte qu'en les regardant du côté postérieur, on n'en voit qu'une partie.

En général, les extrémités postérieures des deux cornets inférieurs sont visibles. Si les choanes sont très élevées, le cornet supérieur peut être visible.

On remarque, au-dessus du cornet supérieur, un cul-de-sac n'atteignant pas les choanes, mais se terminant en avant du sphénoïde, c'est l'*apophyse sphéno-ethmoïdale*.

On trouve parfois un petit cornet accessoire au-dessus du supérieur (*cornet suprême*).

Les *cornets* n'occupent pas toute la longueur des fosses nasales, les deux supérieurs en particulier ; il en résulte, en avant et en arrière de ces derniers, un espace commun. L'antérieur est appelé *carina nasi* ; le postérieur, tout près des bords latéraux des choanes, forme le *méat naso-pharyngien*.

Ce dernier se présente sous la forme d'un sillon aplati et le plus souvent peu visible.

Les nombreux orifices de la cavité osseuse (Cf. ci-dessus), servant au passage des nerfs et des vaisseaux, sont recouverts par la muqueuse, le trou sphéno-palatin par exemple. Mais les orifices des sinus (Cf. ci-dessous) sont visibles, ils sont un peu rétrécis par la muqueuse, pénétrant dans leur cavité qu'elle revêt.

Le conduit lacrymal aboutit dans le méat inférieur à deux ou trois centimètres de l'orifice nasal inférieur et à un centimètre environ du plancher de la fosse nasale. (Pour plus de détails, Cf. *Organes des sens*.) Son orifice représente une fente étroite.

Sur le plancher des fosses nasales, de chaque côté de l'épine nasale antérieure, la muqueuse forme une espèce de cul-de-sac. C'est le reste du canal incisif, rudimentaire chez l'homme, en partie ou tout à fait oblitéré (*).

A la partie inférieure de la cloison, en arrière de l'orifice nasal inférieur, se trouve un organe rudimentaire, l'*organe de Jacobson*. C'est un organe bien développé chez beaucoup de mammifères, sous forme d'un petit canal muqueux.

(*) Ce canal, bien développé chez beaucoup de mammifères, n'aboutit que rarement sur la papille incisive du palais osseux.

Il est encore visible chez le nouveau-né; le nerf olfactif lui envoie quelques filets (*).

La *muqueuse* des fosses nasales se divise en deux zones d'après ses fonctions physiologiques :

La zone olfactive;

La zone respiratoire.

Ces deux parties se continuent l'une avec l'autre, sans limite nette.

La *zone olfactive* est peu étendue; elle comprend la partie supérieure des fosses nasales, s'étendant sur le cornet supérieur, la cloison et un peu en bas. On trouve, sur cette partie de la muqueuse nasale, les *glandes olfactives*.

Toutes les autres parties de la muqueuse forment la *zone respiratoire*. La muqueuse est épaisse, rouge foncé, avec de nombreux vaisseaux.

Les veines forment des plexus caverneux autour des deux cornets inférieurs.

La zone respiratoire possède encore de nombreuses glandes muqueuses.

Les plexus veineux se comportent presque comme des corps caverneux et peuvent rétrécir sensiblement les fosses nasales

(Sur la structure microscopique de la muqueuse nasale, Cf. l'*Atlas Manuel d'histologie* de Sobotta et Mulon.)

SINUS NASAUX

Les *sinus nasaux* se comportent exactement comme les cavités osseuses décrites plus haut. Ils sont revêtus d'une muqueuse mince, pâle et pauvre en glandes (**), adhérente au périoste revêtant les parois osseuses. On peut ainsi l'enlever facilement de l'os.

Leurs orifices, dans les fosses nasales, correspondent aux trous osseux, mais ils sont souvent sensiblement rétrécis par les rebords muqueux.

L'orifice du sinus maxillaire dans l'infundibulum sphénoïdal est particulièrement étroit.

On trouve souvent, à droite, un orifice plus étendu et plus arrondi, à côté de l'apophyse maxillaire du cornet inférieur.

Les *sinus* du nez se divisent en :

Cellules ethmoïdales;

Sinus frontaux;

Sinus sphénoïdaux;

Sinus maxillaires.

Les *artères* du nez proviennent surtout de la faciale et de la sous-orbitaire. Les artères de la portion antérieure de la cavité nasale proviennent de l'artère ethmoïdale antérieure, branche de l'ophtalmique. Mais la région postérieure des fosses nasales est vascularisée par la maxillaire interne.

Les *veines* du nez sont l'angulaire et la sous-orbitaire. Les nombreuses veines de la cavité nasale correspondent aux artères; d'autres se jettent dans les veines de la face, du pharynx et des os en s'anastomosant entre elles; d'autres, enfin, se jettent dans le plexus veineux ptérygoïdien.

Les *lymphatiques* du nez se rendent aux ganglions sous-maxillaires, avec ceux de la partie antérieure des

---

(*) On trouve en cet endroit, chez l'homme, un cartilage rudimentaire connu sous le nom de *cartilage nasal vomérien.*

(**) La muqueuse des sinus nasaux contient quelques petites glandes assez peu nombreuses.

fosses nasales et ceux du visage. Les lymphatiques de la région postérieure des fosses nasales aboutissent avec ceux du palais et du pharynx, aux ganglions faciaux profonds.

La région olfactive est *innervée* par le nerf olfactif.

La muqueuse respiratoire et celle des sinus sont innervées par la première branche du trijumeau (nerfs ethmoïdaux antérieur et postérieur pour la portion antérieure de la cavité nasale, pour les cellules ethmoïdales, les sinus frontaux et sphénoïdaux) et en partie par la 2e branche du trijumeau (partie postérieure du sinus maxillaire et de la cavité nasale).

A un certain stade de l'évolution, la cavité nasale est commune avec la cavité buccale. C'est la fossette buccale (Cf. ci-dessus), séparée plus tard en deux moitiés par le palais.

La première ébauche de la cavité nasale est indépendante, la région olfactive en particulier, de la cavité buccale. Le feuillet externe s'invagine en formant la fossette nasale et la fossette olfactive.

LARYNX

Le *larynx* est une portion dilatée du conduit aérien de forme irrégulièrement cylindrique et occupant la région du cou.

L'appareil respiratoire ne commence, à proprement parler, qu'avec le larynx. Il sert de passage à l'air et relie la trachée avec le pharynx.

Il est situé en avant de la troisième portion du pharynx, répondant, en arrière, aux trois dernières vertèbres cervicales, et entre en relation intime, en haut avec l'os hyoïde, en bas avec la trachée.

La paroi antérieure du larynx se trouve directement sous la peau du cou, dont elle est séparée par le feuillet de l'aponévrose cervicale superficielle et forme, chez l'homme en particulier, la *proéminence laryngienne* (pomme d'Adam).

Les parois antéro-latérales du larynx sont recouvertes par le peaucier du cou, les muscles sterno-hyoïdien, thyro-hyoïdien et omo-hyoïdien (ventre supérieur) ainsi que par la glande thyroïde.

Le constricteur inférieur du pharynx, s'insérant sur les cartilages du larynx, entre naturellement aussi en rapport avec ce dernier. La paroi postérieure, répondant à la muqueuse pharyngienne (Cf. ci-dessus), forme en même temps la paroi antérieure de la troisième portion du pharynx (portion laryngienne du pharynx).

Le larynx se compose d'un squelette cartilagineux, avec des ligaments, des articulations, des muscles et une muqueuse, le tout recevant des nerfs et des vaisseaux.

Les pièces cartilagineuses sont au nombre de neuf :

Trois pièces impaires (cartilages thyroïde, cricoïde, épiglotte).

Trois ou quatre pièces paires (les cartilages aryténoïdes, corniculés, cunéiformes).

Chaque cartilage est uni aux voisins par des *synchondroses* ou *syndesmoses*.

Le *cartilage thyroïde* est le plus grand de tous ceux du larynx. Il est impair, se compose de deux lames symétriques, se reliant en avant par un bord étroit. Ces lames sont quadrilatères et forment les parois antéro-latérales du larynx. Elles s'unissent en avant, sur la ligne médiane, sous un angle droit, en formant la protubérance laryngienne.

Les bords inférieurs et supérieurs présentent l'un et l'autre, sur la ligne médiane, une échancrure : *échancrures thyroïdiennes supérieure et inférieure.* Ses bords postérieurs sont éloignés l'un de l'autre ; le cartilage cricoïde se trouve en-dessous, entre les extrémités inférieures du cartilage thyroïde.

Chaque lame thyroïdienne présente une face interne, regardant la cavité du larynx, et une face externe, un bord supérieur et un bord inférieur.

Le bord inférieur entre en relation avec le cartilage sous-jacent.

Le bord postérieur de la lame est le plus allongé, il se prolonge en haut et en bas en une corne supérieure et une corne inférieure. La première est plus grande que l'inférieure, s'inclinant un peu en arrière et en dedans; la corne inférieure, un peu plus courte, regarde en avant et en dedans. Les cornes inférieures présentent, sur leur côté interne, une surface articulaire, correspondant à la facette similaire du cartilage cricoïde.

Le bord supérieur du thyroïde présente, en son milieu, l'*échancrure thyroïdienne*, de là il décrit, de chaque côté, une courbe à convexité supérieure.

Le bord inférieur possède une échancrure beaucoup moins accentuée, il est aplati, ou présente une légère concavité regardant en haut. On trouve sur la ligne médiane le *tubercule thyroïdien* (Cf. ci-dessous).

La face interne du thyroïde ne présente rien de remarquable. Sur la face externe s'étend une ligne oblique présentant, à chacune de ses extrémités, un petit tubercule (tubercules thyroïdiens supérieur et inférieur). Elle sert de champ d'insertion aux muscles sterno-thyroïdiens, thyro-hyoïdiens, et en partie au constricteur inférieur du pharynx (Cf. ci-dessus). On remarque quelquefois, dans une seule ou dans les deux lames, un petit trou (*trou thyroïdien*).

Le *cricoïde* a la forme d'un anneau plus haut en arrière qu'en avant. On peut le comparer à une bague dont le chaton serait tourné en arrière.

Le bord inférieur de l'anneau cricoïdien est régulier et se confond avec le chaton. Sur le bord supérieur, le chaton s'élève considérablement plus haut que le reste de l'anneau.

La partie antérieure forme l'*arc cricoïdien*. Latéralement, à l'union de sa partie convexe et de sa partie plane, on trouve une petite facette ovale, s'articulant avec les petites cornes du cartilage thyroïde (*cornes inférieures*).

Le chaton du cricoïde est trois ou quatre fois plus haut que le reste de l'anneau. Sa face postérieure fait saillie dans le pharynx (Cf. ci-dessus), elle présente une crête médiane et, de chaque côté, une fossette latérale. Sur le bord supérieur du chaton, se trouvent les deux surfaces articulaires pour les cartilages aryténoïdes. On remarque, quelquefois, à la limite de l'anneau cricoïdien et du chaton, une petite éminence aiguë.

Les bords inférieurs de l'anneau et du chaton sont à peu près au même niveau. Au contraire, sur le bord supérieur, le chaton s'élève subitement au-dessus de l'anneau. C'est sur le cartilage du cricoïde que reposent tous les autres.

L'*épiglotte* est un cartilage impair, revêtant la forme d'une lame aplatie, échancrée à sa partie supérieure, et recourbée en selle. Elle se termine par un pédicule à sa partie inférieure (*queue ou racine de l'épiglotte*).

Cette lame cartilagineuse à convexité antéro-supérieure et à concavité postéro-inférieure, est recouverte par la muqueuse sur ses deux faces. Le pédicule se fixe dans l'échancrure thyroïdienne supérieure. Sa base forme, à l'entrée du larynx, le *tubercule épiglottique* (Cf. ci-dessous). L'épiglotte est criblée de petits pertuis qui sont les orifices des glandes situées dans la muqueuse.

Les *cartilages aryténoïdes* sont les plus gros des cartilages pairs du larynx; ils sont très mobiles, de forme pyramidale et unis par des articulations au cricoïde.

Chacun d'eux possède une base concave, reposant sur le bord supérieur du cricoïde et un sommet dirigé en haut.

Les cartilages aryténoïdes possèdent trois faces dont l'une interne, l'autre externe et la troisième postérieure. La base possède une *facette articulaire* pour s'articuler avec le cricoïde.

En avant et en arrière, la base de l'aryténoïde se prolonge sous forme de deux apophyses : *l'apophyse vocale* pointue et aplatie qui se termine dans la corde vocale inférieure, et *l'apophyse musculaire* se dirigeant en arrière, mousse et arrondie.

Le sommet paraît être coupé transversalement. Il est surmonté par le *cartilage corniculé* qui le continue. La face externe de l'aryténoïde nous présente une crête (*ligne courbe*) séparant l'une de l'autre deux fossettes : une supérieure de forme triangulaire (*fossette triangulaire*) et une inférieure, ovale (*fossette ovale*). C'est au-dessus de la première que se remarque le petit tubercule arrondi connu sous le nom de *collier*.

La face postérieure est concave; l'interne très étroite. Les faces internes des deux aryténoïdes sont en rapport l'une avec l'autre, jusqu'à la partie supérieure du cartilage où elles cessent d'exister.

Les *cartilages de Santorini* ou *corniculés* sont situés au-dessus des aryténoïdes, se présentant sous forme de pyramide, regardant en arrière et en dedans, ils complètent le sommet de l'aryténoïde.

Ils font saillie sous la muqueuse et donnent naissance aux tubercules corniculés à l'orifice supérieur du larynx.

Les *cartilages de Wrisberg* sont inconstants, ils sont situés, en général, dans les plis aryténo-épiglottiques (Cf. ci-dessous), sont au nombre de deux et en avant du bord antérieur des aryténoïdes. Ils correspondent aux *tubercules cunéiformes* de l'orifice externe du larynx.

Les *cartilages Triticés* sont tout à fait inconstants : ce sont de petits cartilages arrondis, se rencontrant parfois dans les ligaments thyro-hyoïdiens latéraux (Cf. ci-dessous).

Les grandes pièces cartilagineuses, telles que le thyroïde, le cricoïde et les aryténoïdes, sont formées de cartilage hyalin. L'épiglotte, les apophyses du cartilage aryténoïde, les cartilages de Santorini et de Wrisberg sont formés par du cartilage élastique (*).

Les cartilages cricoïde et thyroïde s'ossifient régulièrement chez l'homme, fréquemment chez la femme. Cette ossification commence déjà à la puberté et ne s'effectue à peu près complètement que chez l'homme. L'ossification se borne, en général, à la partie centrale des cartilages.

Tout l'édifice cartilagineux repose sur le cricoïde qui en forme la base. Il supporte le cartilage thyroïde et les aryténoïdes, c'est-à-dire les parties les plus importantes du squelette laryngien. Pour les autres pièces cartilagineuses, il n'y a guère que les cartilages de Santorini et l'épiglotte qui aient des rapports intimes avec la charpente du larynx, mais ils ne jouent aucun rôle dans la fonction mécanique de l'appareil.

(*) Pour plus de détails à ce sujet, Ct. l'*Atlas Manuel d'histologie* de Sobotta et Mulon.

Articulations et ligaments du larynx.

Le cricoïde et le cartilage thyroïde sont réunis par des articulations, de même que le cricoïde et les aryténoïdes. Les autres cartilages sont réunis entre eux par des synchondroses et des syndesmoses ou bien ils n'ont aucune relation avec leurs voisins ; l'épiglotte en est un exemple, elle se trouve fixée à la langue par des replis muqueux (Cf. ci-dessus).

La double *articulation crico-thyroïdienne* unit la petite corne du thyroïde avec l'anneau cricoïdien. Cette articulation appartient au groupe des arthrodies, elle possède une fine capsule assez lâche, renforcée par des faisceaux servant en partie à la contention.

On lui décrit des *ligaments cérato-cricoïdiens latéraux et postérieurs.*

L'articulation crico-thyroïdienne possède un mouvement de bascule d'arrière en avant et d'avant en arrière.

L'extrémité supérieure du cartilage thyroïde exécute une excursion plus vaste en avant et en arrière que l'extrémité postérieure.

Les deux articulations, de chaque côté, exécutent naturellement des mouvements synergiques.

L'*articulation crico-aryténoïdienne,* aussi double, unit la base des aryténoïdes avec le cricoïde.

La fine capsule entourant l'articulation, est renforcée par le *ligament élastique crico-aryténoïdien postérieur.* Le ligament s'étend de la face interne de l'aryténoïde au cricoïde [portion du chaton située en dedans de la facette articulaire].

Les deux articulations fonctionnent synergiquement. Les faces internes des cartilages aryténoïdes sont parallèles dans la position de repos [plan antéro-postérieur] et les apophyses vocales regardent directement en avant. Selon l'action des muscles, ces deux apophyses sont rapprochées [rotation de l'apophyse musculaire en avant] ou éloignées l'une de l'autre [rotation de l'apophyse musculaire en arrière].

L'articulation réunissant le cartilage de Santorini avec l'aryténoïde, est une synchondrose. Des faisceaux fibreux contenant des cartilages relient les deux pièces. C'est, à proprement parler, une syndesmose.

Entre les ligaments de renforcement pour les diverses articulations, on trouve encore des ligaments extrinsèques qui ne sont pas autre chose que des parties de la membrane interne du larynx.

On a tout d'abord la *membrane thyro-hyoïdienne,* s'insérant, en haut, au bord inférieur du corps de l'os hyoïde, et en bas, aux grandes cornes du cartilage thyroïde.

Cette membrane présente un orifice arrondi, servant au passage du nerf laryngé ; sa portion moyenne, fortement tendue, est désignée sous le nom de *ligament médian,* tandis que ses parties latérales, plus développées, s'insérant aux grandes cornes de l'os hyoïde et à celles du cartilage thyroïde, sont connues sous le nom de *ligaments latéraux.* Ces derniers contiennent souvent les cartilages appelés *cartilages triticés* (Cf. ci-dessus), ils se trouvent en général dans sa partie moyenne. On remarque, en avant de cette membrane, une masse adipeuse et lobulée, située de chaque côté de la partie médiane (ligament médian), et sur laquelle passent quelques faisceaux fibreux.

Le bord inférieur du cricoïde est relié de même avec la trachée par le *ligament crico-trachéal,* s'insérant au bord supérieur du premier anneau de la trachée. Ce ligament, riche en fibres élastiques, semble être la continuation de la membrane élastique du larynx (Cf. ci-dessous). On trouve sur la face postérieure de l'aryténoïde quelques faisceaux.

Le *ligament corniculo-pharyngien* s'étend du cartilage de Santorini vers le côté opposé, pour s'insérer sur le bord supérieur du chaton du cricoïde et forme, en cet endroit, le *ligament crico-pharyngien.* Il se compose de fibres élastiques. Ces ligaments, comme l'indique leur nom, sont en rapport avec la muqueuse pharyngienne sous-jacente.

L'*épiglotte* est fixée, par sa face antérieure, au bord supérieur du corps de l'os hyoïde, par le *ligament élastique hyo-épiglottique.* Le pédicule s'insère à l'échancrure supérieure du thyroïde, en formant le *ligament thyro-épiglottique.*

L'épiglotte se trouve, en outre, reliée à la langue par les *replis glosso-épiglottiques,* dont le médian contient des faisceaux fibreux (Cf. ci-dessus).

On remarque encore, à la face externe du larynx, un large ligament, le *ligament crico-thyroïdien,* composé de faisceaux élastiques, courts et résistants.

Le *cône élastique du larynx* est une portion particulièrement développée de la membrane élastique du larynx, située immédiatement au-dessous de la muqueuse. Il se présente sous la forme d'un cylindre court et conique.

Il naît du bord supérieur du cricoïde et va, en se rétrécissant, jusqu'aux cartilages aryténoïdes et thyroïde et se continue avec les cordes vocales inférieures. Il disparaît soudainement au bord supérieur de cette dernière. Cordes vocales inférieures et ligament crico-thyroïdien sont des dépendances immédiates du cône élastique.

Les *cordes vocales inférieures* sont des prolongements épaissis du cône élastique (*ligaments vocaux*).

Elles prennent naissance l'une à côté de l'autre, dans l'angle rentrant formé par les deux lames thyroïdiennes, elles cheminent parallèlement l'une à côté de l'autre et vont s'insérer aux apophyses vocales des cartilages aryténoïdes. Ces dernières se confondent insensiblement avec le tissu élastique des cordes vocales.

Les *cordes vocales supérieures* (*ligaments ventriculaires*) sont plus faibles et moins élastiques que les inférieures auxquelles elles sont parallèles. Leur longueur est un peu plus considérable.

Elles s'insèrent au-dessus des cordes inférieures, dans l'angle rentrant du cartilage thyroïde et vont se terminer sur les bords antérieurs des aryténoïdes (au-dessus des insertions des cordes vocales).

Muscles du larynx.

Le *muscle crico-thyroïdien* est un muscle pair, situé de chaque côté, sur la face antérieure du larynx.

Il est placé en dedans du ligament crico-thyroïdien médian, entre le cartilage thyroïde et le cartilage cricoïde. Il est en partie recouvert par le sterno-thyroïdien et la glande thyroïde.

On lui distingue deux portions pas toujours nettement séparées : la portion droite et la portion oblique.

La *portion droite* s'insère, en bas, sur le bord inférieur et la face antérieure de l'anneau cricoïdien, de là se dirige en droite ligne mais en dehors jusqu'au bord inférieur du cartilage thyroïde. La portion droite est sur le côté interne du faisceau oblique qu'elle recouvre en partie. Ce faisceau droit est le plus superficiel, il répond au ligament crico-thyroïdien.

La *portion oblique* s'insère sur la face externe de l'anneau du cricoïde, chemine obliquement, atteint la petite corne et la portion avoisinante de la lame du cartilage thyroïde. Chacun des faisceaux musculaires a une forme plutôt triangulaire et le muscle tout entier représente un quadrilatère irrégulier.

Le crico-thyroïdien est innervé par le laryngé supérieur (tous les autres muscles du larynx par le laryngé inférieur).

Le crico-thyroïdien est le muscle le plus important de l'appareil de la phonation. Par son action, le cartilage thyroïde est éloigné des aryténoïdes, tandis qu'il rapproche l'un de l'autre le cartilage thyroïde et le cricoïde.

[Si on analyse l'action du muscle, on peut, avec Farabeuf, lui décrire trois actions qui toutes les trois aboutissent à la tension des cordes vocales. D'abord un mouvement de bascule dans lequel le thyroïde se rapproche du cricoïde et par conséquent s'éloigne des aryténoïdes, insertion postérieure des cordes. Ensuite un mouvement de tiroir produit surtout par le chef oblique du muscle. Dans ce mouvement, le thyroïde s'avance en avant par rapport au cricoïde, comme un tiroir qu'on tire et produit encore la tension des cordes vocales. Enfin un mouvement de fermeture du livre thyroïdien, produit encore par le chef oblique. Dans ce mouvement l'angle du thyroïde est reporté en avant comme le dos d'un livre qu'on referme et le résultat est encore une tension des cordes vocales.]

Le *muscle crico-aryténoïdien postérieur* situé à la face postérieure, est le plus puissant des muscles du larynx. C'est un muscle pair, de forme triangulaire.

Il prend naissance sur la face postérieure du chaton cricoïdien, dans une petite fossette, [Plus exactement dans la moitié inférieure de la fossette et le long de la crête médiane du chaton.] Le muscle est séparé de son homologue du côté opposé, par la crête médiane. Les faisceaux musculaires convergent vers l'apophyse musculaire du cartilage aryténoïde et s'insèrent sur sa face postérieure.

Ce muscle, comme tous ceux du larynx (le crico-thyroïdien excepté), est innervé par le nerf laryngé inférieur.

C'est un dilatateur de la glotte. [C'est le seul muscle dilatateur de la glotte, tous les autres sont antagonistes, c'est-à-dire constricteurs de la glotte.] Il porte les apophyses musculaires en arrière et en bas, les cartilages aryténoïdes eux-mêmes subissent une rotation et les apophyses vocales regardent alors en dehors et en haut.

On trouve quelquefois un faisceau musculaire s'éloignant de la masse principale pour s'insérer à la petite corne du cartilage thyroïde. Il est désigné sous le nom de *cérato-cricoïdien.*

Le *crico-aryténoïdien latéral* s'étend du cartilage cricoïde au cartilage aryténoïde.

Il s'insère sur le bord supérieur de l'anneau cricoïdien, et, par un trajet oblique en dedans et en arrière, va se fixer sur la face externe de l'apophyse musculaire de l'aryténoïde.

Il est innervé par le laryngé inférieur. Il porte les apophyses musculaires en bas, en dehors et en avant, fait exécuter une rotation au cartilage aryténoïde, de telle sorte que les apophyses vocales regardent en haut et en dedans. C'est donc un constricteur de la glotte (il rapproche l'une de l'autre les cordes vocales inférieures).

Les *muscles aryténoïdiens* et d'autres faisceaux plus faibles et inconstants jouent le rôle de sphincter de l'orifice supérieur du larynx.

L'*aryténoïdien transverse* est un muscle court, épais, résistant, se présentant sous l'aspect d'un quadrilatère allongé.

Il prend son origine sur le bord latéral et la face postérieure d'un des aryténoïdes et va se terminer sur le cartilage opposé, aux points symétriques, il recouvre entièrement la fossette de la face postérieure (Cf. ci-dessus).

L'*aryténoïdien oblique* est un muscle pair, se composant de faisceaux faiblement développés qui passent au-dessus du précédent.

Il s'insère sur l'apophyse musculaire d'un côté et sur le sommet du cartilage aryténoïde de l'autre côté. Souvent des faisceaux musculaires se continuent du sommet de l'aryténoïde dans le repli aryténo-épiglottique jusqu'au côté latéral de l'épiglotte.

Ces faisceaux qui peuvent aussi venir directement du sommet de l'aryténoïde ou du cartilage de Santorini, forment un muscle désigné sous le nom d'*aryténo-épiglottique*. Le développement de ce dernier, comme celui du muscle aryténoïdien oblique, est assez variable (Cf. ci-dessous).

Tous ces derniers muscles sont innervés par le laryngé inférieur et sont constricteurs de l'orifice du larynx. L'aryténo-épiglottique abaisse l'épiglotte.

Le cartilage thyroïde et les aryténoïdes sont unis les uns avec les autres par une masse musculaire plus ou moins homogène, représentant la musculature des cordes vocales inférieures. On y décrit trois muscles plus ou moins isolables.

Le muscle *thyro-aryténoïdien* (externe) répond à la face interne des lames thyroïdiennes et va s'insérer à l'apophyse musculaire de l'aryténoïde et à la face externe de ce dernier. Il se continue assez directement avec le bord latéral du muscle des cordes vocales inférieures.

Quelques faisceaux musculaires se glissent dans la corde vocale supérieure, cheminant entre les glandes de cette dernière et la paroi du ventricule de Morgagni. Ils ont reçu le nom de *muscle du ventricule*.

D'autres faisceaux s'étendent jusqu'au pli aryténo-épiglottique et se fusionnent avec le muscle aryténo-épiglottique. On les désigne sous le nom de *muscle thyro-épiglottique*.

Le *muscle des cordes vocales inférieures* se fusionne, par son bord externe, avec l'aryténo-thyroïdien et, par son bord inférieur, avec le crico-aryténoïdien latéral. Il est situé dans l'épaisseur des cordes vocales.

Il prend naissance dans l'angle rentrant du cartilage thyroïde et se termine sur l'apophyse vocale de l'aryténoïde et sur la partie avoisinante de ce même cartilage. Ce muscle entre en rapport intime avec le ligament vocal, il se présente sous la forme d'un prisme à trois faces (la coupe frontale est de forme triangulaire).

Ce muscle est également innervé par le laryngé inférieur. Il régularise les mouvements et la tension des cordes vocales. Le thyro-aryténoïdien est un constricteur de la glotte, le muscle des cordes vocales

(M. vocal) raccourcit et allonge les cordes vocales inférieures. Le muscle des cordes vocales supérieures provoque le mouvement de ces dernières et le thyro-épiglottique agit sur l'épiglotte.

[Si on pratique une coupe horizontale du larynx, on voit qu'à l'exception du crico-thyroïdien qui est tenseur des cordes, et du crico-aryténoïdien postérieur qui est dilatateur de la glotte, tous les autres muscles sont répartis autour du larynx, l'enserrant à la manière d'un sphincter. Ce sphincter est formé de deux couches musculaires superposées : une couche interne, interrompue au niveau des cartilages aryténoïdes : formée par les muscles thyro-aryténoïdiens et le muscle ary-aryténoïdien transverse. Une seconde couche muscu-laire externe se continuant sans interruption formée par les crico-aryténoïdiens latéraux et les muscles ary-aryténoïdiens obliques.]

Muqueuse du larynx.

Une muqueuse tapisse la face interne du larynx et possède, à la place d'une sous-muqueuse, une membrane élastique et résistante. Elle forme, en s'épaississant dans la partie inférieure du larynx, le cône élastique (Cf. ci-dessous) (*).

La muqueuse suit assez exactement les contours de la charpente du larynx et du cône élastique, tout en formant par places des replis muqueux.

On a l'habitude de considérer comme muqueuse laryngienne, la muqueuse partant de la racine de la langue et se continuant, sans aucune ligne de démarcation, avec celle de la bouche et du pharynx en haut, avec celle de la trachée en bas.

La muqueuse forme les *replis glosso-épiglottiques*, reliant l'épiglotte à la langue, ils sont au nombre de trois, dont un médian, les deux autres latéraux. Ces replis délimitent de chaque côté une *fossette* à la base de l'épiglotte.

De l'épiglotte partent encore les deux *replis aryténo-épiglottiques* qui aboutissent au sommet des cartilages aryténoïdes et aux cartilages corniculés. Ces derniers limitent l'orifice supérieur du larynx et contiennent non seulement les muscles aryténo-épiglottiques, mais aussi les cartilages de Wrisberg (Cf. ci-dessus).

Cet orifice supérieur se trouve dans la partie supérieure de la troisième portion du pharynx, sur sa paroi antérieure. Il correspond à l'horizontale menée par la 4e cervicale. Il est limité en avant par l'épiglotte, latéralement par les replis aryténo-épiglottiques, en arrière par les aryténoïdes et les cartilages de Santorini. La muqueuse forme, entre ces cartilages, de chaque côté les plis inter-aryténoïdiens comblant en partie l'échancrure inter-aryténoïdienne.

On remarque en arrière de l'orifice supérieur du larynx deux saillies de la muqueuse, correspondant, l'une au cartilage de Santorini : le *tubercule corniculé*; l'autre au cartilage de Wrisberg : le *tubercule cunéiforme*.

La muqueuse laryngienne s'étend à partir de cet orifice, en revêtant la cavité laryngienne.

L'appareil de la phonation représente la formation essentielle de la muqueuse du larynx.

La *glotte* (organe de la phonation) divise la cavité du larynx en deux régions principales :

(*) Sur la structure de la muqueuse du larynx, Cf. l'*Atlas-Manuel d'histologie* de Sobotta et Mulon.

une supérieure, en dessous de l'orifice supérieur du larynx, qui représente le vestibule (zone *sus-glottique*) ; une inférieure ou *sous-glottique*.

La glotte se trouve à la partie moyenne du larynx, elle se compose de deux cordes vocales inférieures et d'une fente médiane représentant l'orifice glottique.

Les cordes vocales inférieures sont formées par un repli de la muqueuse, revêtant le ligament vocal et le muscle de même nom. Le bord libre de ce repli forme la corde proprement dite. Elle entre en rapport intime avec l'apophyse vocale de l'aryténoïde.

La *fente glottique* comprend deux parties distinctes :

Une portion postérieure plus petite, circonscrite par les apophyses vocales des aryténoïdes recouvertes de leur muqueuse, c'est la portion intercartilagineuse [ou *glotte respiratoire*].

La portion interligamenteuse se trouve entre les cordes vocales inférieures, elle est plus étroite que la première portion [c'est la *glotte phonatoire*].

A l'état de repos les deux glottes (glottes intercartilagineuse et interligameuteuse) sont nettement visibles. Le sommet de l'apophyse locale donne à la muqueuse une teinte jaunâtre ; on trouve en outre, à l'extrémité antérieure des cordes vocales inférieures, une tache jaune constante (*macula flava*).

On trouve en ce dernier endroit les faisceaux élastiques du ligament vocal particulièrement résistants.

Les cordes vocales en proéminant sous la ligne médiane font de la fente glottique la portion la plus étroite du larynx.

On remarque dans le vestibule du larynx une saillie, en avant du pédicule de l'épiglotte, connue sous le nom de *tubercule épiglottique*.

Les cordes vocales supérieures (*replis ventriculaires ; fausses cordes vocales*) sont deux replis muqueux, parallèles aux cordes inférieures. Ces replis revêtent le ligament et le muscle du ventricule.

Les cordes vocales supérieures limitent une fente assez large. Cette dernière est beaucoup plus considérable que l'orifice glottique et en considérant le larynx d'en haut, on peut apercevoir les cordes inférieures (image vue au laryngoscope).

Entre les cordes supérieures et inférieures, de chaque côté, se trouve une excavation latérale connue sous le nom de *ventricule de Morgagni*. Un prolongement en cul-de-sac s'échappe de son extrémité supérieure, de grandeur variable et se dirigeant en arrière de l'extrémité antérieure de la corde supérieure ; il suit la face postérieure de la lame thyroïdienne ; on désigne ce prolongement sous le nom de *diverticule laryngien*. Ce diverticule forme, chez certains singes anthropoïdes, les poches laryngiennes. La zone inférieure du ventricule se nomme : *orifice glottique supérieur*.

La muqueuse sous-glottique recouvre le cône élastique, sans former aucun repli (comme à l'épiglotte) et adhère fermement au tissu élastique. La forme de cette portion correspond à celle du cône. L'orifice glottique inférieur est situé en dessous de la glotte.

La muqueuse du larynx, sauf dans la région des cordes vocales inférieures, possède de nombreuses glandes (glandes antérieures moyennes et postérieures).

Le *larynx de la femme* présente des dimensions moindres que chez l'homme. Les lames thyroïdiennes chez la femme, au lieu de se réunir à angle droit, forment un angle obtus.

Le larynx de l'enfant ressemble à celui de la femme.

Au moment de la puberté il subit chez l'homme un accroissement subit.

En général, chez la femme, les cartilages ne s'ossifient pas, ou du moins fort incomplètement.

Le larynx reçoit l'*artère laryngée* supérieure, branche de la thyroïdienne supérieure et la laryngée inférieure, branche de la thyroïdienne inférieure.

Les *veines* accompagnent les artères précédentes sous le même nom. Ainsi la veine laryngée supérieure se jette dans la thyroïdienne supérieure et en partie aussi dans la jugulaire interne. La veine laryngée inférieure aboutit aux plexus thyroïdiens et à la veine innominée gauche.

Les *lymphatiques* se rendent aux ganglions cervicaux profonds supérieurs.

Le larynx est innervé par les *laryngés supérieur* et *inférieur,* tous deux issus du vague, mais ils naissent à un grand intervalle l'un de l'autre.

Le laryngé supérieur innerve spécialement la muqueuse, mais son rameau externe se distribue au muscle crico-thyroïdien. L'inférieur est destiné aux muscles du larynx, sauf le crico-thyroïdien.

TRACHÉE, BRONCHES

La *trachée*, longue de dix à douze centimètres, a un diamètre de onze à dix-huit millimètres. C'est un canal toujours rigide et béant.

Elle prend naissance au niveau du disque intervertébral, situé entre la 6ᵉ et la 7ᵉ cervicale et s'étend jusqu'au disque situé entre la 4ᵉ et la 5ᵉ dorsale. C'est à ce niveau, ou au-devant de la 5ᵉ dorsale, que la trachée se divise en ses deux branches, s'écartant l'une de l'autre sous un angle droit ou presque droit. C'est la *bifurcation de la trachée.*

La plus grande partie de la trachée est située dans la région antérieure du cou et une petite partie dans le thorax. Elle se trouve dans tout son trajet sur la ligne médiane.

[Au point de vue de ses rapports, on la divise en deux portions : une portion cervicale et une portion thoracique.

La *portion cervicale* mesure, d'après Farabeuf, sept centimètres de long. Elle s'étend du bord inférieur du cricoïde, à un plan horizontal passant, en avant, par la fourchette sternale, en arrière, par le disque intervertébral qui unit la 2ᵉ à la 3ᵉ vertèbre dorsale.]

Elle occupe au cou la région thyroïdienne, la région supra-sternale et la fosse jugulaire.

Les côtés antéro-latéraux, seuls, sont recouverts par les muscles sterno-hyoïdien et sterno-thyroïdien.

En avant la trachée n'est recouverte que par l'aponévrose superficielle du cou, sauf à l'endroit où l'isthme de la glande thyroïde la recouvre.

[Les rapports de la face antérieure de la trachée cervicale peuvent se diviser en deux segments : 1° au-dessus de l'isthme du corps thyroïde; 2° au-dessous de l'isthme.

1° Au-dessus de l'isthme, on trouve l'anastomose transversale qui unit les deux artères thyroïdiennes supérieures et les veines correspondantes.

2° Au-dessous de l'isthme, on trouve un riche plexus veineux, dont les troncs viennent constituer les veines thyroïdiennes inférieures de chaque côté, et, sur la ligne médiane, la veine thyroïdienne moyenne ou jugulaire profonde antérieure de Tillaux. A ce niveau, la trachée est, en outre, recouverte par le thymus chez l'enfant.

On voit donc que, dans la région cervicale, la trachée est surtout accessible au-dessus de l'isthme du corps thyroïde, c'est-à-dire au niveau de ses deux premiers anneaux, c'est le lieu d'élection pour la trachéotomie supérieure ou juxta-cricoïdienne, tandis que la trachéotomie inférieure, préconisée par Trousseau, expose à des hémorrhagies parfois très abondantes.]

A mesuré qu'elle se rapproche du thorax, la trachée devient de plus en plus profonde. Dans la partie inférieure du cou, la paroi antérieure de la trachée répond au plexus veineux thyroïdien, à la veine thyroïdienne moyenne de Neubauer (*).

La *portion thoracique* de la trachée se trouve en arrière du manubrium sternal, du tronc veineux brachio-céphalique, et du tronc artériel de même nom qui la croise sous un angle aigu, enfin en arrière de la carotide primitive.

[Dans la région thoracique, la trachée répond, en avant et derrière la poignée sternale, au tissu cellulaire contenant le thymus ou ses vestiges, le ligament costo-péricardique de Lannelongue, l'aponévrose cervico-péricardique de Richet.

En haut : un espace triangulaire, à base supérieure, limité par le tronc brachio-céphalique à droite, la carotide primitive et la sous-clavière à gauche. Cet espace est rempli de tissu cellulaire, dans lequel chemine transversalement, de gauche à droite, le tronc veineux brachio-céphalique gauche.

Plus bas : la portion ascendante de la crosse de l'aorte. L'aorte est séparée de la partie antéro-latérale gauche de la trachée par une bourse séreuse décrite par Calori.

Le tissu cellulaire qui l'entoure est traversé par les nerfs cardiaques droits du sympathique qui, pour se rendre au plexus cardiaque, passent entre l'aorte et la trachée, tandis que ceux du côté gauche passent en avant de l'aorte.

Latéralement les rapports diffèrent à droite et à gauche :

A droite : le poumon et la plèvre ne sont séparés de la trachée, par le tronc brachio-céphalique, que tout en haut. En avant du tronc brachio-céphalique, passe le pneumogastrique droit, qui va gagner la face postérieure de la bifurcation de la trachée. Plus en avant se trouve la veine cave supérieure, qui reçoit la grande azygos au-dessus de la bronche droite.

A gauche, le poumon et la plèvre sont séparés par :

En bas : la crosse aortique ; entre elle et la trachée passe le récurrent gauche.

En haut, le canal thoracique s'insinue entre la trachée et la carotide primitive. Le pneumogastrique descend parallèlement aux artères, passe au-devant de la crosse aortique et, après avoir abandonné le récurrent, croise la face postérieure de l'origine de la bronche gauche. Le nerf récurrent monte dans l'angle formé par la trachée et l'œsophage.]

La bifurcation de la trachée se trouve exactement en arrière de la crosse aortique.

[La trachée se bifurque à son extrémité inférieure, pour donner naissance aux grosses bronches. Cette bifurcation baigne dans une atmosphère celluleuse, dans laquelle on trouve des filets nerveux, venus du pneumogastrique et du grand sympathique, qui forment le plexus pulmonaire. Des ganglions lymphatiques forment un amas volumineux dans l'angle de la bifurcation : c'est le groupe inter-trachéo-bronchique de Baréty. L'extrémité inférieure de la trachée est placée au-dessus de la base du cœur et entourée par les expansions fibreuses du péricarde.

Du sac péricardique s'échappent : l'aorte, l'artère pulmonaire qui se divise aussitôt en deux branches. Dans l'angle de bifurcation de l'artère pulmonaire naît un cordon fibreux.

(*) Il est rare de trouver l'artère thyroïdienne moyenne.

reste du canal artériel, qui va se jeter sur la face inférieure de la crosse aortique. Canal artériel, crosse aortique et artère pulmonaire droite, délimitent un triangle, à base curviligne, dans lequel est inscrit le plexus cardiaque avec le ganglion de Wrisberg.]

La paroi postérieure de la trachée répond, dans toute sa longueur, immédiatement à l'œsophage. (Pour plus de détails, Cf. ci-dessus.)

La charpente de la trachée se compose d'*anneaux cartilagineux*, au nombre de seize à vingt.

Ces anneaux sont aplatis et bas, ils forment les parois latérales et antérieure de la trachée. La paroi postérieure est aplatie, les parois latérales et antérieures sont convexes.

Les anneaux de la trachée se bifurquent souvent, surtout les inférieurs, ou bien des anneaux voisins s'anastomosent les uns avec les autres; ils sont plus rarement perforés.

Les extrémités postérieures de ces anneaux sont fortement arrondies et beaucoup plus basses que le reste. Le premier se distingue par sa hauteur qui est plus considérable. Il est relié au bord inférieur du cricoïde par la *membrane crico-trachéale*. Les autres anneaux présentent des bords supérieur et inférieur assez tranchants, reliés les uns avec les autres par des membranes élastiques (*ligaments annulaires*).

La paroi postérieure de la trachée, dépourvue de cartilages, forme la portion membraneuse. Elle est aplatie et se compose, en bonne partie, de fibres musculaires lisses, s'étendant d'une extrémité d'un cartilage à l'autre.

La *muqueuse de la trachée* fait directement suite à celle du larynx et présente les mêmes caractères (*).

La membrane élastique du larynx se continue dans la trachée, elle est sous-jacente à la muqueuse, ses fibres sont longitudinales et résistantes.

Les *glandes muqueuses* sont nombreuses, surtout dans la région du ligament annulaire et de la zone membraneuse de la trachée. La dernière est traversée par des glandes de la grosseur d'un grain de mil et visible à la face externe de la trachée.

Les *bronches* résultent de la bifurcation de la trachée; la bronche droite est plus courte, plus large que la gauche, qui présente les dimensions inverses. Les deux bronches se séparent l'une de l'autre sous un angle presque droit et se dirigent en bas, vers le hile des poumons où elles se ramifient.

Il n'est pas rare de trouver des ganglions lymphatiques à la bifurcation de la trachée (Cf. ci-dessous).

Les parois des bronches présentent les mêmes caractères que celles de la trachée. Elles possèdent des anneaux cartilagineux incomplets et une partie membraneuse avec les glandes bronchiques.

La forme des anneaux est plus irrégulière que dans la trachée, les anastomoses plus fréquentes, etc.... A la bifurcation se trouve un cartilage impair et commun, en rapport avec le dernier anneau trachéal.

L'*artère thyroïdienne* inférieure vascularise la portion cervicale de la trachée; la portion thoracique reçoit ses rameaux artériels des artères bronchiques.

(*) Pour plus de détails sur la structure microscopique de la trachée, Cf. l'*Atlas Manuel d'histologie* de SOBOTTA et MULON.

Les *veines* se rendent à la thyroïde inférieure et à la thyroïde moyenne ou au plexus thyroïdien.

Les *lymphatiques* vont aux ganglions trachéaux et bronchiques.

L'*innervation* de la trachée est sous la dépendance du pneumogastrique et du grand sympathique.

POUMONS

Les *poumons*, au nombre de deux, peuvent être considérés, d'après leur développement, comme des glandes (Cf. ci-dessous).

On distingue un *poumon droit* et un *poumon gauche*. Ils se ressemblent sans être absolument semblables, le poumon droit est plus gros que le gauche; cette différence de volume provient de ce que le cœur s'avance à gauche (Cf. ci-dessous).

Les poumons remplissent la cavité thoracique, à part la zone médiane, occupée principalement par le cœur et connue sous le nom de *médiastin* (Cf. ci-dessous).

Les deux cônes (*) pulmonaires correspondent exactement à la cavité thoracique et au dôme diaphragmatique.

La base du cône pulmonaire, fortement concave, repose sur le dôme du diaphragme (*face diaphragmatique*).

Le sommet du cône pulmonaire est arrondi. Il répond à l'orifice supérieur du thorax (*sommet du poumon*) et se trouve en rapport, en dedans, avec l'artère sous-clavière, qui imprime sur lui un assez large sillon.

Chaque poumon présente une face externe convexe, répondant à la paroi thoracique et une face interne concave et plus petite, elle est en rapport avec le cœur (*face médiastinale*).

Le bord inférieur sépare la base de la face externe. Il est très tranchant.

Le bord antérieur, entre la face externe et la face interne, est moins tranchant que le premier, mais pourtant assez mince et souvent un peu irrégulier.

La face interne, placée dans un plan sagittal, présente une concavité au milieu de sa hauteur, et dans le voisinage du bord antérieur. Cette dernière est la dépression cardiaque ou *lit du cœur*, plus développée à gauche qu'à droite, en raison de la position du cœur.

La zone située en arrière de la dépression est convexe; elle présente un sillon formé, à droite, par l'azygos, à gauche, par l'aorte. Le sillon formé par cette dernière est naturellement plus large et plus profond, il se continue vers la pointe, avec le sillon de la sous-clavière.

Le *hile du poumon* est une petite fossette piriforme, dépourvue de revêtement séreux et se trouvant dans la partie postérieure de la région de la dépression cardiaque. Il livre passage aux vaisseaux et aux bronches, formant un faisceau connu sous le nom de pédicule du poumon.

La surface pulmonaire tout entière, à part la région du hile, est recouverte par la plèvre, qui lui donne un aspect lisse et poli. On remarque des lignes, séparant les différents lobules, et se détachant en noir (noir bleuâtre) sur la teinte fondamentale gris rougeâtre de l'organe. C'est grâce à des dépôts de particules de charbon que ces lignes présentent leur coloration caractéristique.

(*) Si l'on considère la forme purement géométrique, les poumons auraient plutôt la forme de demi-cônes (coupe longitudinale).

Elles délimitent des figures polygonales, dont le contour répond à celui des lobules pulmonaires. De ces dernières partent souvent de plus petites lignes. On trouve encore des taches pigmentées et arrondies plus ou moins grandes (quelques millimètres de diamètre).

Chaque poumon présente à sa surface de profondes scissures (*scissures interlobaires*), séparant les lobes pulmonaires les uns des autres.

Les scissures s'étendent profondément dans le tissu pulmonaire et sont tapissées dans toute leur profondeur par la plèvre.

Le poumon a une consistance spongieuse. L'air des alvéoles périphériques se mélange avec le mucus des bronches et le sang des petits vaisseaux, c'est ce qui donne à la surface pulmonaire cet aspect spumeux (*).

Le poumon droit est plus gros, deux scissures interlolaires le divisent en trois lobes dont un supérieur, l'autre moyen et le troisième inférieur.

Le poumon gauche, plus petit, n'a que deux lobes, un supérieur et un inférieur, séparés l'un de l'autre par une scissure à direction oblique de haut en bas, et d'arrière en avant. Elle prend naissance au niveau de la troisième côte pour se terminer au bord inférieur. La scissure interlobaire gauche est visible sur les faces externe et interne du poumon (jusqu'au hile), en partie aussi à la base.

Pour les scissures du poumon droit, l'une sépare le lobe supérieur du moyen, l'autre le lobe moyen de l'intérieur.

Une de ces scissures présente la même situation et la même direction que celle du poumon gauche.

Elle commence en haut et en arrière, un peu plus profondément, et atteint la base et le bord inférieur, un peu plus sur le côté externe. Cette scissure est beaucoup plus profonde que l'autre, on peut la voir sur la face externe, sur la face interne et sur la base.

L'autre scissure du poumon droit est plus courte que la première et, en général, moins profonde, elle varie quelque peu. Elle sépare le lobe supérieur du moyen et se dirige presque perpendiculairement à l'autre scissure. On ne peut la voir que sur la face externe et sur la région antérieure de la face interne, mais non sur la base.

Le lobe supérieur du poumon droit ne comprend donc pas, comme à gauche, la base pulmonaire. Le lobe moyen est de beaucoup le plus petit des trois. Outre le nombre différent des scissures, les poumons présentent d'autres différences. Le gauche est plus étroit et plus allongé, et s'étend plus bas que le droit.

Le droit possède un sommet beaucoup plus large, plus court et plus élevé que le gauche. Son volume est de un dixième plus gros que celui du poumon gauche.

Le bord antérieur du poumon droit est presque vertical, celui du gauche présente l'incisure cardiaque permettant d'apercevoir, en cet endroit, le péricarde. La portion antérieure et inférieure du lobe supérieur, à droite, se glisse au-dessous de cette échancrure et s'étend sur le péricarde, sous la forme d'une étroite languette.

La ligne d'insertion du *ligament pulmonaire*, comme le hile, est dépourvue de revêtement pleural (Cf. ci-dessous).

(*) Pour plus de détails sur la structure microscopique des poumons, Cf. l'*Atlas-Manuel d'histologie* de SOBOTTA et MULON.

Cette ligne commence au sommet du poumon. Elle se trouve sur le poumon gauche immédiatement en avant du sillon de l'aorte, à droite en avant du sillon de l'azygos.

Les ganglions lymphatiques pulmonaires sont situés au niveau du pédicule, dans la région du hile.

Les branches de la pulmonaire (artère) sont situées dans le hile, à la partie supérieure du pédicule. Les branches de la veine pulmonaire sont tout à fait en avant, tandis que les bronches sont tout à fait en arrière.

La *plèvre* forme un sac séreux logeant le poumon, qui, à l'état d'inspiration, remplit la cavité pleurale presque entièrement.

Les deux poumons répondent, en premier lieu, au cœur et, par l'intermédiaire du diaphragme, au foie, à l'estomac et à la rate. Ils entrent encore en rapport avec les gros vaisseaux, qui impriment des sillons sur leurs surfaces (Cf. ci-dessus).

Les rapports des poumons avec le squelette sont les suivants : le gauche descend en général plus bas que le droit. Les poumons occupent, dans la dilatation complète, toute la cavité thoracique (Cf. ci-dessus), leurs sommets dépassent la clavicule, c'est-à-dire l'orifice supérieur du thorax (de trois à quatre centimètres) et répondent à peu près à la première côte. Les contours des poumons épousent la forme du thorax. La portion inférieure des poumons, à l'état d'expiration moyenne, se trouve sur la *ligne parasternale* et la *ligne mamelonnaire* (*) droite, sur la *ligne axillaire* au niveau du bord supérieur de la huitième côte (le poumon gauche s'étend jusqu'au 8ᵉ espace intercostal), sur la *ligne scapulaire* au niveau de la 9ᵉ ou 10ᵉ côte et sur la ligne médiane au niveau de la 10ᵉ ou 11ᵉ dorsale (le poumon gauche s'étend jusqu'à la 11ᵉ côte).

Le bord antérieur des deux poumons se trouve, en haut, derrière l'articulation sterno-claviculaire et s'étend, en suivant une ligne droite ou légèrement courbe, jusqu'au 10ᵉ cartilage costal pour le poumon droit et jusqu'au 4ᵉ cartilage costal pour le poumon gauche. Ce dernier se continue avec l'incisure cardiaque.

Les bronches se divisent, déjà avant le hile, en rameaux bronchiques. On les divise, d'après leurs rapports avec les *branches* de l'artère pulmonaire, en : *épartérielles* et *hypartérielles*. Il n'y a que le rameau bronchique du lobe supérieur droit qui soit épartériel, c'est-à-dire au-dessus de la branche artérielle. Les autres rameaux bronchiques du poumon droit et tous ceux du gauche sont hypartériels.

Chaque bronche diminue graduellement de calibre (au fur et à mesure qu'elle descend) et parcourt le poumon jusqu'à sa base, suivant une ligne légèrement courbe formant la *bronche-souche*.

Cette dernière est la suite directe de la bronche initiale. (Bifurcation de la trachée.)

La bronche-souche émet des rameaux plus petits, antérieurs et postérieurs, s'éloignant sous un angle aigu et décrivant une courbe à concavité inférieure. Tous ces rameaux collatéraux

---

(*) Les côtes étant obliques, on emploie pour délimiter un organe thoracique un certain nombre de lignes :
La *ligne sternale*, sur les bords latéraux du sternum, parallèle à la ligne médiane.
La *ligne mamelonnaire*, passant par le mamelon et parallèle à la précédente.
La *ligne parasternale*, entre ces deux dernières.
La *ligne axillaire*, partant du sommet du creux de l'aisselle.
La *ligne scapulaire*, parallèle à la ligne médiane, passant par l'angle inférieur de l'omoplate.

ont une direction descendante, à part le rameau supérieur de chaque bronche souche. Ce dernier est la *bronche apicale*, à direction ascendante et décrivant une courbe à convexité inférieure. La bronche apicale se rend, à droite, au lobe supérieur du poumon droit, à gauche, à la partie supérieure du lobe gauche de même nom. La bronche apicale droite est éparterielle, la gauche (comme toutes les bronches du poumon gauche) hyparterielle. (Cf. ci-dessus.)

La trachée et les deux bronches initiales ne sont pas cylindriques, mais par contre bien des ramifications suivantes sont cylindriques, la paroi membraneuse faisant défaut. Les lames cartilagineuses se transforment en plaques irrégulières, se trouvant dans l'épaisseur de la paroi des rameaux bronchiques.

Ces cartilages se présentent souvent sous l'aspect de lames fenêtrées, ils deviennent toujours plus petits, à mesure que le calibre des bronches diminue et finissent par disparaître complètement dans les bronches de un millimètre de diamètre à peu près.

Pour plus de détails sur la structure anatomique des poumons, Cf. l'*Atlas-Manuel d'histologie* de SOBOTTA et MULON.

Le poumon reçoit deux espèces d'*artères*.

[Des artères nourricières comme tous les autres organes, et des artères fonctionnelles, spéciales au poumon.]

La principale artère du poumon est l'artère pulmonaire. C'est le conduit artériel de la petite circulation (Cf. ci-dessous).

Chaque poumon reçoit une branche de l'artère pulmonaire, qui se divise de nouveau au hile (pour plus de détails, Cf. ci-dessus). Cette artère amène aux poumons le sang veineux. Le sang artériel quitte les poumons par les veines pulmonaires qui, au niveau du hile, se réunissent en deux branches.

Outre les rameaux de l'artère pulmonaire, on trouve encore les artères bronchiques, qui sont de fins rameaux artériels, provenant de l'aorte. Ces derniers vascularisent les parois des bronches; leurs capillaires aboutissent en partie dans la veine azygos.

Les nombreux *lymphatiques* se rendent d'abord aux ganglions pulmonaires (Cf. ci-dessus) et de là aux ganglions bronchiques. On trouve encore de tout petits ganglions lymphatiques sous la plèvre.

Les *nerfs* sont des rameaux du vague pénétrant par le hile; le sympathique concourt aussi à l'innervation des poumons.

Les poumons, et tout le tractus respiratoire, se forment à la manière des glandes, par une évagination de l'intestin antérieur (intestin primitif). A la 3e semaine, c'est déjà un cul-de-sac visible, qui grossit bientôt et présente une ébauche de la division en larynx, trachée et poumons.

A cette même époque, se forme un rétrécissement indiquant l'orifice futur du larynx et la séparation d'avec le pharynx.

La séparation en deux poumons s'indique déjà chez un embryon de quatre semaines. Les ébauches pulmonaires se développent comme les glandes par bourgeonnement.

CORPS THYROÏDE

La *glande thyroïde* n'a qu'un rapport topographique avec les organes respiratoires. Elle appartient, en somme, aux glandes à sécrétion interne (*glande close*).

Elle occupe la région cervicale, en avant de la portion supérieure de la trachée et des portions latérales du larynx.

Sa portion moyenne est recouverte par l'aponévrose cervicale superficielle et ses parties latérales sont en rapport direct avec les deux sterno-thyroïdiens, qui s'étendent largement au-dessus d'elle. Les portions latérales sont encore recouvertes par les autres muscles inférieurs de la langue et en partie par le bord interne du sterno-cléido-mastoïdien et le peaussier.

La thyroïde présente une coloration rouge jaunâtre, elle est de forme aplatie, en fer à cheval et de consistance moyenne.

C'est une glande impaire divisée en trois portions; une médiane étroite, désignée sous le nom d'*isthme*, et *deux lobes latéraux*.

Sa grosseur varie beaucoup individuellement. Elle peut atteindre des dimensions considérables dans certains cas d'hypertrophie et en particulier dans les goitres.

L'*isthme de la glande thyroïde* est un corps cylindroïde, fortement aplati, en avant des anneaux trachéaux supérieurs, et, quand il est fortement développé, en avant de la membrane crico-trachéale et de l'anneau cricoïdien.

La glande est maintenue dans sa position par des faisceaux conjonctifs, elle répond aux contours de la trachée, convexe en avant et concave en arrière.

De l'isthme se détache un prolongement allongé, à direction ascendante, connu sous le nom de *lobe pyramidal* [ou *pyramide de Lalouette*]. Il s'étend en avant du cartilage thyroïde, habituellement à gauche de la ligne médiane, jusqu'à l'os hyoïde. Ce lobe pyramidal est relié à l'os hyoïde ou au cartilage thyroïde par quelques faisceaux musculaires à fibres lisses. On le désigne sous le nom d'élévateur de la thyroïde (*levator glandulæ thyroideæ*).

Les deux lobes latéraux, droit et gauche, se dirigent à la fois en haut et en arrière, ils reposent sur les lames du cartilage thyroïde et répondent par leurs bords à la paroi latérale du pharynx. Ils sont plus développés et plus épais que l'isthme; ils sont aussi hauts que larges, de forme irrégulièrement ellipsoïde, la face externe est convexe, l'interne un peu aplatie.

La thyroïde est logée dans une capsule fibreuse fixée aux cartilages de la trachée (*ligaments suspenseurs*). Des faisceaux de tissu conjonctif partent de la face interne de cette capsule et pénètrent dans la glande, en séparant les différents lobules.

Ces lobules, examinés sur une coupe, apparaissent plus ou moins remplis de leur sécrétion colloïde, sous formes de petites vésicules de la grosseur d'un grain de pavot (*).

On trouve souvent des *glandes thyroïdes accessoires*. Quelquefois l'isthme et séparé des lobes latéraux, ou bien c'est le lobe pyramidal qui est isolé. Ces deux parties de la glande varient beaucoup. On trouve assez constamment, sur le bord inférieur des lobes latéraux, de petites thyroïdes accessoires, à côté de l'artère thyroïdienne inférieure; on remarque encore la thyroïde accessoire supra-hyoïdienne médiane, de la grosseur d'une lentille, impaire, en avant ou au-dessus de l'os hyoïde. C'est en somme un *lobe pyramidal* mal développé.

La thyroïde reçoit quatre grosses *artères :*

Les thyroïdiennes supérieures de la carotide externe et les thyroïdiennes inférieures, plus grosses que les premières, venant de la sous-clavière. On rencontre rarement l'artère thyroïdienne moyenne de Neubauer.

Les *veines* homonymes se rendent : les supérieures à la jugulaire interne, les inférieures au plexus du bord inférieur de la glande (plexus thyroïdien inférieur) et de là dans le tronc veineux brachio-céphalique gauche.

(*) Pour plus de détails sur la structure microscopique, Cf. l'*Atlas-Manuel d'histologie* de Sobotta et Mulon.

Les *lymphatiques* sont nombreux et se rendent, en partie, aux petits ganglions du voisinage, en partie, aux ganglions cervicaux profonds inférieurs et, enfin, en partie, aux ganglions du médiastin antérieur (ceux de l'isthme).

Les *nerfs* sont peu nombreux et viennent du sympathique.

La thyroïde se *développe* aux dépens de trois ébauches, une impaire et deux paires. La première se trouve en arrière du tubercule lingual impair (Cf. ci-dessus).

C'est une fossette qui se rétrécit de plus en plus en s'éloignant de la langue et son canal excréteur primitif s'oblitère pour devenir le foramen cæcum et le canal lingual (Cf. ci-dessus).

A cette ébauche impaire se joignent les deux autres ébauches paires latérales; ces dernières se développant aux dépens de l'épithélium de la 4e fente branchiale, elles deviennent plus grosses que l'ébauche médiane, et contribuent aussi à former l'isthme. A la 7e semaine du développement les trois ébauches se réunissent.

Les thyroïdes accessoires dérivent aussi de l'épithélium branchial.

THYMUS

Le *thymus* (*), comme la thyroïde, n'a que des rapports topographiques avec les organes respiratoires. Il atteint son maximum de développement chez l'enfant puis s'atrophie graduellement et il disparaît entièrement chez l'adulte. Sa première ébauche est celle d'une vraie glande épithéliale (Cf. ci-dessous). Mais il perd ce caractère pour se transformer en organe lymphoïde. C'est un organe allongé, aplati se composant de deux lobes, presque complètement séparés par des cloisons conjonctives; ils entrent en rapport par leurs bords internes l'un avec l'autre.

Ces lobes sont profondément échancrés et peuvent être même séparés en deux ou trois portions. Les extrémités supérieures des lobes sont amincies, les extrémités inférieures sont plus épaisses et à peine plus étroites que la portion moyenne.

Les lobes du thymus sont de grosseur inégale, le droit est en général le plus développé, mais l'inverse peut aussi se présenter.

Ces lobes se divisent en lobules, séparés les uns des autres par des faisceaux conjonctifs. Tous ces lobules sont rattachés à un cordon commun, désigné sous le nom de *cordon central*.

Le thymus est deux fois plus haut que large. Il occupe la partie toute supérieure du médiastin antérieur (Cf. ci-dessous), en arrière du manubrium et de la portion supérieure du sternum; il repose sur la face antérieure du péricarde et se trouve en avant des troncs veineux brachio-céphaliques, du droit surtout, en avant de la crosse aortique et de ses branches. Le thymus est situé entre les deux parois médiastines antérieures.

Les extrémités supérieures des lobes du thymus s'étendent jusqu'au cou, pouvant atteindre même la glande thyroïde, elles se trouvent alors en arrière du sterno-thyroïdien (et du sterno-hyoïdien).

Le volume et le développement de la glande varient d'ailleurs beaucoup, suivant les individus.

(*) Appelé riz de veau chez l'animal de ce nom. Il n'y a pas de dénomination spéciale pour le thymus de l'homme.

Le thymus a une coloration gris rougeâtre, très pâle, à cause de sa pauvreté en vaisseaux. Sa consistance est assez molle (*).

Le thymus se développe jusque dans la deuxième année. A partir de la troisième ou de la quatrième année, le développement demeure stationnaire et peu après la glande s'atrophie. Elle est envahie par du tissu adipeux et on ne trouve plus chez l'adulte que des vestiges de thymus, mais la forme de la glande est conservée.

Les *artères* thymiques proviennent de la mammaire interne et aussi de la thyroïdienne inférieure.
Les *veines* se jettent dans le tronc veineux brachio-céphalique.
Les *lymphatiques* se rendent aux ganglions du médiastin antérieur.
Les *nerfs* viennent du sympathique.
La première *ébauche* du thymus est une ébauche épithéliale.
C'est une ébauche paire, se formant aux dépens de l'épithélium de la 3e fente branchiale, exactement comme les ébauches paires de la thyroïde. Ces ébauches se séparent de leur lieu d'origine et se présentent comme des glandes closes. C'est alors qu'a lieu la transformation de l'ébauche épithéliale en une ébauche lymphoïde (cette transformation n'a pas été encore expliquée).

MÉDIASTIN ET PLÈVRE

Le cœur, enveloppé de son péricarde, fait partie des viscères thoraciques, il occupe une partie importante de la cavité du thorax. Outre le cœur, on trouve encore, dans la *cage thoracique*, les organes suivants : la trachée et ses bronches, les deux poumons, l'œsophage, le thymus et enfin de nombreux vaisseaux et nerfs (**).

La cavité thoracique, avec les parties molles qu'elle contient, correspond assez exactement à la cage osseuse du thorax (Cf. ci-dessus). Cette cavité communique avec la région du cou par l'orifice supérieur du thorax. Les sommets des poumons dépassent cet orifice. Le plancher de la cavité thoracique est formé par le diaphragme (Cf. ci-dessus).

La forme de ce plancher et celui de la cavité thoracique varient beaucoup, suivant que le muscle se contracte ou est à l'état de relâchement. La cavité thoracique se trouve limitée par les os du thorax, les muscles intercostaux, le transverse du thorax et les muscles longs du cou. Elle est séparée de toutes ces parties par le *fascia endo-thoracique*.

Trois cavités séreuses se trouvent dans la cavité thoracique : les deux cavités pleurales et la cavité péricardique (Cf. ci-dessous).

Chaque poumon occupe un sac séreux qui lui est propre : cette enveloppe séreuse est désignée sous le nom de *plèvre*. Son feuillet viscéral revêt la surface entière du poumon jusqu'au hile (Cf. ci-dessus). Le feuillet viscéral adhère intimement au poumon et se trouve en contact avec le feuillet pariétal, que ce soit en expiration ou en inspiration ; la cavité séreuse est ainsi transformée en une véritable fente.

Les deux sacs pleuraux sont séparés l'un de l'autre par une large cloison appelée *médiastin postérieur*.

(*) Pour plus de détails, Cf. l'*Atlas-Manuel d'histologie* de Sotta et Mulon.
(**) Pour plus de détails, Cf. *Angéiologie* et *Neurologie*, ainsi que l'*Atlas d'anatomie topographique* de Schultze et Lecène.

Le cœur enveloppé de son péricarde occupe le milieu du médiastin, qu'il divise en *médiastin antérieur* et *médiastin postérieur*. L'une et l'autre de ces parties sont occupées par les vaisseaux et les nerfs de la cavité thoracique. Au-dessus du cœur, les deux médiastins se réunissent en un seul et sont limités par la portion pleurale, appelée *lames médiastinales* (*plèvres médiastines*).

Le *médiastin antérieur* est, en général, plus petit que le postérieur, il se trouve limité en avant par le sternum.

Sa portion la plus étroite, aussi bien dans le sens antéro-postérieur que dans le sens transverse, est en arrière de la partie supérieure du corps sternal. Les deux plèvres médiastines entrent là en contact direct. En haut et en bas, en arrière du sternum, le médiastin antérieur devient plus large et les deux plèvres s'écartent considérablement l'une de l'autre. Le péricarde demeure ainsi libre au niveau des cartilages costaux des 5ᵉ et 6ᵉ côtes.

Le médiastin a une direction oblique et s'étend beaucoup plus loin à gauche qu'à droite. L'étendue du médiastin antérieur dans le sens antéro-postérieur, n'est un peu considérable qu'en arrière du manubrium, où il contient des organes importants ; le reste est comblé par du tissu connectif.

Les organes occupant la zone supérieure du médiastin antérieur, sont : le thymus ou ses restes cellulo-adipeux, les vaisseaux mammaires, les ganglions sternaux et médiastinaux antérieurs.

Le *médiastin postérieur* se trouve limité, en arrière, par la colonne vertébrale, en avant, par le cœur avec son péricarde et, latéralement, par les plèvres médiastines. Il est beaucoup plus étendu que le médiastin antérieur.

Il contient les organes suivants : l'œsophage accompagné des deux pneumogastriques formant le plexus œsophagien. [Les deux pneumogastriques n'occupent pas, dans toute la hauteur du médiastin, une situation symétrique par rapport à l'œsophage : à la partie supérieure les pneumogastriques sont l'un à droite, l'autre à gauche de l'œsophage. A la partie inférieure le pneumogastrique droit est sur la paroi postérieure, le pneumogastrique gauche sur la paroi antérieure de l'œsophage. D'ailleurs, à ce niveau, ils ont émis de nombreux filets qui entourent l'œsophage, formant le plexus œsophagien.] L'aorte thoracique descendante, à droite de cette dernière : l'azygos, se rendant à la veine cave en contournant le pédicule du poumon droit, à gauche et en arrière de l'aorte l'hémi-azygos, le canal thoracique, directement en avant de la colonne, enfin les ganglions du médiastin postérieur et les nerfs splanchniques.

L'espace commun et supérieur des médiastins, ne se trouvant pas séparé en deux parties par le cœur, contient la portion thoracique de l'œsophage, la trachée et les deux bronches, la crosse aortique, la veine cave supérieure, recevant ici l'azygos, le tronc veineux brachio-céphalique, les artères et les veines pulmonaires, les ganglions bronchiques (il n'y a qu'une petite partie des veines pulmonaires qui occupe cette région).

Les deux cavités séreuses des poumons sont séparées l'une de l'autre par le médiastin. Les deux cavités, par le fait des dimensions différentes des deux poumons et de la déviation du cœur à gauche, sont inégales de forme et de grandeur, sans cela elles ne diffèrent pas l'une de l'autre.

On divise la *plèvre pariétale*, suivant les régions qu'elle recouvre, en :

Plèvre costale,

Plèvre diaphragmatique,

Plèvre médiastine.

La *plèvre costale* recouvre la face interne des côtes et les muscles intercostaux. La *plèvre diaphragmatique* revêt le diaphragme.

La région pleurale faisant saillie au-dessus de l'orifice thoracique supérieur est désignée sous le nom de *dôme pleural*.

La paroi interne de la cavité pleurale forme la *plèvre médiastine*. Cette dernière se divise, au voisinage du cœur, en plèvre médiastine antérieure, postérieure et péricardique. Au niveau du hile, la plèvre médiastine se réfléchit pour se continuer avec le feuillet pariétal. La région péricardique de la plèvre tapisse le pédicule et s'étend jusqu'à la surface pulmonaire.

La plèvre pariétale se réfléchit encore dans la région du ligament pulmonaire.

Ce ligament est formé par un repli de la plèvre médiastine, commençant au-dessous du pédicule, qui s'étend en bas, jusqu'au bord inférieur du poumon et la plèvre diaphragmatique (mais ordinairement sans l'atteindre). Il se termine exactement au-dessus du diaphragme par un bord libre. A l'opposé de la réflexion pleurale sur le hile, les deux replis antérieur et postérieur du ligament entrent directement en contact.

[Vu de face, le ligament du poumon présente une forme triangulaire à sommet répondant au hile, à base arrivant presque jusqu'au diaphragme. Vu de profil, sur une coupe saggitale, le ligament a la forme d'une raquette, à portion élargie, entourant le hile à queue effilée inférieure. Si on l'etudie sur des coupes horizontales sériées de haut en bas, on voit qu'il est formé de deux replis : un antérieur, l'autre postérieur. Ces replis s'avancent d'autant plus près de la ligne médiane que les coupes sont plus inférieures, tout à fait en bas, les bords internes des deux ligaments droit et gauche arrivent au contact l'un de l'autre. Ils forment donc une cloison transversale incomplète en haut, complète en bas, qui sépare le médiastin en antérieur et postérieur.]

La plèvre, en se réfléchissant sur les bords tranchants du poumon, forme des gouttières étroites où les bords du poumon (bords antérieur et inférieur) ne pénètrent que dans l'inspiration, mais ne les remplissent jamais complètement, même dans l'inspiration profonde. Ces gouttières sont appelées les *culs-de-sac* ou *sinus de la plèvre*. Le cul-de-sac costo-diaphragmatique est formé par la réflexion des plèvres diaphragmatique et costale. Les deux plèvres entrent en contact, pendant l'expiration, sur une grande étendue. Dans l'inspiration les deux plèvres s'éloignent, au contraire, l'une de l'autre, le bord du poumon s'introduisant dans le cul-de-sac, grâce à la contraction du diaphragme.

[Le cul-de-sac inférieur est une sorte de gouttière circum-pulmonaire qui n'est interrompue qu'au niveau du ligament du poumon.

En arrière, il descend à dix et quelquefois quinze millimètres au-dessous de la 12ᵉ côte. De là il se porte obliquement en bas et en dehors, laissant la 12ᵉ côte pour atteindre la 11 (son point le plus déclive est à douze centimètres de la ligne médiane), puis il remonte sur les côtés du thorax. Si la 12ᵉ côte est longue, on a grandes chances de la trouver dépourvue de plèvre à huit centimètres de la ligne médiane. Si la 12ᵉ côte est courte (c'est-à-dire si elle a moins de six centimètres), elle est tout entière sous-pleurale (Récamier).]

Les plèvres costale et médiastine forment le cul-de-sac rétro-sternal ou cul-de-sac antérieur, bien développé, surtout dans la portion inférieure.

Dans l'inspiration, le bord antérieur le remplit complètement. Il n'est pas rare d'y trouver des lobules adipeux recouverts par la plèvre et portant des appendices villeux (villosités pleurales).

[Le trajet du cul-de-sac rétro-sternal est diversement décrit par les auteurs, nous ne citerons que les deux opinions de Poirier et de Farabeuf. (Pour ne pas compliquer, nous passerons sous silence celle de Voïnitch-Sianojensky, celle de Delorme et Mignon, etc....)

Pour Poirier, les deux culs-de-sac droit et gauche ont un trajet symétrique : partis de l'articulation sterno-claviculaire, ils se dirigent en bas et en dedans vers la ligne médiane, arrivent au contact l'un de l'autre au niveau du 2ᵉ cartilage costal, ils descendent accolés sur la ligne médiane jusqu'au 4ᵉ cartilage et ensuite divergent, obliques en bas et en dehors jusqu'au niveau du 6ᵉ cartilage où ils se continuent avec le cul-de-sac costo-diaphragmatique.

Pour Farabeuf, les deux culs-de-sac n'ont point un trajet symétrique. Le gauche part de l'articulation sterno-claviculaire, descend verticalement le long du bord gauche du sternum, jusqu'au niveau du 4ᵉ cartilage costal ; le droit, maintenu à distance de la ligne médiane par la présence de la veine cave supérieure, reste écarté, longeant le bord droit du sternum jusqu'au 2ᵉ cartilage costal ; à ce niveau, il se dirige en bas et à gauche, coupe la ligne médiane et vient au contact du cul-de-sac gauche, le long du bord gauche du sternum, reste accolé au cul-de-sac gauche jusqu'au niveau du 4ᵉ cartilage costal, et, à ce niveau, se dévie en bas et à droite, pour se continuer avec le cul-de-sac costo-diaphragmatique, au niveau du 6ᵉ cartilage costal droit. C'est, suivant l'image de Farabeuf, un paletot croisé, boutonné à gauche.]

La plèvre suit à peu près les contours des poumons dans l'inspiration profonde, il n'y a que le cul-de-sac costo-diaphragmatique où le bord du poumon ne pénètre pas entièrement (Cf. ci-dessus). La portion inférieure des poumons se trouve ainsi au niveau de la 11ᵉ côte dans l'inspiration, c'est-à-dire d'une côte plus haute que la plèvre. Dans l'expiration, le poumon se trouve de cinq à six millimètres au-dessus du sinus pleural.

Le *dôme pleural* est au niveau de la 1ʳᵉ côte, dans la région du cou et compris dans la concavité de la courbe que décrit la sous-clavière, il se trouve donc bien au-dessus de la clavicule.

[Le dôme pleural répond, en avant, au bord postérieur de la clavicule, sur une longueur de un centimètre à un centimètre et demi, ainsi qu'à l'extrémité inférieure du muscle sterno-cléido-mastoïdien.

En arrière, au corps de la 1ʳᵉ côte, au ganglion cervical inférieur du grand sympathique, à la branche antérieure de la 1ʳᵉ paire dorsale, à l'origine de l'artère intercostale supérieure.

En dehors, au muscle scalène antérieur et au plexus brachial. En dedans, à l'artère sous-clavière (les rapports sont plus étendus du côté gauche, l'artère naissant plus bas). Il dépasse la face postérieure de la 1ʳᵉ côte de trois centimètres.

Ce dôme pleural est maintenu par un appareil déjà décrit par Bourgery sous le nom de *diaphragme cerico-péricardique*; décrit à nouveau par Sébileau sous le nom d'*appareil suspenseur du dôme pleural*.

Sébileau décrit : 1° Un muscle superficiel qui se détache du tubercule antérieur de la 6ᵉ et de la 7ᵉ cervicale, qui descend vers la calotte pleurale et s'y insère en envoyant des fibres à la 1ʳᵉ côte : c'est le *muscle pleuro-costo-transversaire* (*scalène moyen* de Testut).

2° Un faisceau profond, fibreux, qui part de la 1ʳᵉ côte, près de son extrémité postérieure, puis se divise en deux faisceaux secondaires qui se fixent à la partie externe de la calotte pleurale : c'est le *ligament costo-pleural*.

3° Un faisceau fibreux, vertébro-pleural, qui se détache du corps des dernières vertèbres cervicales, pour se terminer sur la partie interne de la calotte pleurale.

Ce dernier faisceau est nié par certains auteurs, pour lesquels il n'est qu'une portion condensée de la couche celluleuse de la région.]

La *plèvre médiastine droite* suit le bord antérieur du poumon assez exactement, elle dépasse souvent la ligne médiane à gauche. La ligne de contact des deux plèvres médiastines est ainsi souvent reportée à gauche. La *plèvre médiastine gauche* ne dépasse guère le bord latéral du sternum, et même s'éloigne souvent de ce bord au niveau du 5ᵉ ou 6ᵉ cartilage costal. Le péricarde se trouve alors directement au-dessous de la paroi thoracique antérieure sans être recouvert par la plèvre.

Dans la zone supérieure de la cavité thoracique, la plèvre revêt lâchement le thymus ou ses restes, elle recouvre de même les gros vaisseaux du cœur : la crosse aortique, avec ses branches (en particulier la sous-clavière), les troncs veineux brachio-céphaliques, la partie initiale de la veine cave supérieure et la portion supérieure de l'azygos; la plèvre recouvre encore : la trachée et les bronches (à la bifurcation), dans la région inférieure de la cavité thoracique, la face antérieure et externe du péricarde, longé par les phréniques, les vaisseaux phréno-péricardiques, l'aorte thoracique en arrière du cœur, la portion thoracique de l'œsophage et avec ce dernier les vagues; à droite l'azygos, à gauche l'hémi-azygos et, enfin, de chaque côté, les nerfs splanchniques.

En avant, la plèvre médiastine se réfléchit à angle aigu, en formant, avec la plèvre costale, le sinus costo-diaphragmatique; en arrière, au contraire, le passage se fait insensiblement dans le voisinage des faces latérales des corps vertébraux.

La *plèvre diaphragmatique* adhère fortement au muscle sous-jacent et forme, en se continuant avec la plèvre costale, le sinus costo-diaphragmatique. La ligne de réflexion se trouve sur la ligne sternale, au niveau du bord inférieur du 6ᵉ cartilage costal, passe à la limite de l'os et du cartilage des 7ᵉ, 8ᵉ, 9ᵉ jusqu'à la 10ᵉ côte, longe à peu près parallèlement la 12ᵉ côte jusqu'à la 12ᵉ vertèbre dorsale.

La *plèvre costale* se trouve en rapport intime avec les côtes, les muscles intercostaux internes, en arrière avec les muscles surcostaux et intercostaux externes. Elle recouvre en partie immédiatement les vaisseaux et nerfs intercostaux (dans la région où les intercostaux manquent) et le cordon du sympathique.

APPAREIL URO-GÉNITAL

L'appareil uro-génital comprend deux systèmes différents :

1° Les *organes urinaires*;

2° Les *organes génitaux*.

Ces appareils présentent, non seulement des relations intimes pendant leur développement, mais aussi chez l'adulte; nous trouvons, chez l'homme, un canal commun pour le passage de l'urine et du sperme.

Chez la femme, les deux appareils sont presque complètement indépendants l'un de l'autre.

Le corps de Wolf, qui, il est vrai, ne fonctionne que peu de temps chez l'homme, a des rapports beaucoup plus étroits avec l'appareil génital que les organes urinaires restants (Cf. ci-dessous). Plus tard, comme relation des deux systèmes adultes, il ne reste plus que le sinus uro-génital, où aboutissent en commun les canaux excréteurs des deux appareils (Cf. ci-dessous).

APPAREIL URINAIRE

L'appareil urinaire comprend deux glandes paires : les *reins* et un système de *canaux excréteurs*.

Les canaux excréteurs prennent naissance, à l'intérieur des reins, par une portion élargie formant le *bassinet*, un canal étroit, l'*uretère*, lui fait suite.

Les deux uretères aboutissent dans un réservoir commun, connu sous le nom de *vessie*. Un canal impair, l'*urèthre*, fait communiquer le réservoir urinaire avec l'extérieur.

Ce dernier canal diffère dans les deux sexes : chez la femme il ne présente aucun rapport avec les organes génitaux et sert uniquement au passage de l'urine. Chez l'homme il n'y a que la portion supérieure qui soit semblable à l'urèthre féminin, le reste sert de passage à la fois à l'urine et au sperme. Ce canal n'est autre que le sinus uro-génital, fortement allongé.

Il y a encore quelques autres différences entre les deux sexes, différences qui sont principalement dues à la conformation différente des appareils urinaires et à leurs rapports avec les organes voisins.

REINS

Les *reins* sont deux glandes paires, se trouvant en avant de la paroi abdominale postérieure et se présentant sous la forme d'un haricot.

On distingue à chaque rein une *face antérieure* et une *face postérieure*, toutes deux convexes ; une *extrémité supérieure* et une *extrémité inférieure*.

La capsule surrénale repose sur l'extrémité supérieure, cette dernière est un peu plus large, plus arrondie que l'extrémité inférieure.

On distingue encore au rein un *bord externe* et un *bord interne*, tous deux sont arrondis, l'externe est convexe, l'interne concave et présente une échancrure à sa partie moyenne. Cette échancrure représente le *hile* [ou *sinus*] *du rein* (Cf. ci-dessous).

La surface rénale, unie et régulièrement bombée, présente fréquemment de faibles empreintes des organes voisins. Mais ces dernières, grâce à la consistance ferme du rein, sont beaucoup moins apparentes que celles qu'on remarque sur le foie ou sur la rate.

La face rénale postérieure présente une zone aplatie, connue sous le nom d'*empreinte musculaire* (carré des lombes). La face antérieure présente les empreintes, peu distinctes, du foie pour le rein droit, de la rate et du pancréas pour le rein gauche.

Les reins de l'adulte présentent une surface unie, n'ayant que de faibles traces de lobulation, qui sont encore très marquées chez le fœtus et même le nouveau-né.

Les deux reins sont assez gros et à peu près de forme égale. Le gauche est souvent un peu plus gros, plus étroit et plus haut. Ces différences varient beaucoup individuellement, de même que la position et la forme de chaque rein. Il est rare de trouver les deux reins parfaitement lisses.

Les dimensions rénales, assez variables du reste, sont les suivantes : hauteur (longueur), dix à douze centimètres, largeur cinq à six centimètres, épaisseur trois à quatre centimètres.

Les reins sont appliqués à la paroi abdominale postérieure, leurs extrémités supérieures s'inclinent l'une vers l'autre. L'extrémité rénale supérieure est de moitié plus rapprochée de la ligne médiane que l'extrémité inférieure.

Le rein ne se trouve pas exactement dans un plan frontal, mais son axe transversal s'étend obliquement de dedans en dehors et d'avant en arrière. Le rein gauche est plus allongé et plus élevé que le droit.

Les reins occupent la région lombaire [ils sont logés dans une dépression connue sous le nom de *fossette de Corbon*]; leur extrémité supérieure est au niveau du bord supérieur de la 12ᵉ dorsale, l'extrémité inférieure au niveau du bord supérieure de la 3ᵉ lombaire.

Les reins se trouvent donc sur une étendue correspondant à trois vertèbres et deux disques intervertébraux intermédiaires. Le rein droit atteint assez souvent le bord inférieur de la 3ᵉ lombaire (en bas), le gauche le bord inférieur de la 2ᵉ lombaire.

Les reins, et avec eux les capsules surrénales, sont logés dans une *capsule adipeuse*. La graisse manque presque entièrement chez le nouveau-né, elle est au contraire très abondante chez l'adulte, surtout sur la face externe et la face postérieure, où elle forme une couche d'épaisseur souvent considérable. La capsule surrénale est reliée au rein sous-jacent par des tractus conjonctifs.

[La capsule du rein est formée de deux éléments : fibreux et adipeux.

1º *Capsule fibreuse*, étudiée par Zuckerkandl, Gérota, Glantenay et Gosset, sous le nom de *fascia périrénal*. Le *fascia propria* de Velpeau, lame sous-séreuse, en touchant le bord externe du rein se dédouble en deux lames : lame antérieure ou feuillet péri-rénal; lame postérieure ou feuillet rétro-rénal.

Sur une coupe, ces deux feuillets ont le trajet suivant : Le feuillet postérieur s'insinue entre le rein et le carré des lombes, tapisse le psoas, et vient s'insérer sur les côtés des corps vertébraux, sans franchir la ligne médiane.

Le feuillet antérieur, plus mince, continue à doubler le péritoine, passe en avant du rein, de son pédicule, de la colonne vertébrale et des gros vaisseaux, pour se continuer, du côté opposé, avec le feuillet correspondant. Les deux loges rénales communiquent donc entre elles.

Au niveau du pôle supérieur du rein, le fascia ne passe pas entre la capsule surrénale et le rein comme le disent les classiques. Cunéo, Gosset ont montré qu'elle est comprise dans la loge rénale, le fascia venant solidement adhérer au niveau de la face inférieure du diaphragme.

Au niveau du pôle inférieur du rein, les deux feuillets ne se fusionnent pas : le feuillet péri-rénal continue à descendre, en doublant le péritoine, le feuillet postérieur se divise en lamelles cellulaires, qui se perdent insensiblement dans le tissu cellulo-graisseux de la fosse iliaque.

Enfin la capsule fibreuse est renforcée en avant du rein gauche, par suite de la coalescence du mésocôlon avec le péritoine pariétal pré-rénal, lorsque la poussée produite de droite à gauche vient appliquer le côlon au-devant du rein gauche : c'est ce qu'on appelle la *lame de Toldt*.

2° *Capsule adipeuse*, apparaissant vers l'âge de dix ans, plus abondante chez la femme, plus épaisse sur la face postérieure du rein, c'est, comme dit Tuffier, « une sorte de masse fluide, dans laquelle le doigt se perd et qui présente une mobilité désespérante ».

Le péritoine ne recouvre que la face antérieure du rein et n'y adhère que lâchement chez l'adulte ; le revêtement péritonéal est habituellement séparé de la surface rénale par le tissu graisseux de la capsule adipeuse. Le feuillet séreux du rein gauche, dépend, en partie, du péritoine de l'arrière-cavité des épiploons.

Le rein répond aux organes suivants : directement par son extrémité supérieure et une partie de son bord interne à la capsule surrénale (le rein se trouve séparé de tous les autres organes par la capsule adipeuse et le péritoine) ; par sa face postérieure, au muscle carré des lombes et la portion lombaire du diaphragme ; par sa face antérieure au lobe hépatique droit, à la portion descendante du duodénum et au côlon ascendant (rein droit) ; à la rate, à la queue du pancréas, indirectement à l'estomac et au côlon descendant (coude colique gauche) (rein gauche). Le bord interne de chaque rein répond au bord externe du psoas.

[La *face antérieure* du rein répond par l'intermédiaire du péritoine :

A droite : au foie qui présente une facette de contact, au col de la vésicule biliaire, à l'angle colique droit, au ligament cæcal supérieur.

A gauche : à la rate et aux vaisseaux spléniques, à la queue du pancréas, à la veine mésentérique inférieure, à la grosse tubérosité de l'estomac, au côlon et à l'artère colique supérieure.

La *face postérieure* appartient à deux régions : par son extrémité supérieure, elle répond à la cavité thoracique, par son extrémité inférieure elle répond à la cavité adominale ; son extrémité inférieure est en rapport avec la paroi abdominale postérieure (Voy. *Myologie*) ; elle répond au psoas, à l'arcade fibreuse du diaphragme, au nerf grand abdomino-génital et aux veines capsulaires. L'extrémité supérieure répond au diaphragme, qui la sépare du cul-de-sac pleural, de la 12ᵉ côte et du 11ᵉ espace intercostal (Voy. *Plèvre*). Si la 12ᵉ côte est longue (plus de six centimètres), on peut réséquer son extrémité libre sans ouvrir la plèvre, si elle est courte (moins de six centimètres) cette résection est inutile et expose à l'ouverture de la plèvre.

Le bord externe est convexe et regarde en arrière; il repose sur la masse musculaire postérieure et ne la déborde que de un centimètre vers l'extrémité inférieure du rein.

Le bord interne est concave, incliné en avant, présente l'échancrure du hile, formé par les vaisseaux disposés d'avant en arrière dans l'ordre suivant : veine, artère, lymphatiques et nerts, plus en arrière le bassinet.

Les rapports du bord interne sont :

A gauche : la 4ᵉ portion du duodénum et l'aorte abdominale;

A droite : la veine cave inférieure et la seconde portion du duodénum.]

L'échancrure se trouvant au milieu du bord interne forme le *hile du rein;* c'est une fente irrégulière et longitudinale livrant passage aux vaisseaux et au canal excréteur (uretère).

L'uretère se trouve à la partie inférieure et postérieure du hile, les vaisseaux se trouvent à la partie supérieure; les artères en arrière (Cf. ci-dessous), les veines en avant.

On pénètre par le hile, dans un espace fermé en grande partie de toute part, c'est le *sinus rénal*. Il s'ouvre à l'extérieur par le hile et contient un abondant tissu adipeux, les ramifications des vaisseaux et les racines de l'uretère; les calices et le bassinet (Cf. ci-dessous).

Il répond en gros à la forme du rein, c'est-à-dire qu'il se trouve dans un plan presque frontal et qu'il est fortement aplati d'avant en arrière.

La substance rénale est revêtue d'une membrane propre, où capsule fibreuse, assez mince et résistante. Elle adhère au tissu propre du rein par des tractus conjonctifs, contenant quelques rares fibres musculaires lisses (*). Ces tractus sont déliés et permettent de séparer facilement le parenchyme rénal de son enveloppe.

Le *parenchyme rénal* se compose de deux substances différentes : la *substance corticale* et la *substance médullaire*.

La première contient les *tubuli contorti* du rein, elle est très bien vascularisée et de coloration plus rouge que la substance médullaire. Elle forme la masse la plus considérable du tissu rénal et en particulier la couche superficielle du rein.

La substance médullaire est pauvre en vaisseaux, sa coloration tire du gris rouge au gris jaune, elle est nettement rayée et contient les canaux droits du rein; ces derniers forment les *pyramides rénales*, ils se présentent sous la forme de cônes, leur base pénètre dans le parenchyme et se continue directement avec la substance corticale.

La ligne de démarcation séparant les deux substances apparaît, fortement colorée en rouge, sur le rein frais, les vaisseaux cheminant parallèlement en cet endroit (**).

Les sommets des pyramides forment les *papilles rénales*, situées dans le sinus rénal sur ses parois antérieure et postérieure.

Elles proéminent, comme de petits cônes pointus et souvent aplatis. Une papille est

---

(*) Cette tunique musculaire, très mince dans la plus grande partie du rein, forme un épaississement à la base des papilles rénales, désigné sous le nom de *sphincter de la papille*.

(**) Pour plus de renseignements sur les vaisseaux et la structure microscopique du rein, Cf. l'*Atlas-Manuel d'histologie* de Sobotta et Mulon.

formée d'ordinaire par plusieurs pyramides, dont les sommets se sont fusionnés. Les papilles du rein de l'homme sont au nombre de sept à douze, celui des pyramides est de quinze à vingt. Les canalicules rénaux se terminent là, sous le nom de *conduits papillaires*; leurs orifices, à peine visibles à l'œil nu, forment les orifices papillaires, situés au sommet des papilles. Ils sont au nombre de quinze à vingt pour chaque papille et leur ensemble forme l'*area cribrosa*.

La substance corticale arrive jusque dans le sinus, entre les pyramides et forme, entre ces dernières, les *colonnes rénales de Bertin*.

Les plus gros vaisseaux du rein se trouvent entre les pyramides et les colonnes de Bertin.

Chaque pyramide correspond à une partie de la substance corticale formant le *lobule rénal*.

Chez l'adulte, tous les lobules sont réunis, sans aucune ligne de démarcation. La lobulation est encore indiquée chez le fœtus (Cf. ci-dessus).

Chaque lobule possède une *portion radiée* et une *portion contournée*.

Dans la portion contournée se trouvent les *glomérules de Malpighi*, visibles à l'œil nu sous l'aspect de petits points rouges (quand les vaisseaux sont remplis de sang).

Le système des canaux excréteurs du rein se termine par l'uretère dans la vessie et commence dans le sinus par les *calices*.

Ces derniers sont des conduits aplatis, cylindriques et à parois minces, réunissant les papilles au bassinet.

BASSINET

Le *bassinet* est un renflement de l'uretère occupant le sinus. La plupart du temps plusieurs calices se réunissent avant d'atteindre le bassinet et forment un canal plus vaste. On distingue pour cette raison des grands calices et des petits calices.

Chaque calice fait directement suite à la papille, qui pénètre alors dans son intérieur par sa pointe. L'urine se déverse ainsi directement dans les calices.

L'épithélium de ces derniers se continue avec celui du sommet de la papille.

Le nombre des petits calices correspond à celui des papilles et varie entre sept et douze.

Les grands calices sont très variables de nombre. Quelquefois deux ou trois seulement forment le bassinet; souvent quatre ou cinq grands calices se fusionnent en un seul.

Le bassinet a la forme d'un entonnoir aplati, court, à parois minces et correspondant au sinus rénal, qu'il occupe en grande partie. Son sommet se trouve au hile et se continue insensiblement avec l'uretère. Les calices aboutissent à sa base. [Le bassinet présente une forme très variable qu'on peut cependant ramener à deux types : ou bien les calices sont longs et le bassinet petit : c'est le bassinet ramifié, ou bien les calices sont courts et le bassinet très développé : c'est la bassinet ampullaire. Pour Terrier et Baudouin, la forme ramifiée serait seule normale, la forme ampullaire répondant à un premier degré de dilatation du bassinet. Pour Legueu, ces dispositions préformées dépendraient de la bifurcation précoce ou tardive de l'uretère.] La structure est la même pour les parois des calices, du bassinet et de l'uretère.

[Pour plus de détails sur la structure anatomique de ces parties, Cf. l'*Atlas-Manuel d'histologie* de SOBOTTA et MULON.]

L'aorte abdominale fournit les vaisseaux artériels du rein et diminue considérablement de volume après les avoir donnés. L'artère rénale est très grosse en proportion des dimensions de l'organe. Il n'est pas rare de la trouver double ; on trouve en outre des artères accessoires, surtout en dehors du hile.

Les veines sont aussi très fortement développées et se jettent dans la veine cave inférieure.

Les lymphatiques se rendent aux troncs lombaires.

Les nerfs sont des rameaux sympathiques et longent les rameaux artériels.

URETÈRE

L'*uretère* est un canal pair, cylindrique, passablement aplati d'avant en arrière à l'état de vacuité et débouchant à la portion postéro-inférieure de la vessie.

On distingue à l'uretère une *partie abdominale* située dans la cavité du même nom, et une *partie pelvienne* occupant le petit bassin.

Sa longueur est à peu près de trente centimètres.

Les deux *portions abdominales*, de chaque côté, dans leur trajet du hile rénal à la vessie, convergent l'une vers l'autre. [La direction d'ensemble des deux uretères est oblique en bas, en dedans et en avant. En haut ils sont séparés par un espace de huit centimètres, en bas seulement par deux centimètres.]

Les uretères se trouvent en arrière du feuillet pariétal du péritoine, en avant du psoas ; ils croisent à angle aigu l'artère spermatique, située en avant, et plus loin les vaisseaux iliaques, à la limite du grand et du petit bassin (l'iliaque primitive, plus rarement l'externe) ; les uretères se trouvent en avant de ces derniers.

Un peu avant ce point, chaque uretère présente un *renflement fusiforme* ; ils sont au contraire fortement rétrécis à leur sortie du bassinet.

La *portion pelvienne* de l'uretère suit les contours de la paroi du petit bassin, elle est visiblement coudée, au point où elle se continue avec la portion abdominale. La partie initiale de l'uretère pelvien est faiblement rétrécie. La position de l'uretère pelvien est différente dans les deux sexes, à cause des organes génitaux contenus dans le petit bassin.

Le trajet de l'uretère, chez l'homme, est plus simple. Là aussi le péritoine pariétal le revêt : l'uretère, en avant de l'artère hypogastrique, longe la zone externe de la paroi vésicale postérieure, il croise en cet endroit le canal déférent pour se placer en arrière et au côté externe de ce dernier.

L'uretère, chez la femme, est en relation étroite avec les organes génitaux, il se trouve à la base du ligament large (Cf. ci-dessous), d'abord sur les côtés de la portion cervicale de l'utérus, puis, sur une largeur de un à un centimètre et demi, le long de la paroi vaginale antérieure, avant de pénétrer dans la paroi vésicale (Cf. ci-dessous). L'uretère se trouve seulement à quelques millimètres de distance de l'ovaire.

[Au point de vue des rapports, on divise l'uretère en trois segments :

      Lombaire ;

      Iliaque ;

      Pelvien.

Dans la *portion lombaire*, en disséquant couche par couche, on rencontre la paroi lombaire, formée par la masse sacro-lombaire, le plan osseux des apophyses transverses qui débordent l'uretère d'un centimètre en dehors, le psoas, croisé à sa face postérieure par les branches antérieures du plexus lombaire, le petit psoas, le fascia iliaca, la couche graisseuse sous-péritonéale et le fascia fibreux dans lequel l'uretère est contenu.

Le bord interne répond à droite à la veine cave, à gauche à l'aorte, au sympathique, au plexus lombo-aortique.

Le bord externe répond à l'extrémité inférieure du rein à laquelle il adhère (coudure de l'uretère dans les bascules du rein), au côlon descendant à droite, plus rapproché du rein droit que le côlon descendant ne l'est du rein gauche.

La face antérieure répond au péritoine, au duodénum, à l'artère spermatique, utéro-ovarienne chez la femme, qui coupe l'uretère au niveau de la 3e lombaire. A gauche, à l'artère mésentérique inférieure, située devant l'uretère, depuis la 4e lombaire jusqu'au détroit supérieur. A droite, aux artères et veines coliques, croisant l'uretère à la partie moyenne de sa portion lombaire.

Les vaisseaux mésentériques supérieurs l'atteignent dans sa traversée iliaque.

Dans sa *portion iliaque*, l'uretère passe au-devant de la symphyse sacro-iliaque, mais sur un plan plus antérieur, par suite de l'interposition des vaisseaux iliaques. Il est donc plus superficiel que dans la région lombaire : c'est le point d'élection pour la palpation. Il descend d'abord appliqué sur l'iliaque primitive, puis croise l'iliaque externe. A droite, d'après Luschka, il croise l'externe; à gauche, il croise la primitive. Sous les vaisseaux, on trouve le bord interne du psoas, le tronc lombo-sacré, le nerf obturateur, avec la branche ascendante de l'iléo-lombaire.

Son bord externe répond aux vaisseaux spermatiques ou utéro-ovariens chez la femme.

Son bord interne est situé à deux centimètres et demi du promontoire.

En avant, il est recouvert par le péritoine. A gauche, il répond au mésocôlon pelvien, qui forme la fossette sigmoïde, en arrière de laquelle l'uretère descend. Il est recouvert par l'origine des artères qui encadrent cette fossette : En dedans l'hémorrhoïdale supérieure, en haut la sigmoïde médiane, à gauche la sigmoïde gauche.

A droite, il est croisé par la portion terminale du mésentère, avec l'épanouissement des vaisseaux mésentériques supérieurs et la fin de l'iléon compris entre ses deux feuillets. Il répond encore au cæcum, qui est situé plus en dehors, à l'état de vacuité, et ne le recouvre qu'à l'état de distension, et à l'appendice qui ne présente pas de rapports précis, variant suivant les sujets.

Dans sa *portion pelvienne*, on décrit à l'uretère deux segments :

Un segment pariétal, fixe, entre la paroi pelvienne et le péritoine.

Un segment viscéral, libre, relativement mobile.

On doit l'étudier chez l'homme et chez la femme :

1° Chez l'*homme* : α. Portion pariétale : Il croise la portion latérale du rectum et les replis de Douglas.

En dehors et en arrière, l'artère et la veine hypogastrique, le séparant du nerf obturateur. Au niveau du bord supérieur de la grande échancrure sciatique, il répond au bord supérieur du pyramidal et au bord postérieur de l'obturateur interne.

β. Portion viscérale : Il se dévie brusquement pour se porter en avant et en dedans, s'insinue entre le rectum et la vessie, passant dans l'aponévrose de Denonvilliers. En avant il répond au canal déférent et à l'artère déférentielle. En arrière, à la base de la vésicule, puis il chemine entre la vessie et la vésicule jusqu'à la terminaison de sa portion pelvienne.

2° Chez la *femme*. Le ligament large divise la cavité pelvienne en deux loges, d'où trois segments pour l'uretère, un rétro, un intra et un pré-ligamentaire.

α. Portion rétro-utérine : Il descend appliqué sur l'hypogastrique, le long du bord postérieur de la fossette ovarienne, puis traverse en diagonale le fond de la fossette (Voy. ci-dessous).

β. Portion utérine : Il pénètre par la partie externe de la base du ligament large, dans ce qu'on appelle la gaine hypogastrique, à deux centimètres du bord de l'utérus et à deux centimètres de la paroi pelvienne, croise l'artère utérine : l'artère passant en arrière, les veines utérines passant en avant.

γ. Portion pré-utérine ou vaginale : Il répond au cul-de-sac latéral, puis au cul-de-sac antérieur, accompagné par de petites branches vésicales, venues de l'utérine et par des lymphatiques.]

Il est, à l'état de vacuité, aplati, ses parois étant minces et souples.

Il se compose d'une *couche muqueuse*, d'une tunique musculaire à trois couches (couches interne, externe et moyenne), et enfin d'une *tunique adventice* (').

Les artères de l'uretère proviennent, pour la portion rénale, de l'artère du rein; pour la portion abdominale, de la spermatique; pour la portion pelvienne, de l'hémorrhoïde moyenne ou de la vésicale inférieure.

Les lymphatiques se rendent aux troncs lombaires, ils sont mal connus.

Les nerfs sont fournis par le sympathique.

VESSIE

La *vessie* est un renflement ampullaire du canal excréteur du rein.

C'est un réservoir situé dans le bassin et dont la forme et la grandeur dépendent beaucoup de l'état de réplétion de l'organe.

On distingue à la vessie trois portions :

    1° La portion moyenne est la principale : c'est le *corps de la vessie*;

    2° Le *sommet de la vessie*, très développé chez le nouveau-né;

    3° La partie inférieure ou *fond vésical*.

[Elle est contenue dans une loge formée par une enveloppe aponévrotique dont le trajet est diversement décrit par les auteurs.

Pour Retzius : la cavité est limitée en haut par les arcades de Douglas, en bas par les ligaments pubo-vésicaux, en avant par les grands droits, en arrière par le fascia transversalis. Le fascia transversalis se confond avec le fascia pelvien. Latéralement, il adhère au bord externe des droits, depuis l'arcade de Douglas jusqu'au pubis.

Pour Bouilly : à partir de l'arcade de Douglas, le fascia transversalis, aminci, double la face postérieure des droits, le fascia propria se dédouble en deux feuillets, l'un prévésical,

---

(') Pour plus de détails sur la structure microscopique, Cf. l'*Atlas-Manuel d'histologie* de Sobotta et Mulon.

Avant de pénétrer dans la paroi vésicale, l'uretère reçoit, de la paroi de la vessie, un court fourreau musculaire : étui musculaire de l'uretère (portion extra-pariétale).

l'autre rétrovésical : la vessie se meut donc entre ces deux lames, suivant la comparaison classique, comme l'œil dans la capsule de Tenon.

Pour Charpy et Pierre Delbet, on trouve un feuillet en arrière des droits ; à la partie inférieure, il s'écarte du muscle pour former le triangle sus-pubien. Sur la ligne médiane, il adhère à la ligne blanche, d'où la division en deux cavités latérales.

On trouve un second feuillet, dépendant du fascia propria, en avant de la vessie. Ce feuillet se fixe à l'ombilic, ses bords adhèrent au péritoine, en dehors des artères ombilicales.

La base s'insère à l'aponévrose pelvienne. C'est l'aponévrose ombilico-prévésicale qui se continue en bas et en arrière avec l'aponévrose sacro-recto-génitale pour former la gaine allantoïdienne. En arrière de la vessie, on ne trouve que le péritoine — et on a ainsi la formation de trois loges : une sus-pubienne, une pré-vésicale, une péri-vésicale.]

Sa forme varie suivant qu'elle est vide, pleine ou à demi pleine, elle est soumise en outre à des variations individuelles. La paroi varie suivant l'état de réplétion de l'organe. La vessie, remplie, se présente comme une ellipse ou un ovoïde, fortement aplati d'avant en arrière, surtout chez la femme. La vessie, complètement vide, est arrondie, aplatie de haut en bas. La vessie de la femme, quand elle est vide, ou à demi vide, prend la forme d'un Y, grâce à l'utérus qui repose sur elle (Cf. ci-dessous).

La vessie a souvent, chez les enfants, un aspect piriforme (à l'état de réplétion). [A l'état de vacuité, elle est fusiforme, conservant encore le type fœtal.]

L'*ouraque* part du sommet de la vessie, ce n'est plus qu'un cordon fibreux chez l'adulte. Il se continue directement avec le sommet pointu de la vessie : C'est la partie supérieure, oblitérée, de l'allantoïde (Cf. ci-dessous). Son extrémité vésicale se trouve habituellement encore ouverte chez le nouveau-né ; il s'étend en avant du péritoine jusqu'à l'ombilic.

On observe en outre deux cordons latéraux, s'insérant au sommet de la vessie, de chaque côté de l'ouraque et allant jusqu'à l'ombilic (*ligaments ombilicaux latéraux*).

Ces derniers représentent les artères ombilicales oblitérées. Ces ligaments se confondent à l'ombilic avec l'ouraque. Les fossettes supra-vésicales se trouvent entre ces cordons.

[L'ouraque sur la ligne médiane, les deux artères ombilicales de chaque côté, enfin les deux artères épigastriques plus en dehors, soulèvent le péritoine, formant ainsi trois fossettes de chaque côté. Une interne entre l'ouraque et l'artère ombilicale, une moyenne entre l'artère ombilicale et l'artère épigastrique, une externe en dehors de l'épigastrique.] (Cf. ci-dessous.)

La vessie occupe la région antérieure du petit bassin, en arrière de la symphyse.

Son axe n'est pas perpendiculaire, mais incliné d'avant en arrière et de haut en bas, à peu près parallèle à celui du pubis.

A l'état de vacuité, son sommet ne dépasse pas la symphyse pubienne. Ce n'est qu'à l'état de plénitude qu'elle s'élève au-dessus du petit bassin ; dans ce cas, son sommet dépasse de beaucoup la symphyse.

La paroi vésicale antérieure répond donc à la paroi antérieure du petit bassin et à la paroi abdominale (à l'état de plénitude).

[La face antérieure de la vessie répond à la paroi abdominale, mais elle ne répond à cette paroi qu'à l'état de distension : en effet, la vessie est un organe pelvien dont le sommet affleure au bord supérieur du pubis. Elle est séparée de ce pubis par un espace prévésical, rempli de graisse fluide : c'est la *cavité de Retzius* où convergent de nombreuses veines formant le *plexus de Santorini* ; ces veines à direction verticale se bifurquent à leur partie inférieure, affectant la forme d'un lambda (λ), ce sont elles qu'on pourrait blesser aux cours d'une symphyséotomie, si on n'avait soin de placer un protecteur en arrière du pubis. Cette cavité est limitée en avant et en arrière par le dédoublement de l'aponévrose ombilico-prévésicale.

Lorsque la vessie est distendue, elle remonte au-dessus du pubis, à une hauteur correspondant à son degré de réplétion.

Il importe de se rendre compte du mouvement de bascule qu'effectue la vessie en se distendant : son sommet s'élève au-dessus du pubis, refoulant le péritoine ; mais en même temps elle bascule en avant, par conséquent son point culminant se reporte en arrière du sommet primitif, et l'ouraque, dont les deux extrémités se trouvent rapprochées, décrit une courbe à concavité supérieure : le péritoine qui double cet ouraque décrit comme lui une courbe, ou cul-de-sac. Si bien que d'une part, comme l'a montré Tillaux, la distance du péritoine au pubis est augmentée, mais en même temps, et à cause de la bascule, le cul-de-sac péritonéal augmente de profondeur : c'est ce dernier point seul qu'avait signalé Sappey.

Cette distance entre le péritoine et le pubis est très importante à connaître puisque c'est elle qu'on utilise dans les tailles sus-pubiennes. Aussi a-t-on soin au préalable d'injecter deux à trois cents grammes de liquide dans la vessie, faisant ainsi remonter le péritoine à cinq ou six centimètres du pubis. Mais Poncet a bien montré que cette distance est éminemment variable avec les sujets.]

Les faces latérales de la vessie, à l'état de vacuité, ou à l'état de demi-réplétion, répondent aux parois latérales du petit bassin ; la face postérieure entre en relation, chez la femme, avec l'utérus et la portion supérieure du vagin, chez l'homme avec les vésicules séminales, le canal déférent (surtout l'a npoule) et le rectum. (Elle n'entre en relation avec ce dernier que lorsqu'elle est fortement distendue.) La paroi vésicale postérieure répond encore, chez l'homme, aux anses de l'intestin grêle, logées dans le cul-de-sac péritonéal (Cf. ci-dessus) (*). A l'état de plénitude de la vessie, le fond vésical est presque horizontal, à l'état de vacuité il est situé obliquement d'arrière en avant et de haut en bas.

Le fond de la vessie adhère intimement à la prostate (Cf. ci-dessous) et se trouve fixé par l'intermédiaire de cette dernière au plancher du bassin.

La partie inférieure de la paroi postérieure et le fond de la vessie répondent au rectum, séparés de ce dernier (dans la partie supérieure) par le *cul-de-sac vésico-rectal*.

Chez la femme, le fond de la vessie repose sur la portion moyenne du vagin.

L'orifice urétral occupe le point le plus inférieur du fond vésical, qui se trouve en arrière de la symphyse, grâce à l'obliquité de l'axe de la vessie. Cette partie inférieure du fond adhère, par le *trigone vésical* (par la prostate chez l'homme), au plancher du bassin (Cf. ci-dessous).

(*) La paroi vésicale postérieure repond, chez la femme, toujours à l'utérus, le cul-de-sac vésico-utérin étant toujours vide dans la position normale de l'utérus (Cf. ci-dessous).

[La *face inférieure* s'étend depuis les ligaments pubo-vésicaux jusqu'à l'abouchement des uretères. Elle comprend trois segments : un antérieur pré-urétral, un moyen urétral, un postérieur rétro-urétral.

L'antérieur, très court, présente les mêmes rapports dans les deux sexes, répondant à l'insertion pubienne du releveur de l'anus et aux muscles du périnée : Wilson, Guthrie, bulbo-caverneux, séparés par les aponévroses du périnée, entre lesquelles viennent passer la honteuse interne, la bulbo-caverneuse et la périnéale superficielle.

En arrière, les rapports varient chez l'homme et chez la femme.

Chez l'homme, de la portion du col jusqu'au niveau de la base, la vessie répond à la base de la prostate à laquelle elle adhère intimement, les fibres musculaires se continuant d'un organe sur l'autre. Toutefois la dissection en est possible.

Chez la femme, cette portion du col est moins fixe que chez l'homme, l'urèthre, libre et rectiligne, descend en arrière du pubis, traversant le plancher périnéal. En arrière de lui, se trouve la paroi antérieure du vagin, adhérente à sa partie supérieure à la vessie : c'est la cloison vésico-vaginale qui, forte à l'état normal, peut se rompre dans l'accouchement, donnant une fistule, ou se laisser distendre, donnant de la cystocèle.

Le segment postérieur est le véritable pédicule vasculaire de la vessie : c'est à ce niveau qu'arrivent les vésicales inférieures et les vésicales postérieures.

Chez l'homme cette portion n'est plus recouverte de péritoine, mais répond à l'aponévrose de Denonvilliers qui la sépare du rectum. On sait que pour Poirier les organes pelviens seraient entourés de gaines fibreuses s'étendant de l'aponévrose pelvienne au fascia sous-péritonéal. Dans la gaine vésicale, se trouve, entre la vessie et la prostate, le segment inférieur des vésicules séminales, et, en dedans d'elles, les ampoules déférentielles : les deux vésicules séminales convergent en bas, formant un triangle intervésiculaire à l'intérieur duquel est inscrit le triangle interdéférentiel, dans l'aire duquel la paroi vésicale est accessible directement : c'est la voie employée autrefois dans les tailles rectales.

Chez la femme, cette base de la vessie est en rapport d'abord, en haut, avec la face antérieure du col utérin, avec laquelle elle n'est unie que par un tissu cellulaire lâche ; plus bas, au contraire, elle adhère intimement à la cloison vaginale.

La *face postérieure* regarde en haut et en arrière, elle est limitée en avant par le cul-de-sac prévésical, en arrière par le cul-de-sac vésico-rectal ou vésico-utérin. Donc le péritoine la tapisse entièrement ; il s'étend en outre en arrière sur le sommet des vésicules séminales et des ampoules déférentielles, tapisse le triangle interdéférentiel, pour Waldeyer. Pour Poirier, il ne fait qu'affleurer le fond des vésicules séminales, bridé à ce niveau latéralement par les ligaments vésico-rectaux et entre les deux bords internes, tranchants et concaves, de ces ligaments, il s'invagine en bourse, formant le cul-de-sac de Douglas dont le fond est à cinq centimètres de l'anus. En arrière, le péritoine remonte sur la face antérieure du rectum, séparant les deux organes. Dans le cul-de-sac, descendent des anses grêles, qui sont refoulées par la distension.

Chez la femme, le péritoine se réfléchit sur la face antérieure de l'isthme utérin et sur la base des ligaments larges ; l'orientation de ce cul-de-sac varie avec la direction de l'utérus.

Les *faces latérales* de la vessie sont en partie recouvertes du péritoine, en partie en contact avec l'aponévrose pelvienne.

Chez l'homme, ces faces latérales sont en rapport immédiat avec le canal déférent, oblique en bas en avant et en dehors, débouchant, en arrière, au-dessus de l'uretère et gagnant, en avant, l'orifice interne du canal inguinal, avec l'artère ombilicale, oblique en haut en avant et en dedans : les deux organes se coupent en X, l'artère passant entre la vessie et le canal déférent ; enfin, tout en arrière, l'uretère à sa terminaison, séparé de la vessie par le déférent. Les rapports médiats sont : au-dessus du péritoine, avec les anses intestinales et, en avant, avec l'origine des vaisseaux épigastriques et le nerf, l'artère et la veine obturateurs. Au-dessous du péritoine, avec l'espace pelvi-rectal supérieur, renfermant le plexus vésico-prostatique et, au delà, avec le releveur de l'anus et des aponévroses, pris avec l'obturateur interne et son aponévrose épaissie, formant l'*arcus tendineus*.

Chez la femme, les rapports semblent les mêmes, le ligament rond, affectant la même direction que le canal déférent, est accompagné d'une artère. Sur un plan plus postérieur, on trouve, en outre, la partie latérale du ligament large, dans l'aileron antérieur duquel chemine le ligament rond, tandis qu'en arrière, dans le cavum rétro-utérin, se trouve la fossette ovarienne.]

La vessie possède trois *orifices* : les orifices inférieurs des uretères et l'orifice postérieur de l'urèthre.

Ces trois orifices sont peu distants les uns des autres (un à deux centimètres).

Ils occupent la région du fond, les deux orifices des uretères à la partie supérieure, celui de l'urèthre à la partie inférieure. Les uretères perforent obliquement la paroi vésicale en formant une saillie de la muqueuse (*bourrelet urétéral*), c'est la valvule de l'uretère ; les deux replis muqueux des valvules convergent l'un vers l'autre comme les deux uretères. Ces replis se continuent sur la paroi vésicale pour se perdre dans le voisinage de l'orifice uréthral. Entre l'orifice gauche et l'orifice droit, s'étend un repli arciforme en forme de bourrelet [*bourrelet inter-urétéral*], c'est également un prolongement des valvules.

Tous ces replis délimitent un triangle à côtés égaux, aux angles duquel se trouvent les trois orifices en question. La base du triangle est en arrière ; son sommet en bas et en avant (orifice de l'urèthre). La surface triangulaire est lisse, même quand la vessie se contracte. Ce triangle est connu sous le nom de *trigone vésical de Lieutaud* (*).

Les orifices des deux uretères se présentent sous la forme de petites fentes taillées en biseau et dirigées obliquement sur le repli muqueux (*valvule de l'uretère*).

On trouve habituellement au sommet du trigone une petite saillie mamelonnée et longitudinale, s'étendant jusqu'à l'orifice uréthral : c'est la *luette vésicale*, elle se soulève dans la lumière de l'urèthre et donne à ce dernier un aspect falciforme.

La *paroi vésicale* comprend :

Une muqueuse ;

Une musculeuse ;

Une séreuse.

Cette dernière ne revêt que la partie supérieure de la vessie jusqu'au sommet et la portion supérieure des parois latérales. Le revêtement péritonéal s'étend de la paroi postérieure de la vessie sur le rectum chez l'homme, sur l'utérus (face antérieure) chez la

---

(*) Le col de la vessie est la portion du trigone correspondant à l'orifice uréthral et à la prostate.

femme. Le péritoine arrive chez l'homme entre les ampoules des canaux déférents. (Cf. ci-dessous.)

Le péritoine n'adhère que lâchement sur les parois vésicales latérales, il se fixe par contre assez solidement à la partie moyenne.

La région inférieure des parois latérales, la paroi antérieure et le fond sont complètement dépourvus de péritoine.

L'espace prévésical, situé entre la vessie et la symphyse, est rempli par du tissu adipeux.

La surface entière de la vessie est enveloppée d'une membrane fibreuse reposant sur la musculature; cette membrane forme le *fascia vésical*, qui n'est autre chose qu'une partie du feuillet viscéral de la couche fibreuse du bassin. (Cf. ci-dessous.)

La *musculature* de la vessie est d'une épaisseur considérable quand cette dernière est vide (environ un centimètre). Mais à l'état de plénitude elle peut être si fortement distendue que les faisceaux musculaires s'écartent les uns des autres.

Cette tunique musculaire se compose de trois couches :

La couche externe, composée de fibres longitudinales, est renforcée par deux faisceaux, reliant la vessie au voisinage. Le *muscle pubo-vésical* est un faisceau aplati s'étendant de la face postérieure du pubis (à côté de la symphyse) et de l'extrémité de l'arcus tendineus du fascia pelvien jusqu'au fond vésical. Ce muscle est une partie du *ligament pubo-prostatique* (pubovésical chez la femme; Cf. ci-dessous). Le *muscle recto-vésical* n'existe que chez l'homme. Il relie la couche musculaire longitudinale à la tunique musculaire externe et se trouve entre les feuillets du cul-de-sac recto-vésical (Cf. ci-dessous).

La couche moyenne est la plus développée des trois, elle est formée par des faisceaux de fibres circulaires, se superposant assez régulièrement sans discontinuité; ces faisceaux ont en haut une direction plutôt oblique, en bas transversale. Cette couche s'épaissit tout autour de l'orifice uréthral postérieur ou interne, en formant l'anneau uréthral désigné sous le nom de *sphincter vésical*.

La couche interne est une musculature plexiforme; la direction principale des fibres est longitudinale; elle se trouve immédiatement au-dessous de la muqueuse.

L'*uretère* possède même, à l'intérieur de la paroi vésicale (portion intrapariétale de l'uretère), une musculature propre, se composant de faisceaux de fibres longitudinales. Ces faisceaux musculaires traversent obliquement les couches musculaires de la vessie et vont se perdre dans la paroi du trigone, qui se distingue par une musculature très développée. L'uretère perfore la paroi vésicale sous un angle très aigu et, suivant l'état de distension de la vessie, il se confond avec la paroi de cette dernière, conservant ainsi sa tunique adventice jusqu'à son orifice.

Le repli muqueux, résultant de ce trajet oblique de l'uretère dans la paroi vésicale, joue le rôle d'une valvule, d'où son nom : *valvule de l'uretère*. Cette valvule est maintenue fermée par la pression de l'urine contenue dans le réservoir vésical, et s'ouvre par les contractions de la musculature de l'uretère.

La *muqueuse vésicale* est, sur le vivant, d'un rouge vif (image vue au cystoscope); à l'état de vacuité de l'organe, la muqueuse forme de gros replis (dans la région du trigone excepté); ces plis disparaissent entièrement quand la vessie est pleine.

Cette muqueuse possède quelques follicules lymphatiques, mais point de glandes propres (*).

La vessie contient, quand elle est remplie, environ un litre de liquide, normalement elle ne contient pas plus de cinq cents centimètres cubes; elle n'est jamais complètement vide et contient, même à l'état de contraction, environ cinquante centimètres cubes d'urine.

La vessie reçoit ses *artères* de la vésicule supérieure et de l'inférieure, toutes deux de l'hypogastrique; l'inférieure provient directement de cette dernière, la supérieure par l'intermédiaire de l'artère ombilicale.

Les *veines* de la vessie forment différents plexus dans les parois vésicales et se jettent dans le plexus pubien (*plexus honteux*) et vésico-prostatique.

Les *lymphatiques* se rendent aux petits ganglions de la vessie (ganglions vésicaux) et en partie aux ganglions iliaques.

Les *nerfs* de la vessie proviennent en grande partie du sympathique et quelques-uns des 3e et 4e nerfs sacrés. Ces différentes branches nerveuses constituent le plexus vésical.

La vessie tire son origine de la partie inférieure de l'allantoïde.

CAPSULES SURRÉNALES

Les *capsules surrénales* sont des glandes paires, situées au-dessus des reins.

Les rapports du rein avec la capsule surrénale se bornent à de simples rapports de contiguïté, c'est-à-dire qu'elle est au rein ce que le thymus est à l'appareil respiratoire. Ce sont des glandes à sécrétion interne.

Les capsules surrénales sont aplaties, irrégulières, de forme assez variable. Il est fréquent de trouver, entre les deux capsules de chaque côté, des différences assez considérables.

La capsule gauche se présente sous la forme d'un croissant à courbe légère; la droite est triangulaire avec un sommet supérieur.

On considère à chacune deux faces : l'une antérieure, l'autre postérieure. Toutes deux sont irrégulières et séparées par un bord supérieur.

La *face inférieure*, regardant un peu en arrière et en dehors, répondant au rein, est considérée comme la base de la capsule; elle est légèrement concave.

On distingue encore un bord interne et un sommet (surtout pour la capsule droite).

La *face antérieure* présente, à sa partie inférieure, un léger sillon, constituant le *hile* de la capsule surrénale, livrant passage aux vaisseaux et aux nerfs.

La surface de la capsule est légèrement mamelonnée et de couleur blanc jaunâtre.

Le parenchyme se divise en *substance corticale* et en *substance médullaire*. Cette dernière est plus épaisse au milieu que la substance corticale.

La consistance du tissu surrénal est extrêmement friable et se putréfie très rapidement après la mort (**).

La capsule surrénale répond aux organes suivants : en premier lieu au rein, sur lequel elle repose (des faisceaux conjonctifs relient ces deux organes). La capsule surrénale droite se

---

(*) Pour plus de détails sur la structure microscopique de la vessie, Cf. l'*Atlas-Manuel d'histologie* de SOBOTTA et MULON.

(**) Pour plus de détails sur la structure microscopique de la capsule surrénale, Cf. l'*Atlas-Manuel d'histologie* de SOBOTTA et MULON.

trouve plus sur l'extrémité supérieure du rein, la gauche plus sur le bord interne. La face interne des capsules répond au muscle diaphragme (région lombaire).

La capsule gauche est en rapport avec la rate, la queue du pancréas, les vaisseaux spléniques.

La droite répond au foie, et se trouve reliée à ce dernier par des faisceaux fibreux assez résistants. Elle forme l'empreinte surrénale; la capsule droite répond encore à la veine cave inférieure.

La capsule surrénale est relativement très grosse chez le fœtus et le nouveau-né. Plus tard elle ne continue pas à s'accroître en proportion des autres organes.

On trouve souvent des *capsules surrénales accessoires* dans le voisinage de l'organe, parfois très éloignées, en particulier vers des organes génitaux, et surtout dans le ligament large et sur l'épididyme. Ces capsules accessoires ne sont souvent que des glandes microscopiques possédant aussi une substance corticale et une substance médullaire.

Les artères des capsules surrénales proviennent de l'artère surrénale ou capsulaire moyenne, et en partie indirectement comme la capsulaire supérieure, qui est une branche de la diaphragmatique inférieure, et la capsulaire inférieure provenant de la réna'e.

Les *veines* capsulaires se rendent ou bien directement dans la veine cave inférieure, ou bien dans la veine rénale.

Tous les nombreux rameaux nerveux sont fournis par le sympathique.

On ne connaît pas encore suffisamment l'évolution de la capsule surrénale. Il semble pourtant que le développement de la substance médullaire est en rapport avec celui du système nerveux sympathique, et que la substance corticale dérive du mésoderme.

APPAREIL GÉNITAL

Les organes génitaux présentent, dans les deux sexes, des différences essentielles ; mais ils n'en dérivent pas moins d'une ébauche unique et indifférente. Le canal de Wolff s'atrophie chez la femme ; chez l'homme, c'est le canal de Müller qui disparaît.

On ne peut pas diviser les organes génitaux en externes et internes d'une façon très tranchée.

La partie essentielle est représentée par la glande fournissant ou le sperme (homme) ou l'ovule (femme), le reste des organes représente les conduits excréteurs. Le testicule est la glande sexuelle mâle, les canaux excréteurs se composent de l'épididyme, du canal déférent et de la vésicule séminale.

La glande sexuelle femelle est représentée par l'ovaire, les conduits excréteurs par la trompe, l'utérus et le vagin.

Outre les glandes sexuelles et leurs canaux excréteurs, on trouve dans les deux sexes le sinus uro-génital, contenant à la fois les orifices génitaux et urinaires. Il y a encore des glandes annexes faisant partie du système génital.

Développement du système uro-génital (*).

La première ébauche du système uro-génital est représentée par le *corps de Wolff*. Ce dernier dérive de l'épithélium du cœlome (revêtement épithélial du mésoderme, recouvrant les parois de la cavité abdominale embryonnaire) et ne fonctionne que peu de temps chez l'embryon humain, plus longtemps chez les embryons d'autres mammifères. Le rôle du corps de Wolff est de sécréter l'urine.

Cet organe embryonnaire est formé par une série de petits canaux urinifères, munis d'un glomérule et d'un canal excréteur, désigné sous le nom de *canal de Wolff*. Ce dernier débouche dans une évagination de l'intestin terminal, formant l'allantoïde.

On divise le corps de Wolff en une partie supérieure ou génitale et une partie inférieure ou urinaire. La première devient dépendante des organes génitaux (3e mois) formant, chez l'homme, l'*épididyme* ; il régresse chez la femme et persiste sous forme de parovaire (*époophoron*), qui occupe le ligament large. (Cf. ci-dessous.)

La partie urinaire du corps de Wolff régresse, peu après la formation du rein définitif, et ne se retrouve dans les deux sexes que sous forme d'organes rudimentaires. Il forme chez la femme le paroophore, le paradidyme chez l'homme. (Cf. ci-dessous.)

Le canal de Wolff fournit le *canal déférent* chez l'homme. Il s'atrophie complètement

---

(*) Seuls les points les plus importants du développement du système uro-génital seront traités ici. Pour plus de détails, Cf. *Traités d'embryologie.*

chez la femme et disparaît, son extrémité inférieure est encore visible sur des fœtus âgés, sur les côtés latéraux de l'utérus et du vagin (*canaux de Gärtner* des mammifères).

Le *canal de Müller* apparaît un peu plus tard, il dérive également de l'épithélium du cœlome. Il est situé de chaque côté du canal de Wolff et débouche, par une extrémité infundibuliforme, dans le cœlome (cavité abdominale future) avec lequel il reste en communication.

Les extrémités inférieures des deux canaux se réunissent, un peu avant d'aboutir dans l'allantoïde.

Le canal de Müller disparaît presque entièrement chez l'homme, sa partie inférieure constitue l'*utricule prostatique*. (Cf. ci-dessous.)

Chez la femme, le canal de Müller continue à se développer. L'extrémité supérieure reste en communication avec la cavité abdominale et forme la trompe utérine. La partie inférieure s'unit avec celle du canal de l'autre côté et, en se développant beaucoup, forme l'utérus et le vagin. (Cf. ci-dessous.)

L'ébauche indifférente des glandes sexuelles dérive également de l'épithélium du cœlome; elle devient le testicule chez l'homme et l'ovaire chez la femme.

Au commencement du développement, les deux ébauches des canaux de Müller et de Wolff se trouvent l'une à côté de l'autre. Et ce n'est qu'au moment de la différenciation du sexe que l'un des deux s'atrophie.

L'ébauche rénale s'observe de bonne heure chez l'embryon humain (5e semaine), sous la forme d'une évagination de la portion inférieure du canal de Wolff, un peu avant la termiminaison de ce dernier dans l'allantoïde. C'est la première ébauche de l'uretère et du bassinet.

D'après les dernières recherches, la substance médullaire du rein définitif se développerait aux dépens du bassinet. La substance corticale résulte de la transformation d'une portion du corps de Wolff. Le rein est donc formé par deux parties différentes, ne formant que plus tard un organe unique.

Canal de Wolff, canal de Müller et utérus primitifs débouchent tous dans une évagination de l'intestin terminal. Le système uro-génital du fœtus se trouve donc tout entier en communication avec le canal intestinal (portion inférieure) séparé de l'extérieur par la membrane cloacale. (Cf. ci-dessus.) Un cordon, oblitéré à son extrémité supérieure, s'élève du sommet de l'allantoïde jusqu'à l'ombilic, c'est l'*ouraque*; il s'oblitère complètement et forme alors le *ligament ombilical médian*. (Cf. ci-dessus.)

L'allantoïde n'est que rudimentaire chez l'homme, elle contribue à former la vessie urinaire.

La portion inférieure de l'intestin, fermée par la membrane cloacale et d'où part l'allantoïde, donnera naissance au cloaque. Ce dernier est une cavité où débouchent le canal intestinal et les canaux excréteurs du système uro-génital, elle communique avec l'extérieur, après disparition de la membrane cloacale. L'intestin et le système uro-génital ont ainsi un orifice commun (') appelé *orifice cloacal*.

Une cloison sépare la portion terminale de l'intestin, des organes génito-urinaires : c'est

---

(') La membrane cloacale ne disparaît, chez l'embryon humain, qu'après la division du cloaque en deux parties. La membrane du sinus uro-génital disparaît avant celle de l'anus.

l'ébauche du périnée. L'intestin aboutit maintenant à l'anus, les organes génito-urinaires dans le sinus uro-génital.

L'anus se trouve séparé de ce dernier par le périnée. Les canaux de Wolff et de Müller débouchent dans le sinus uro-génital (à moins que l'un des deux ait déjà disparu pendant ces nouvelles différenciations (Cf. ci-dessus), ainsi que l'urètre féminin ou la partie supérieure de l'urèthre masculin (au-dessus de l'orifice du canal sexuel).

Le sinus uro-génital demeure dans cet état, chez la femme, et forme le vestibule du vagin. Chez l'homme, il forme, avec les parties génitales externes, l'urèthre masculin.

L'ébauche des parties génitales se présente dans les premiers temps à l'état indifférent.

La première trace des organes génitaux externes se forme, en avant de la membrane cloacale, sous l'aspect d'une petite saillie conique, le tubercule génital et les replis génitaux, délimitant le sillon génital. Deux bourrelets les bordent latéralement et se perdent dans la région anale; ils se réunissent en avant du tubercule génital. Dans le sexe féminin le tubercule génital formera le *clitoris*, les *bourrelets génitaux* des *grandes lèvres*, et les *replis génitaux* des *petites lèvres*. Le sinus uro-génital s'ouvre dans le sillon génital.

Les ébauches de l'appareil masculin subissent des changements beaucoup plus considérables : les deux bourrelets s'unissent en formant le *scrotum*, la ligne de réunion est indiquée par le raphé.

Le *pénis* résulte du tubercule génital, le sillon génital disparaît jusqu'à l'orifice urétral externe. Le sinus uro-génital s'allonge considérablement et s'ouvre à l'extérieur, par l'orifice de l'urèthre. Les replis génitaux donnent naissance au frein du gland. Les fentes de la face inférieure du pénis résultent de la fermeture incomplète du sillon génital.

La première ébauche du corps de Wolff et de la glande génitale, se trouve à la paroi abdominale postérieure, à l'endroit où se trouveront plus tard les reins.

Dans l'un et l'autre sexe, se produit une descente de la glande génitale. Cette descente se produit grâce à des rapports inégaux de croissance et à un faisceau musculaire rattachant le corps de Wolff à la région inguinale, c'est le *ligament inguinal du corps de Wolff*. Ce dernier s'insère plus tard sur la glande génitale en prenant le nom de *gubernaculum testis* ou *ovarii* (de Hunter).

La migration de l'ovaire n'a lieu que jusque dans le petit bassin où le ligament inguinal forme le *ligament utéro-ovarien* et le *ligament rond*.

La migration du testicule est beaucoup plus considérable. Une petite dépression du péritoine se forme au-devant de lui, le cône inguinal ou processus vaginal. Le testicule est ainsi attiré par le ligament inguinal et le cône inguinal, jusqu'à l'anneau de même nom (Cf. ci-dessous). Ensuite il pénètre avec le processus vaginal dans le canal inguinal et arrive dans le scrotum. Le testicule, avec son processus vaginal, pousse au-devant de lui la musculature de l'abdomen (muscle petit oblique) formant le *crémaster* et le *fascia transversalis*, donnant naissance à la tunique vaginale commune. (Cf. ci-dessus.)

Les vaisseaux et les nerfs suivent naturellement le testicule dans sa descente, ainsi que son canal excréteur (canal déférent). Ces derniers forment le *cordon spermatique*.

La migration du testicule s'accomplit graduellement et ne se termine guère avant le dernier mois de la vie fœtale. Le processus vaginal s'oblitère, en dehors du canal inguinal et forme un cordon fibreux, le rudiment du processus vaginal (dans la région du cordon).

Les autres parties du système uro-génital, telles que les glandes, etc., se forment secondairement et comme d'habitude, à l'état indifférent ; les parties correspondantes dans les deux sexes sont les suivantes :

ÉTAT EMBRYONNAIRE INDIFFÉRENT.	SEXE MALE.	SEXE FÉMININ.
Glande génitale.	**Testicule.**	**Ovaire.**
Corps de Wolff.		
PARTIE GÉNITALE.	Épididyme.	Époophoron.
PARTIE URINAIRE.	Paradidyme.	Paroophoron.
LIGAMENT INGUINAL DU CORPS DE WOLFF.	Cordon spermatique.	Ligament utéro-ovarien. Ligament rond.
CANAL DE WOLFF.	Canal déférent.	Disparaît complètement.
CANAL DE MULLER.	Utricule prostatique.	Trompe utérine, utérus et vagin.
TUBERCULE GÉNITAL.	Pénis.	Clitoris.
REPLIS GÉNITAUX.	Frein du gland.	Petites lèvres.
BOURRELETS GÉNITAUX.	Scrotum.	Grandes lèvres.
SINUS URO-GÉNITAL.	Urèthre masculin (jusqu'à sa portion supérieure).	Vestibule du vagin ou uro-génital.
	Glandes bulbo-uréthrales.	Glandes du vestibule.
	Corps caverneux de l'urèthre.	Bulbe du vestibule.
	Prostate.	
	Vésicule séminale.	

APPAREIL GÉNITAL DE L'HOMME

Les organes génitaux de l'homme comprennent :

Les deux testicules,
Les épididymes,
Les canaux déférents,
Les vésicules séminales,
La prostate,
L'urèthre,
Les cordons spermatiques,
Les glandes de Cowper,
Les glandes bulbo-uréthrales,
Le pénis,
Le scrotum.

[On les groupe en deux classes : organes génitaux internes et organes génitaux externes, selon qu'ils sont apparents ou non.]

ORGANES GÉNITAUX INTERNES

Les parties internes des organes génitaux de l'homme ne sont pas nettement séparées des externes.

Les parties externes comprennent :

Le testicule,
L'épididyme et le cordon spermatique.

Les parties internes comprennent :

La vésicule séminale,
La prostate,
Les glandes bulbo-uréthrales et une portion de l'urèthre.

Testicule et épididyme.

Le *testicule* est une glande paire, ellipsoïde mais aplatie dans le sens transversal, de couleur blanc bleuâtre et occupant le scrotum, enveloppée dans une séreuse.

On distingue au testicule une extrémité supérieure, une extrémité inférieure, une face externe et une face interne. Les deux faces sont séparées l'une de l'autre par deux bords, l'un antérieur, l'autre postérieur.

Le testicule présente une surface convexe et unie.

L'axe du testicule suit une direction oblique de haut en bas, d'avant en arrière et de dehors en dedans. Le bord antérieur regarde un peu en arrière, le bord postérieur en haut. La face interne est dirigée un peu en avant, l'externe en arrière.

Le testicule (en outre du feuillet viscéral de la tunique vaginale) est entouré par une membrane fibreuse et résistante : l'*albuginée,* donnant à la glande son aspect blanchâtre et sa résistance. Elle est plus fine sur le bord postérieur ; c'est par là que pénètrent les vaisseaux et les nerfs du testicule en traversant l'albuginée. Le bord postérieur est par conséquent rattaché au cordon, l'antérieur est libre.

C'est sur le premier qu'on trouve le médiastin du testicule (*corps d'Highmore*), revêtant la forme d'une pyramide dont la base répond à la périphérie et le sommet s'avance dans le testicule ; il est traversé par les vaisseaux et les canaux spermatiques. Le corps d'Highmore occupe la partie moyenne du bord postérieur. Par son sommet, il donne naissance à un système de cloisons, se dirigeant en rayonnant vers la périphérie (*cloisons testiculaires*). Ces cloisons délimitent les différents lobules du testicule (*).

Les lobules du testicule contiennent les canalicules ou *tubes séminifères*.

Ces derniers, fortement flexueux et pelotonnés sur eux-mêmes, sont de longs canalicules blanchâtres et visibles à l'œil nu. Arrivés dans le corps d'Highmore, ils donnent naissance à des *canaux droits* (tubes droits), formant le *rete testis de Haller*.

Enfin, de la base du corps d'Highmore, s'échappent les *canaux efférents* du testicule, au nombre de dix ou quinze, qui se rendent dans l'épididyme.

[On voit donc, en somme, que le testicule est entouré d'une enveloppe résistante, l'albuginée, qui envoie des prolongements dans l'intérieur de la glande, de façon à la cloisonner en loges : ces cloisons se rencontrent toutes sur le bord postérieur de l'organe, où elles forment un épaississement fibreux, une véritable cloison parallèle au grand axe du testicule : c'est le corps d'Highmore ou médiastin du testicule.

Dans chaque loge, on trouve les éléments glandulaires qui sont de deux ordres : les canaux sécréteurs ou tubes séminifères, et des tubes excréteurs leur faisant suite. Les tubes séminifères sont pelotonnés sur eux-mêmes, les tubes excréteurs leur faisant suite sont rectilignes : ce sont les tubes droits qui pénètrent dans le corps d'Highmore. Leur réunion forme ce qu'on appelle le *rete testis*.

A l'extrémité supérieure du corps d'Highmore, ce rete testis donne naissance à dix ou quinze vaisseaux efférents qui se rétrécissent, décrivent des circonvolutions multiples, sans anastomoses, et forment par leur pelotonnement de petits cônes (*cônes efférents*) qui se jettent dans un canal unique dont ils forment la tête (canal de l'épididyme).]

L'*épididyme* est un corps allongé en massue ou en cornue, revêtant, à la partie moyenne, l'aspect d'un prisme triangulaire ; son extrémité supérieure est arrondie.

L'épididyme repose sur le bord postérieur du testicule. On lui distingue trois portions sans limites nettes : la tête, le corps et la queue de l'épididyme.

La tête est beaucoup plus grosse que le corps. Son extrémité supérieure arrondie regarde en dedans et repose, par sa face postérieure, sur l'extrémité supérieure du testicule, entrant en contact avec l'albuginée de ce dernier par une face concave.

Le corps de l'épididyme représente la partie la plus étroite de l'organe ; il est nettement prismatique et adhère fortement par son bord antérieur au bord postérieur du testicule et à la partie voisine de la face externe de ce dernier. A part son corps, l'épididyme, mobile sur le testicule, en est séparé par le sinus épididymaire (Cf. ci-dessous).

(*) Pour plus de détails sur la structure microscopique du testicule et de l'épididyme, Cf. l'*Atlas-Manuel d'histologie* de SOBOTTA et MULON.

La queue présente une courbe légère, elle est plus grosse que le corps, elle repose sur l'extrémité inférieure du testicule et se coude brusquement en arrière, pour se continuer avec le canal déférent.

L'épididyme, plus allongé que le testicule, présente une courbe assez prononcée. Il est postéro-externe par rapport au testicule. Le feuillet viscéral de la vaginale recouvre la face convexe de la tête, toute la face externe, une partie de la face antérieure du corps et la face externe de la queue (Cf. ci-dessous).

La tête présente quelques sillons transversaux ; à part cela, la surface épididymaire est parfaitement lisse.

La tunique vaginale, revêtant l'épididyme, est sensiblement plus mince que celle du testicule.

Les vaisseaux efférents du testicule pénètrent dans la tête de l'épididyme, en formant les cônes efférents, dont la base correspond au corps d'Highmore, le sommet à la tête de l'épididyme. (Pour plus de détails, Cf. *loc. cit.*)

Les cônes efférents (*lobuli epididymis*) aboutissent dans le canal épididymaire, se présentant sous la forme d'un conduit allongé et cylindrique. Le corps et la queue de l'épididyme sont le résultat des nombreuses flexuosités du conduit épididymaire ; ces dernières sont réunies les unes aux autres par des faisceaux conjonctifs. Le conduit épididymaire se continue, sans ligne de démarcation nette, avec le canal déférent.

La *tunique vaginale* est une membrane séreuse enveloppant le testicule et l'épididyme.

Cette séreuse est une évagination du péritoine, se séparant complètement de la grande cavité péritonéale et formant à chaque testicule une enveloppe séreuse propre (Cf. ci-dessous).

On lui distingue, comme à toute séreuse, un feuillet pariétal et un feuillet viscéral. Testicule et épididyme s'invaginent dans ce feuillet viscéral d'arrière en avant, de telle façon que le testicule est tapissé en entier par ce dernier et l'épididyme en partie seulement (Cf. ci-dessus).

La séreuse forme des replis entre le testicule et son épididyme, un repli supérieur, formant le *ligament épididymaire supérieur*, à la base de la tête ; un repli inférieur, *ligament épididymaire inférieur*, à la limite entre le corps et la queue. Ces deux replis délimitent une cavité en forme de fente, désignée sous le nom de *sinus épididymaire*. La cavité séreuse, relativement spacieuse, contient une certaine quantité de liquide séreux.

On rencontre, sur le testicule ou sur l'épididyme, un certain nombre de formations accessoires, appendices testiculaires presque toujours recouverts par la vaginale. Généralement, on en trouve une sur le testicule et une autre sur l'épididyme.

L'*hydatide sessile de Morgagni* est la plus constante ; elle s'implante sur l'extrémité supérieure du testicule et se trouve recouverte par la tête de l'épididyme. C'est un corps de consistance plus ou moins résistante, se présentant sous la forme d'une saillie ovalaire ou aplatie.

Les parois de la cavité sont revêtues d'un épithélium cilié ; c'est l'homologue, chez l'homme, du pavillon de la trompe utérine (Cf. ci-dessus).

L'*hydatide pédiculée de Morgagni* est moins fréquente ; elle est fixée à la tête de l'épididyme, sous la forme d'un corps ovale avec un court pédicule. C'est probablement, comme le canal aberrant supérieur (corps de Wolff) (Cf. ci-dessous), un cône efférent rudimentaire.

Le *paradidyme* [qu'on appelle encore *organe de Giraldès*], situé sur la tête épididymaire, dans le cordon spermatique (Cf. ci-dessous), n'est autre chose que le reste de la partie inférieure du corps de Wolff (Cf. ci-dessus). Il se présente sous la forme d'un canal enroulé, visible seulement chez l'enfant. Il ne faut pas confondre ce dernier avec le vas aberrans supérieur, représentant un cône efférent qui se termine en cul-de-sac. Il est en relation seulement avec le testicule et non pas avec l'épididyme.

Il est tout à fait inconstant. On trouve plus souvent le canalicule aberrant inférieur, qui est le reliquat d'un canalicule du corps de Wolff.

Il est représenté par un appendice en cul-de-sac, à direction ascendante le long du corps de l'épididyme.

Les *artères* du testicule et de l'épididyme proviennent, en premier lieu, de la spermatique dont la branche terminale est l'artère testiculaire; en second lieu, de l'artère déférentielle, branche de l'hypogastrique.

La spermatique et la déférentielle se trouvent dans le cordon. Le long trajet et l'origine élevée de la spermatique s'expliquent par la descente du testicule (Cf. ci-dessus). La spermatique vascularise en entier le testicule et la tête de l'épididyme.

La déférentielle se rend au corps et à la queue de l'épididyme et s'anastomose avec les branches de la spermatique.

Les *veines* forment le *plexus pampiniforme* sur la face postérieure du testicule et du cordon spermatique. Elles se jettent dans la veine spermatique, d'autres vont aboutir à l'épigastrique inférieure.

Les nombreux *lymphatiques* des testicules se rendent aux ganglions lombaires en accompagnant les veines.

Les *nerfs* sont des rameaux du sympathique et forment un plexus le long des artères.

Canal déférent. — Vésicule séminale et canaux éjaculateurs.

Le *canal déférent* est le conduit excréteur proprement dit du testicule.

C'est un canal cylindrique, long de quarante centimètres environ, allant de la queue de l'épididyme jusqu'à la portion prostatique de l'urèthre. Il est la suite directe du canal épididymaire, qu'il longe d'abord parallèlement, passe ensuite dans le cordon (Cf. ci-dessous), traverse le canal inguinal, pénètre dans le petit bassin, où il s'élargit pour former l'ampoule du canal déférent et débouche enfin dans l'urèthre (portion prostatique).

Le canal déférent présente un calibre beaucoup plus étroit que le canal de l'épididyme, ses parois, par contre, deviennent beaucoup plus épaisses.

Elles se composent d'une muqueuse très fine, et d'une couche musculaire bien développée. La dernière varie suivant les régions, on peut lui distinguer trois couches : externe, moyenne et interne. C'est la musculature lisse la plus développée de tous les organes génitaux masculins. Le canal déférent présente une consistance ferme (cartilagineuse) (*).

La portion initiale du canal déférent, située sur le bord postérieur du testicule, présente de légères flexuosités et se dirige presque en droite ligne vers l'extrémité supérieure du testicule.

(*) Pour plus de détails sur la structure anatomique du canal déférent, Cf. l'*Atlas-Manuel d'histologie* de SOBOTTA et MULON.

Il se coude à cet endroit, en formant un angle obtus, pour pénétrer alors dans le cordon.

Le *cordon spermatique* est arrondi, aplati et de l'épaisseur du petit doigt, sa longueur mesure quinze à vingt centimètres, et sa consistance est assez molle. Il s'étend de l'anneau inguinal interne (anneau inguinal profond) (Cf. ci-dessous) (*) jusqu'à l'extrémité supérieure du testicule et renferme le canal déférent, les lymphatiques, les nerfs et les vaisseaux du testicule.

Les veines forment, dans le cordon, le plexus pampiniforme.

Les artères sont la spermatique et la déférentielle.

Les nerfs forment le plexus spermatique. Les vaisseaux occupent la partie antéro-externe, le canal déférent la partie postéro-interne.

On trouve encore dans le cordon le vestige du canal vagino-péritonéal (Cf. ci-dessus), le paradidyme (Cf. ci-dessus) et des fibres musculaires lisses formant le crémaster interne. Le tout est entouré par une membrane du tissu cellulo-graisseux lâche, par le crémaster externe (Cf. ci-dessus), par le fascia crémastérien (Cf. ci-dessous) et par la tunique vaginale (Cf. ci-dessous).

[Si on fait une coupe du cordon, de façon à se rendre compte de la façon dont ses éléments sont disposés, on voit que le contenu du cordon peut se décomposer en deux masses :

Une masse antérieure comprenant l'artère spermatique, les veines spermatiques antérieures des rameaux nerveux et des lymphatiques ; le tractus conjonctif, reliquat du canal vagino-péritonéal oblitéré, du tissu cellulo-graisseux enveloppant le tout et entouré d'une membrane cellulaire enveloppante.

Une masse postérieure contenant : les artères déférentielle et funiculaire, le canal déférent, les trois ou quatre veines spermatiques postérieures, des nerfs et des lymphatiques, des fibres musculaires lisses, appliquant le paquet postérieur contre l'enveloppe fibro-musculaire et contenant le crémaster interne de Henle.

Les nerfs du cordon se répartissent en deux groupes, un groupe antérieur composé des grand et petit abdomino-génitaux et un groupe postérieur formé du génito-crural. La situation de ces nerfs a prêté à discussion : pour Tillaux, les nerfs siègent en dedans de l'enveloppe fibreuse ; pour Blaise, les nerfs siègent en dehors.]

Le canal déférent pénètre par le canal inguinal, jusqu'à l'anneau interne de même nom, en cet endroit il se trouve immédiatement au-dessous du feuillet pariétal du péritoine et accompagne quelque temps les vaisseaux spermatiques, puis il se dévie et plonge dans le petit bassin. Les éléments sont donc dissociés à partir de l'anneau inguinal interne.

Les vaisseaux spermatiques abandonnent brusquement le canal déférent ; ce dernier, recouvert par le feuillet pariétal du péritoine, longe la paroi du petit bassin, presque jusqu'au plancher du périnée. Il arrive alors sur les côtés latéraux du bas-fond vésical, suivant une direction postéro et inféro-interne. Sa portion terminale longe la face externe de la vessie et se trouve revêtue par le feuillet viscéral du péritoine. Arrivé sur la portion inférieure de la paroi vésicale postérieure (près du bas-fond vésical), le canal déférent croise l'uretère en passant en avant et en dedans de lui.

(*) Ce n'est qu'en dehors du canal inguinal que le cordon spermatique possède toutes ses enveloppes et qu'il se trouve par conséquent tout à fait complet.

Cette portion rétro-vésicale du cordon s'élargit en une ampoule fusiforme : *l'ampoule du canal déférent*. La surface de cette dernière est plus ou moins bosselée.

L'intérieur présente de nombreux replis muqueux s'anastomosant entre eux et assez saillants.

Entre ces plis se trouvent des dépressions ou aréoles très variables (diverticules ampullaires). Ces ampoules se rétrécissent à leur partie inférieure.

Les ampoules des canaux déférents longent les vésicules séminales (Cf. ci-dessus) et ne sont que peu éloignées de la ligne médiane (quelques millimètres). Le grand diamètre des ampoules mesure environ un centimètre, leur longueur est de trois à quatre centimètres.

Les *vésicules séminales* sont des corps allongés, mesurant quatre à cinq centimètres de longueur, deux de large et un centimètre d'épaisseur ; elles sont aplaties d'avant en arrière et situées de chaque côté des ampoules, comme deux gros culs-de-sac.

[Elles sont presque horizontales, mais leur direction varie avec l'état de réplétion de la vessie, devenant de plus en plus voisine de la verticale à mesure que la vessie se distend.]

Leur extrémité supérieure forme le corps de la vésicule, en bas, elle se rétrécit en formant le canal excréteur de la vésicule séminale. Sa surface externe est irrégulièrement bosselée.

Les vésicules séminales se trouvent au-dessus de la prostate, et en arrière de la vessie, à laquelle elles adhèrent étroitement, elles longent le côté externe des ampoules du canal déférent. Le sommet de chaque vésicule se trouve en dedans et au-dessous des uretères.

La face postérieure répond au rectum, dont elle est séparée par du tissu cellulo-graisseux et le péritoine.

Ce dernier recouvre le tiers supérieur de la vésicule, qui se trouve ainsi séparée du rectum par le cul-de-sac recto-vésical.

Les vésicules séminales sont enveloppées dans une capsule commune fibreuse ; leurs extrémités inférieures sont convergentes, les supérieures sont séparées par une distance de six centimètres environ.

Chaque vésicule séminale se compose en somme d'un canal terminé en cul-de-sac, infléchi et pelotonné sur lui-même. Des faisceaux conjonctifs unissent les nombreuses flexuosités ensemble. La structure des vésicules correspond sans cela exactement à celle des canaux déférents.

Le *canal éjaculateur* résulte de la réunion de l'ampoule du canal déférent avec le canal excréteur de la vésicule ; il va déboucher dans l'urèthre.

Il pénètre dans la prostate (Cf. ci-dessous), se rétrécit considérablement (un à deux dixièmes de millimètre) et chemine obliquement d'arrière en avant, dans le tissu de la prostate, ses parois se confondent avec le tissu prostatique dans le voisinage de l'utricule. Les deux canaux éjaculateurs convergent vers la ligne médiane et débouchent l'un à côté de l'autre sur le vérumontanum (Cf. ci-dessus).

Le canal déférent reçoit l'artère déférentielle, branche de l'hypogastrique (directement ou indirectement). Elle fournit une partie des rameaux artériels se rendant à la vésicule séminale et à l'ampoule du canal déférent, les autres proviennent de la vésicule inférieure et de l'hémorroïdale moyenne.

Les veines déférentielles dépendent, en partie, du plexus pampiniforme, en partie, des plexus veineux séminal et vésico-prostatique, et des veines vésicales. Les veines de la vésicule séminale forment un plexus spécial.

Les lymphatiques du canal déférent se rendent aux mêmes ganglions lymphatiques que ceux du cordon et de la vésicule séminale, c'est-à-dire aux ganglions hypogastriques (vésicules) et lombaires (cordon).

Les rameaux nerveux du canal déférent et des vésicules séminales proviennent du plexus sympathique hypogastrique.

Urèthre chez l'Homme. — Prostate. — Glandes de Cowper.

L'urèthre de l'homme est un conduit long de dix-huit à vingt-deux centimètres en forme d'S.

Il commence à l'orifice uréthral interne (Cf. ci-dessus) et se termine à l'orifice externe, à l'extrémité libre du pénis. Il est parcouru exclusivement par l'urine, dans une petite partie, s'étendant de la vessie au vérumontanum. Cette portion correspond à l'urèthre de la femme. Mais en avant du vérumontanum, il livre passage au sperme et à l'urine. Cette portion est de beaucoup la plus longue. On distingue à l'urèthre masculin trois portions :

La portion prostatique ;

La portion membraneuse ;

La portion caverneuse.

La *prostate* située au-dessous de la vessie [au-dessus de l'aponévrose moyenne du périnée] est un organe musculo-glandulaire.

On la compare à une châtaigne ; elle présente une base, adhérente à la vessie, et un sommet recourbé, regardant en bas et en avant. Un sillon, souvent mal marqué, à la face postérieure, divise la glande en un lobe droit et un lobe gauche, incomplètement séparés l'un de l'autre.

La prostate est contenue dans une loge de forme triangulaire (Proust) formée par l'écartement des lames latérales vasculaires contre lesquelles est venu descendre un feuillet séreux.

De l'angle antérieur, arrondi, se détache une série de trousseaux musculaires qui viennent adhérer au noyau musculaire préuréthral. Ainsi se trouve créé un septum médian, véritable médiastin périnéal (Gosset) qui divise cet espace en deux cavités prostatiques, dont chacune est remplie par un des lobes glandulaires.]

Les canaux éjaculateurs pénètrent dans la région postérieure de la prostate, en formant un sillon transversal qui permet de lui distinguer une portion postérieure et une portion antérieure. La dernière est désignée sous le nom d'*isthme de la prostate*, et adhère à la vessie.

· La portion postérieure répond aux ampoules des canaux déférents et aux sommets des vésicules séminales. L'isthme peut présenter une saillie proéminente, contre la paroi vésicale inféro-postérieure ; on l'appelle le *lobe moyen*.

La face postérieure de la prostate est, dans le reste de son étendue, plane et allongée, la face antérieure est plus grande et verticale ; les deux faces se continuent insensiblement l'une avec l'autre. La prostate est aplatie d'avant en arrière, son diamètre transversal est en général le plus grand,

[Les rapports de la prostate se font par l'intermédiaire de sa capsule fibreuse :

La *face postérieure*, inclinée à quarante ou quarante-cinq degrés sur l'horizontale, présente sur la ligne médiane, un sillon vertical (vestige de la séparation embryonnaire en deux lobes) qui lui donne l'aspect d'un cœur de carte à jouer. Elle répond à l'ampoule rectale, en étant séparée par l'aponévrose prostato-péritonéale de Denonvilliers. Il existe une zone décollable entre les deux feuillets de l'aponévrose, zone qu'on utilise pour arriver sur la prostate par la voie périnéale, en refoulant le rectum en arrière, le bulbe de l'urèthre en avant.

La *face antérieure*, à peu près verticale, par conséquent plus courte que la postérieure, regarde la symphyse, d'où son nom de face symphysienne. Elle est séparée du pubis par des fibres musculaires antérieures de la vessie, les tendons vésico-pubiens, le plexus de Santorini et le sphincter uréthral.

Les *faces latérales* répondent, par l'intermédiaire des lames vasculaires, contenant les plexus latéraux de la prostate, au releveur de l'anus, au creux ischio-rectal et au muscle obturateur interne.

La *base* est divisée en deux versants par une saillie médiane, oblongue, transversale, formant le lobe moyen de Korne. La crête du lobe moyen répond à la base du trigone vésical de Lieutaud. Le versant antérieur répond au col de la vessie et donne passage à l'urèthre. Le versant postérieur est excavé en une fossette, qui reçoit la partie terminale des vésicules et des canaux déférents. Le fond de la fossette est percé de deux orifices pour les canaux éjaculateurs. Entre les canaux éjaculateurs, on voit parfois le fond de l'utricule faire saillie au centre de la fossette.

Le *sommet* ou bec de la prostate est situé sur l'horizontale sous-symphysaire. Il répond au coude formé par l'ampoule rectale et la portion anale du rectum (coude qui est maintenu fixe par le raphé pré-rectal.) Il est séparé de l'anus par une distance de trois à quatre centimètres.

La prostate présente en outre des rapports intrinsèques : elle est traversée par l'urèthre, les canaux éjaculateurs et l'utricule prostatique.

L'urèthre traverse la prostate de sa base à son sommet sur une étendue d'environ cinquante millimètres. Sa direction est verticale. Comme l'axe de la prostate est oblique, les deux axes se croisent suivant un angle de vingt-cinq degrés, mais chez le vieillard, l'urèthre décrit un trajet curviligne, à concavité antérieure, d'où la nécessité d'employer chez lui des sondes à béquille pour le cathétérisme. — En haut, l'urèthre est plus rapproché de la face antérieure ; c'est le contraire en bas. Sur une coupe près de la base, on trouve les chiffres suivants de l'urèthre à la périphérie de la glande : le rayon antérieur est égal à cinq millimètres, le rayon postérieur à dix-sept, et le rayon oblique en dehors et en arrière à vingt-trois millimètres.]

La portion prostatique de l'urèthre traverse la glande dans toute sa hauteur et se trouve plus rapprochée de la face antérieure de la prostate que de sa face postérieure.

La base de la prostate, légèrement concave et regardant en haut, répond au fond de la vessie avec lequel elle adhère intimement.

La paroi postérieure répond au rectum, avec lequel elle se trouve unie par des faisceaux fibreux de l'aponévrose prostato-péritonéale de Denonvilliers (Cf. ci-dessous).

Le sommet de la prostate repose sur le diaphragme uro-génital et adhère à ce dernier. Les ligaments pubo-prostatiques, latéraux et moyens, relient la face antérieure de la glande à la paroi du petit bassin et répondent à la portion inférieure de la symphyse.

Les faces latérales entrent en rapport avec le muscle releveur de l'anus (Cf. ci-dessous).

On trouve autour de la prostate plusieurs plexus veineux ; en avant, le *plexus honteux*, sur les côtés et à la base de la prostate les *plexus vésico-prostatiques*.

La moitié de la prostate se compose de muscles lisses, le reste de tissu glandulaire, tantôt l'un, tantôt l'autre de ces éléments prédomine. Les formations glandulaires sont surtout abondantes sur les côtés et à la région située en arrière de l'urèthre.

La région située en avant (la plus petite) est pauvre en glandes, elles peuvent même manquer complètement en certains endroits.

Le tissu glandulaire forme le corps glandulaire de la prostate. Ce sont des glandes isolées quelquefois réunies, dont les canaux excréteurs, au nombre de trente environ, aboutissent dans l'urèthre prostatique par de tout petits orifices. Le plus grand nombre d'éléments glandulaires se trouvent dans la partie postérieure. C'est sur la partie postérieure de l'urèthre qu'on trouvera surtout les orifices glandulaires, en particulier sur les côtés du vérumontanum (*).

La musculature de la prostate se compose de fibres lisses. Ce n'est qu'à l'extrémité inférieure de l'organe qu'on trouve quelques fibres striées du sphincter de l'urèthre membraneux ; ces dernières fibres constituent le *muscle prostatique*.

Il entre en relation à la base de la prostate avec le sphincter de la vessie (Cf. ci-desssus) et se compose de faisceaux musculaires irrégulièrement disposés, entourant les glandes.

La prostate est enveloppée d'une membrane fibreuse, surtout développée sur les côtés et en arrière, qui se nomme la *capsule prostatique* (Cf. ci-dessous). Cette capsule, très développée en arrière, se confond avec la cloison recto-vésicale.

L'*urèthre prostatique* est compris dans la portion antérieure de la glande, entre le tiers moyen et le tiers supérieur en haut, en bas, au centre du sommet. Il est long de deux à deux centimètres et demi et chemine dans une direction à peu près verticale, en décrivant une légère courbe à convexité supérieure. Sa muqueuse est fixée assez solidement au tissu peu souple de la prostate ; grâce à ce fait, l'urèthre prostatique conserve une position et un calibre invariables.

La luette vésicale, en se prolongeant sur la paroi postérieure de l'urèthre, forme une crête longitudinale qui se continue jusqu'à l'urèthre membraneux et même plus loin.

A la partie moyenne de l'urèthre prostatique cette crête forme une éminence haute de trois millimètres environ, désignée sous le nom de vérumontanum. Il proémine dans la lumière et délimite ainsi de chaque côté deux profondes gouttières. Le vérumontanum n'est pas constitué seulement par la muqueuse de l'urèthre, mais aussi par la substance de la prostate, les glandes en particulier.

On remarque, au sommet du vérumontanum, un orifice en forme de fente, conduisant dans un cul-de-sac, qui n'est autre que l'*utricule prostatique*.

Ce dernier représente l'utérus mâle (Cf. ci-dessus). Sa forme et ses dimensions sont variables, c'est en général une vésicule piriforme, allongée et aplatie, se dirigeant en bas et en arrière (contre la base de la prostate). Il est rare qu'il arrive à des dimensions considérables.

(*) Pour plus de renseignements sur la structure microscopique de la prostate, Cf. l'*Atlas-Manuel d'histologie* de Sobotta et Mulon.

Les deux orifices des canaux éjaculateurs se trouvent un peu en arrière de l'orifice de l'utricule prostatique, de chaque côté du vérumontanum. Ces deux canaux suivent, dans la prostate, une direction presque horizontale en convergeant l'un vers l'autre. Les canaux éjaculateurs aboutissent rarement dans l'utricule ou du moins à l'orifice utriculaire.

De nombreux canaux excréteurs des glandes prostatiques débouchent sur les côtés du vérumontanum.

La *portion membraneuse* fait suite à l'urèthre prostatique.

Cette partie de l'urèthre masculin est isolée, ne se trouvant formée que par ses propres parois, et répond aux muscles voisins, à l'opposé de la partie initiale, entourée par la prostate et de la portion terminale, comprise dans le corps spongieux.

L'urèthre membraneux est court, il présente une longueur d'un centimètre à peu près et se dirige perpendiculairement, comme la portion prostatique, cependant légèrement oblique de haut en bas et d'arrière en avant, en décrivant une légère courbe à concavité antérieure. Il perfore obliquement le trigone uro-génital (Cf. ci-dessous). L'urèthre passe ainsi directement de la prostate dans le tissu cellulaire du trigone uro-génital.

Les faisceaux musculaires du muscle du trigone (Cf. ci-dessous) forment autour de l'urèthre un anneau, le *sphincter de l'urèthre membraneux.*

L'urèthre membraneux est étroit, mais très extensible, grâce à la présence de fibres musculaires lisses dans ses parois. La muqueuse se distingue par la présence d'un plexus veineux caverneux (').

Les *glandes de Cowper* ou bulbo-uréthrales se trouvent entre les faisceaux musculaires du transverse profond (Cf. ci-dessous), sur les côtés de la partie inferieure de l'urèthre membraneux. Elles sont arrondies et de la grosseur d'un petit pois. Leurs bords sont peu éloignés l'un de l'autre, c'est-à-dire tout près de la ligne médiane.

Le corps de la glande est mamelonné, assez dur. Chaque glande possède un canal excréteur assez étroit (de la grosseur d'une aiguille) et allongé (''), se dirigeant de haut en bas et d'arrière en avant; il traverse le bulbe de l'urèthre (Cf. ci-dessous) et aboutit dans l'urèthre spongieux, sur la paroi inférieure, en perforant la muqueuse sous un angle très aigu.

L'urèthre spongieux comprend la plus grande partie du canal uréthral de l'homme, il traverse le corps caverneux de l'urèthre dans toute sa longueur (''').

La portion supérieure de l'urèthre spongieux décrit une courbe très légère, à convexité postérieure. Il subit une courbure au-dessous de la symphyse (courbure sous-pubienne) à concavité supérieure et indépendante de la position du pénis (Cf. ci-dessous) portion fixe.

Enfin la dernière partie pend librement à l'état flasque de la verge.

L'urèthre spongieux décrit ainsi une courbure en forme d'S à l'état flasque de la verge. Quand le pénis se trouve en état d'érection, il ne reste plus alors qu'une seule courbure à concavité supérieure, la courbure sous-pubienne.

(') Pour plus de détails sur la structure microscopique de l'urèthre, Cf. l'*Atlas-Manuel d'histologie* de Sobotta et Mulon.

('') Sa longueur varie, elle mesure toujours quelques centimètres.

(''') Une petite portion de la paroi antérieure, au-dessous du trigone uro-génital, demeure dépourvue de tissu caverneux (cinq millimètres à un centimètre). L'urèthre pénètre graduellement dans le bulbe (Cf. ci-dessous) et une couche mince de tissu caverneux revêt tout d'abord sa paroi postérieure.

La longueur de l'urèthre spongieux varie également suivant l'état de la verge. Sa longueur est de quinze à seize centimètres, à l'état flasque du pénis, dont sept à neuf centimètres sont à reporter sur la portion libre. Le calibre assez gros est d'un diamètre moyen, il présente un élargissement tout près de l'orifice externe; ce dernier répond à la région du gland, il est désigné sous le nom de *fosse naviculaire*.

Sa longueur est de deux centimètres à peu près, le diamètre vertical est plus étendu que le transversal.

L'orifice externe de l'urèthre ou *méat urinaire* est la partie la plus étroite. C'est une fente verticale. Un repli muqueux se trouve souvent à la paroi supérieure de la fosse naviculaire : c'est la *valvule de Guérin*.

La muqueuse de l'urèthre spongieux contient de petites glandes muqueuses, aboutissant fréquemment dans de petites fossettes : les *lacunes de Morgagni*. On remarque encore à la partie initiale de l'urèthre spongieux, l'orifice des glandes de Cowper.

A l'état de vacuité, ce conduit se présente sous la forme d'une fente transversale, dans la région postérieure du gland, il a l'aspect d'un T renversé (⊥) au niveau du méat, c'est une fente verticale (Cf. ci-dessus).

Les *artères* destinées à l'urèthre de l'homme proviennent : pour la portion prostatique, de l'hémorroïdale moyenne, et de la vésicale inférieure ; pour les deux autres (portion membraneuse et portion spongieuse), de l'artère honteuse interne (artères périnéale, bulbo-uréthrale et uréthrale).

Les *veines* de la région supérieure se rendent aux veines de la vessie et de la prostate, celles de la région inférieure aux veines de la verge (Cf. ci-dessous).

Les *lymphatiques* se rendent aux ganglions hypogastriques et en partie aux ganglions inguinaux.

Les *nerfs* proviennent en partie du nerf honteux, en partie du plexus sacré et en partie du sympathique (plexus prostatique et caverneux).

ORGANES GÉNITAUX EXTERNES DE L'HOMME

Scrotum.

Le *scrotum* est constitué par la peau et forme un sac. Sa moitié gauche descend plus bas que la droite en raison de la position du testicule gauche qui se trouve plus bas que le droit.

Le *sac scrotal* contient les deux testicules et leurs épididymes avec la vaginale et la portion inférieure du cordon spermatique (Cf. ci-dessus).

La *peau* du scrotum se continue, sans ligne de démarcation, avec celle du pubis, du périnée et de la région supéro-interne des cuisses.

Elle se distingue par la présence de certaines particularités. Cette peau est mince, nettement pigmentée, plus foncée que la peau de l'entourage, possède de grosses glandes sébacées et quelques rares poils dispersés.

Le scrotum présente, en outre, sur la ligne médiane, un raphé qui se continue avec celui du périnée (Cf. ci-dessous). Il indique la formation du scrotum par la réunion des deux tubercules génitaux (Cf. ci-dessus). Ce raphé correspond à la cloison scrotale, qui est une cloison composée de tissu cellulaire pauvre en graisse et de fibres musculaires lisses, séparant les deux testicules et leur cordon l'un de l'autre.

Le *dartos* est formé par des fibres musculaires lisses, formant une couche plexiforme au-dessous de la peau. Ce sont ces fibres musculaires qui déterminent les rides de la peau scrotale. On ne trouve pas de tissu adipeux dans la peau du scrotum; il existe un peu de tissu cellulaire lâche en dessous du dartos.

[Le dartos est une lame mince, rougeâtre, fibrillaire, composée de fibres musculaires lisses, de fibres élastiques, et de fibres conjonctives.]

Le dartos est doublé sur sa face profonde par une couche cellulaire, le *fascia crémastérien* (Cf. ci-dessus), se continuant avec le tissu cellulaire sous-cutané de la paroi abdominale.

Ce fascia recouvre le muscle crémaster, qui n'est autre chose qu'un prolongement du muscle petit oblique de l'abdomen (Cf. ci-dessus) et quelquefois du transverse. Ses faisceaux musculaires s'épaississent sur la face postérieure du cordon et s'étendent jusqu'au scrotum, où ils s'épanouissent et s'anastomosent les uns avec les autres.

[Au niveau du raphé médian, le dartos se comporte d'une façon diversement interprétée par les auteurs : pour Sappey, il forme une seule et même enveloppe aux deux testicules; pour d'autres anatomistes, les deux moitiés du dartos s'adossent l'une à l'autre, formant deux sacs indépendants. Pour Barrois, le dartos se compose de deux couches : une couche superficielle, véritable peaussier, constituée par les fibres musculaires lisses du derme, occupant les couches inférieures de cette membrane, qui forme une seule enveloppe comme aux deux testicules. Un feuillet profond, beaucoup plus épais, représentant une formation spéciale, surajoutée, qui forme deux enveloppes distinctes et contribue à former la cloison. En somme, ce sont deux sacs indépendants contenus dans un sac unique plus grand.

Au-dessous du dartos, on trouve une *tunique cellulaire* qui représente les aponévroses superficielles de la paroi abdominale et le tissu cellulaire sous-cutané. Elle est formée d'un tissu cellulaire lâche et d'un peu de graisse. C'est dans ses mailles que se font les infiltrations pathologiques des bourses.

Sous la tunique cellulaire on rencontre une quatrième couche, formée par le crémaster : c'est la *tunique musculaire*. Pour les uns, c'est une simple émanation des muscles larges de l'abdomen; pour d'autres, ce sont les restes du gubernaculum. Elle prend naissance en haut par deux faisceaux : un faisceau interne, petit, qui naît de l'épine du pubis, et un faisceau externe, volumineux qui se détache de l'arcade fémorale, en dehors de l'orifice du canal inguinal. Les faisceaux descendent à la surface externe du cordon, et s'épanouissent en éventail sur le testicule, ce sont ces fibres éparpillées sur la tunique fibreuse qui constituent la *tunique érythroïde*. Elles se terminent sur la tunique fibreuse par des anses à concavité supérieure.]

La *tunique fibreuse* des bourses est sous-jacente au muscle crémaster, elle enveloppe à la fois le cordon et le testicule (*tunique vaginale commune*). C'est une dépendance du fascia transversalis (Cf. ci-dessus).

Elle est repoussée en avant, au moment de la descente du testicule, mais ne disparaît pas, comme la tunique vaginale propre, entre l'orifice inguinal externe et le testicule. Cette tunique fibreuse représente l'enveloppe la plus interne du testicule (Cf. ci-dessus).

On distingue donc au scrotum les couches suivantes : La peau avec le dartos, le fascia crémastérien ou tunique celluleuse, le muscle crémaster, la tunique fibreuse et la tunique vaginale.

Chaque testicule occupe une moitié du scrotum et se trouve séparé de l'autre par la cloison scrotale, étant ainsi tout à fait indépendant. Le dartos, seul, est commun aux deux testicules, les autres couches sont doubles et indépendantes les unes des autres.

Il y a de même deux réseaux vasculaires ne communiquant pas entre eux par la moindre anastomose.

Les *artères* de la peau du scrotum (au sujet du testicule et du cordon, Cf. ci-dessus) proviennent des artères scrotales antérieures, branches de la honteuse interne, et de la honteuse externe, donnant les scrotales antérieures (la honteuse externe est une branche de la fémorale). Quelques rameaux de l'obturatrice se rendent aux parties latérales des bourses.

Les *veines* se rendent en partie à la honteuse externe et, de là, dans la saphène interne, en partie à la veine honteuse interne.

Les *nerfs* proviennent du nerf spermatique externe (plexus lombaire) (nerfs scrotaux antérieurs) et du nerf honteux (nerfs scrotaux postérieurs).

Verge ou pénis.

La *verge ou pénis* est un corps cylindroïde, fixé, par ses deux racines, aux branches du pubis ; cet organe, à l'état flasque, pend librement en bas. Le gland forme l'extrémité libre de la verge.

On distingue à la verge une face supérieure ou dorsale de la verge, une face inférieure un peu plus étroite que la première et deux bords latéraux.

Les *corps caverneux* forment la partie essentielle de la verge, qui en possède deux pairs et un impair.

Les corps caverneux sont fusiformes, pointus à leurs deux extrémités. Ils sont fusionnés à peu près sur toute leur longueur.

Ils s'insèrent, par leurs racines, sur les branches ischio-pubiennes. Ces racines sont étroites et aplaties. Elles convergent l'une vers l'autre, en s'épaississant graduellement jusqu'au bord inférieur de la symphyse, où elles se réunissent et se fusionnent. Les parois internes des deux corps caverneux n'en forment ainsi qu'une seule, connue sous le nom de *cloison pénienne*.

Les racines sont solidement appliquées à l'os par l'albuginée (Cf. ci-dessous) et se trouvent recouvertes par le muscle ischio-caverneux (Cf. ci-dessous) de chaque côté.

La réunion des deux racines des corps caverneux donne naissance à un cylindre aplati, présentant un sillon à sa face supérieure et à sa face inférieure.

Le sillon de la première, peu marqué, longe les artères et les veines du pénis ; celui de la face inférieure est beaucoup plus large, il contient le corps spongieux de l'urèthre.

L'extrémité antérieure des corps caverneux, très pointue, se glisse au-dessous de la couronne du gland (Cf. ci-dessous).

Chaque corps caverneux est revêtu d'une tunique fibreuse très résistante, la *tunique albuginée*.

Les deux tuniques forment, sur leur ligne de contact, la *cloison pénienne* ; cette cloison présente, çà et là, des orifices à travers lesquels les aréoles des deux corps caverneux communiquent entre elles. Le tissu caverneux se trouve contenu dans les enveloppes albuginées. De la face interne des tuniques partent des trabécules, délimitant les aréoles des corps caverneux.

Les vaisseaux péniens profonds cheminent le long de la cloison, à l'intérieur des corps caverneux, de même que les nerfs dorsaux du pénis (*).

Le corps caverneux impair du pénis : *corps spongieux de l'urèthre*, est un cylindre nettement aplati, présentant un fort épaississement à ses deux extrémités ; le postérieur, appelé *bulbe de l'urèthre*, l'antérieur *gland du pénis*.

Le corps caverneux ou spongieux de l'urèthre est plus long, plus étroit que les corps caverneux du pénis. Son albuginée est plus mince, surtout au gland ; à part ces différences, la structure est la même. L'urèthre traverse le corps spongieux jusqu'au bulbe (Cf. ci-dessus).

Le *bulbe de l'urèthre* est en forme de massue, il représente l'extrémité postérieure épaissie du corps spongieux, il est piriforme et de la grosseur d'une noisette. — Le bulbe présente, sur la ligne médiane, un sillon, séparant l'organe en deux moitiés et qui correspond à la cloison du bulbe. Ce sillon n'est pas toujours nettement indiqué.

Le bulbe repose sur le trigone uro-génital, entre les deux racines des corps caverneux et se trouve uni à l'aponévrose périnéale superficielle.

Son extrémité antérieure répond à l'urèthre membraneux ; c'est à ce niveau que ce dernier se continue avec l'urèthre spongieux ; quant au bulbe, il n'est pas perforé par le canal uréthral.

Le bulbe se trouve entièrement recouvert par le muscle bulbo-caverneux (Cf. ci-dessous) à sa face inférieure.

La partie moyenne du corps spongieux occupe le sillon formé par les deux corps caverneux ; cette partie est allongée, mince, fortement aplatie d'avant en arrière et assez solidement fixée à l'albuginée des corps caverneux. Cette même portion est traversée dans toute sa longueur par l'urèthre (Cf. ci-dessus), plus voisin de la face dorsale que de la face ventrale.

Le *gland du pénis* est le renflement antérieur du corps spongieux. La couche tégumentaire et l'albuginée, toutes deux très minces, adhèrent solidement l'une à l'autre.

Le gland se présente sous la forme d'un cône élargi, à sommet arrondi et à base fortement oblique. Sa face dorsale unie et convexe est plus allongée que la face ventrale ; cette dernière présente un sillon médian. La base, creuse, présente un bord libre, recouvrant les extrémités antérieures des corps caverneux.

Ce bord ou *couronne du gland* délimite le *sillon coronaire*. Une cloison fibreuse s'étend de la face interne de l'albuginée jusqu'à l'urèthre (*cloison du gland*). En somme, le tissu caverneux du gland est une formation propre, dont les aréoles communiquent largement avec le corps caverneux de l'urèthre (corps spongieux).

Le *fascia pénien* forme une gaine commune aux trois corps caverneux et s'étend jusqu'à la gouttière coronaire ; il recouvre également les vaisseaux dorsaux du pénis et se continue en arrière avec les formations fibreuses voisines.

La surface tégumentaire de la verge est dépourvue de poils, elle est riche en glandes sébacées et dépourvue de tissu adipeux ; un tissu cellulaire lâche la sépare du fascia pénien.

(*) Pour plus de détails sur la structure du pénis, Cf. *Atlas-Manuel d'histologie* de Sobotta et Mulon.

La peau prend, à la racine de la verge, les caractères de la peau de la région pubienne, se couvre de poils et possède une couche adipeuse.

La peau présente certaines particularités dans la région du gland. Le *prépuce* est un repli tégumentaire plus ou moins long. La peau du pénis arrive à l'extrémité antérieure de l'organe, se replie en dedans et se porte d'avant en arrière jusqu'au sillon coronaire, là, se réfléchissant de nouveau, elle tapisse le gland et forme ainsi un cul-de-sac au niveau du sillon coronaire [*repli balano-préputial*]. La peau présente ainsi deux couches, une externe et une interne, se continuant l'une avec l'autre en avant, en formant l'anneau préputial. La peau, reposant sur le gland, est fine et fortement adhérente au tissu sous-jacent, elle est lisse ou (à l'état de flaccidité) présente quelques rides; cette peau présente les caractères d'une muqueuse de même que la peau qui double le prépuce. La surface intérieure muqueuse se moulant sur le gland, se trouve unie à la gouttière, existant sur la face inférieure, par un faisceau allongé : le *frein du prépuce*. La peau du pénis, quand l'orifice n'est pas trop étroit, se laisse repousser en arrière en découvrant le gland.

Outre les deux racines des corps caverneux, le pénis possède encore d'autres moyens de fixité : le ligament *fusiforme du pénis*, se composant surtout de fibres élastiques. Il s'insère au-dessus de la symphyse (partie supérieure) et sur la ligne blanche. De là il se porte en bas sur la face dorsale du fascia pénien ; une partie de ses fibres rayonnent de chaque côté et vont se fixer à la face inférieure. On trouve encore le *ligament suspenseur de la verge*, naissant sur la face antérieure de la symphyse, il est formé par des faisceaux fibreux; il se dirige sur les corps caverneux à leur point de réunion.

Les *artères* du pénis proviennent, en grande partie, de l'artère honteuse interne. Les artères dorsales de la verge cheminent parallèlement, de chaque côté de la veine médiane, elles occupent la gouttière supérieure. Les artères profondes de la verge se trouvent à l'intérieur des corps caverneux. L'artère bulbo-uréthrale se rend au bulbe du corps spongieux et aux glandes de Cowper. L'artère uréthrale vascularise le corps spongieux et l'urèthre. En outre, il y a encore des rameaux de la honteuse externe et les artères postérieures du scrotum (scrotales postérieures) se rendant à la peau de la racine de la verge.

Les *veines* superficielles, formant une ou plusieurs veines, sur la face dorsale du pénis, sont sous-cutanées et se rendent à la saphène interne. Les veines profondes forment la veine dorsale du pénis (impaire) qui se rend au plexus honteux. Cette veine dorsale est formée par les vaisseaux du gland et les veines circonflexes. Les veines des corps caverneux (veines profondes du pénis) constituent l'origine principale de la veine honteuse interne.

Les *lymphatiques* sont nombreux ; ils se divisent en superficiels et en profonds, et aboutissent aux ganglions inguinaux.

Les *nerfs* proviennent, en partie, du nerf ilio-inguinal, en partie du nerf honteux. Ce dernier donne deux rameaux nerveux : le périnéal et le nerf dorsal de la verge. On trouve, en outre, de nombreuses branches du sympathique, issues du plexus pelvien et se rendant surtout au tissu caverneux.

APPAREIL GÉNITAL DE LA FEMME

ORGANES GÉNITAUX INTERNES

Ovaire.

L'*ovaire*, ou glande génitale de la femme, est en somme une glande à sécrétion interne, n'ayant qu'un rapport indirect avec son canal excréteur. Il est pair comme le testicule [auquel on l'a comparé en l'appelant *testis mulieris*], mais il est plus petit, et revêt la forme d'un ellipsoïde aplati, à bord antérieur rectiligne.

Les dimensions varient selon l'âge et l'individu. L'ovaire mesure deux centimètres et demi à cinq centimètres de long (longueur maxima), un centimètre et demi à trois centimètres de large et six à quinze millimètres d'épaisseur.

On lui considère deux faces : la face interne, répondant à la trompe, qui la recouvre en grande partie ; la face externe, en rapport avec la paroi du petit bassin. Deux bords séparent les faces ovariennes l'une de l'autre, ils sont plus ou moins arrondis et mousses. On trouve un bord libre, convexe, regardant en arrière et en dedans ; un bord antéro-externe, donnant attache à un repli du ligament large, il est rectiligne (Cf. ci-dessous). C'est à son niveau que passent les vaisseaux et les nerfs de l'organe, c'est le *hile de l'ovaire*, apparaissant sous forme d'une gouttière plus ou moins profonde.

On distingue encore deux extrémités : l'une supérieure, mousse, répond à l'infundibulum de la trompe ; l'autre inférieure, aiguë, se trouve reliée à l'utérus par le ligament utéro-ovarien.

[L'ovaire est maintenu en place par un certain nombre de moyens de fixité :

D'abord son bord antéro-externe, ou bord adhérent, qui est l'aboutissant des fibres musculaires des ligaments et qui sert de charnière au volet formé par l'ovaire.

Le *ligament de l'ovaire*, ou *utéro-ovarien*, petit faisceau de fibres musculaires lisses, réunies en un cordon de trois à quatre centimètres de longueur sur trois à quatre millimètres d'épaisseur et qui s'étend de l'extrémité inférieure de l'ovaire à la face postérieure de l'utérus.

Le *ligament de la trompe*, ou *tubo-ovarien*, qui n'est autre chose qu'une frange du pavillon de la trompe, qui, plus longue que les autres, s'étend en s'effilant jusqu'à l'extrémité supérieure de l'ovaire. Elle est creusée en gouttière et contient un faisceau musculaire dans son épaisseur. C'est un ligament très serré, très solide, qui se laisse difficilement distendre et qui joue un rôle très important dans la migration de l'ovule.

Le *ligament rond postérieur*, ou *infundibulo-pelvien de Henle*, ligament rond supérieur de Rouget, ligament ovario-pelvien de Delbet. C'est la partie la plus externe du bord antéro-supérieur du ligament large, à l'endroit où ne se trouvent pas les trompes. Ce ligament ne s'arrête pas au détroit supérieur, il se continue en haut vers les lombes. Il est constitué par des faisceaux musculaires étalés en nappe. Ces faisceaux naissent, en haut, du fascia transversalis, au-dessus du détroit supérieur et suivent le trajet des vaisseaux ovariques.]

La surface de l'ovaire est tantôt parfaitement unie, tantôt inégale et parsemée de cicatrices ; ces différences tiennent à l'état de l'organe.

L'ovaire est de consistance assez dure ; blanchâtre sur le cadavre, gris rouge sur le vivant.

L'ovaire occupe le petit bassin.

[Sa situation est variable suivant l'âge et les conditions physiologiques : chez l'embryon les ovaires sont, comme le corps de Wolff, dans la région lombaire. Chez le fœtus ils se rapprochent du bassin et du détroit supérieur. Plus tard, ils descendent dans l'excavation pelvienne.

Pendant la grossesse, ils sont entraînés hors du bassin et s'élèvent avec l'utérus. Après l'accouchement, ils régressent vers les fosses iliaques, mais ne rentrent dans l'excavation pelvienne qu'un certain temps après la délivrance.]

Son axe longitudinal est presque perpendiculaire. L'extrémité utérine (inférieure) regarde en bas, en avant et un peu en dedans. L'extrémité tubaire (supérieure) regarde en haut, en arrière et un peu en dehors. La face interne est de même légèrement oblique en haut. L'extrémité supérieure se trouve immédiatement au-dessous de la ligne du détroit supérieur (voisine du psoas et des vaisseaux iliaques externes), correspondant à peu près à l'articulation sacro-iliaque.

Elle occupe une fossette, de forme variable, sur la paroi latérale du bassin : la *fossette ovarienne*. Cette dernière est limitée en haut et en avant par l'artère ombilicale, en arrière par l'uretère et l'artère utérine et sur le côté externe par le nerf obturateur et les vaisseaux obturateurs. La position de l'ovaire varie avec celle de l'utérus (Cf. ci-dessous).

En cas d'obliquité de l'utérus, il n'est pas rare de trouver les deux ovaires dans une position asymétrique (différence de hauteur).

L'extrémité inférieure de l'ovaire est réunie au fond de l'utérus par un cordon musculo-membraneux : *ligament utéro-ovarien*, cheminant entre les deux feuillets du ligament large (Cf. ci-dessous). L'extrémité supérieure donne naissance au ligament qui l'unit à la trompe, le *ligament tubo-ovarien* (Cf. ci-dessous). Cette même extrémité inférieure donne encore insertion au *ligament suspenseur de l'ovaire*, qui contient les vaisseaux et les nerfs de l'ovaire, venant du grand bassin ; ce ligament est formé par des fibres musculaires lisses et du tissu cellulaire (*ligament infundibulo-pelvien*).

L'ovaire occupe l'aileron postérieur du ligament large (Cf. ci-dessous).

Le péritoine s'arrête au niveau de l'ovaire, son épithélium, seul, se continue sur la glande, en formant l'épithélium germinatif de cette dernière. Le hile, seul, reste dépourvu de tout revêtement.

On distingue à l'ovaire deux substances : une substance corticale et une substance médullaire. La première forme en entier la surface externe de l'ovaire, jusqu'au hile, et présente son épaisseur la plus considérable au niveau de son bord antérieur. Elle se distingue par des formations vésiculaires : les *follicules de Graaf* et les *corps jaunes* qui ne sont qu'une transformation des follicules (*).

(*) Pour plus de détails sur la structure microscopique de l'ovaire, Cf. l'*Atlas-Manuel d'histologie* de SOBOTTA et MULON.

La substance médullaire n'est pas nettement séparée de la première. Elle contient surtout les gros vaisseaux de l'organe.

L'ovaire reçoit ses *artères* de deux sources : l'artère ovarienne venant de l'aorte et le rameau ovarien de l'artère utérine. Ces deux vaisseaux s'anastomosent.

Les *veines* correspondent aux artères : la veine ovarienne forme le plexus pampiniforme et va se jeter dans la veine cave inférieure à droite, dans la veine rénale à gauche.

D'autres branches veineuses se rendent à la veine utérine. Les veines de l'ovaire forment un plexus dans la région du hile, entre les deux feuillets du mésovaire *(bulbe de l'ovaire)*.

Les *lymphatiques* de l'ovaire se rendent aux ganglions lombaires.

Les *nerfs*, branches du sympathique, suivent le trajet de l'artère ovarienne.

Trompe utérine ou oviducte.

La *trompe utérine* [appelée aussi *trompe de Fallope*] est un canal pair et cylindrique long de dix à quinze centimètres.

Elle occupe le bord supérieur du ligament large, suivant un trajet flexueux et en décrivant une assez forte courbe. La trompe relie l'ovaire à l'utérus, mais n'est qu'indirectement en rapport avec le premier.

On la divise en quatre segments :

    Le pavillon (ostium abdominal) ;

    L'ampoule de Henle, portion dilatée ;

    L'isthme de Barkow, dans l'aileron moyen du ligament large ;

    La portion interstitielle (ostium utérin).

Le tiers interne de la trompe est rectiligne. Les deux tiers externes décrivent des sinuosités : les circonvolutions tubaires, surtout marquées chez les femmes jeunes.

[Au point de vue de leur direction : jadis, avec Cruveilhier, Sappey, on les décrivait comme horizontalement dirigées en dehors, parallèles au grand axe de l'ovaire, puis elles s'infléchissaient en bas, en arrière et en dedans pour venir coiffer l'extrémité interne de l'ovaire. Actuellement, avec His, Waldeyer, on leur décrit une première portion horizontale, qui chemine le long du plancher pelvien, parallèle au ligament utéro-ovarien. Une seconde portion ascendante, qui commence au pôle inférieur de l'ovaire, formant un angle droit avec la portion précédente, et qui remonte verticalement le long de la paroi pelvienne, jusqu'au pôle supérieur de l'ovaire. Une troisième portion, descendante, qui commence au niveau du pôle supérieur de l'ovaire, formant un angle aigu avec la seconde partie, et se replie en bas, en dedans et en arrière. Les deux dernières portions formant l'*anse tubaire*, autour de l'ovaire.]

Le *pavillon de la trompe* est la partie initiale de l'organe, il est voisin de l'ovaire, présente à son sommet un orifice s'ouvrant en pleine cavité abdominale (ostium abdominal).

Le pavillon revêt la forme d'un entonnoir (*infundibulum tubaire*), il fait suite au corps de la trompe, sa surface intérieure présente de nombreux replis. La base du pavillon est profondément découpée en une série de franges. La longueur des franges varie, il en est une surtout, plus développée, qui s'étend jusqu'à l'ovaire, en formant une gouttière. Elle est connue sous le nom de *frange ovarique* ; elle possède des replis muqueux très développés. Le pavillon répond à la face interne et au bord postérieur de l'ovaire.

L'ampoule de la trompe fait suite au pavillon, elle est flexueuse, présente des replis muqueux, bien développés et décrit un angle aigu avec la partie supérieure, elle chemine alors, parallèlement au bord antérieur de l'ovaire, le long de la paroi latérale du bassin, en suivant une direction descendante.

[C'est en ce point que la trompe atteint son plus grand diamètre (sept millimètres). Elle est plus molle, plus extensible. Cette portion de la trompe occupe la fosse obturatrice (Waldeyer). Cette fosse, triangulaire, est limitée en avant par le ligament rond, en haut par la veine iliaque externe, en arrière par l'uretère. En avant de la trompe se trouve la fosse pré-ovarienne, en arrière la fosse ovarienne.

Les rapports avec l'ovaire sont les suivants :

Pour Delbet, la trompe est située en arrière de l'ovaire ; le méso-salpinx forme un capuchon qui masque l'ovaire.

Rieffel l'a vue se réfléchir sur elle-même pour former un *S* italique, qui masque toute la face interne de l'ovaire. Il l'a vue aussi ne remontant pas jusqu'au pôle supérieur de l'ovaire. La branche descendante répond à la veine iliaque externe, aux vaisseaux utéro-ovariens, au bord interne de l'ovaire. Par leur face interne elles sont en rapport avec le côlon iliopelvien à gauche, avec des anses grêles à droite.]

La portion suivante de la trompe est l'*isthme* ; il décrit une courbe, à concavité supérieure, se dirigeant en avant, en dedans et un peu en bas jusqu'à l'utérus. Il forme avec l'ampoule un angle presque droit.

[L'*isthme de Barkow* est un cordon assez dur, inextensible, d'un diamètre de trois à quatre millimètres. Il se détache de l'utérus à l'angle supéro-latéral, en arrière du ligament rond, au-dessus du ligament utéro-ovarien.

Chez la multipare il est surmonté par le fond utérin, chez la nullipare il est de niveau avec le fond utérin. Il est séparé du ligament utéro-ovarien par les vaisseaux tubo-ovariques. Il occupe la partie antérieure de la fosse para-utérine, dont le bord externe est soulevé par l'utérine, l'interne par l'utérus, le postérieur par l'uretère et le rectum.]

La portion *intra-pariétale* de la trompe perfore la paroi utérine, c'est la région la plus rétrécie du canal tubaire ; sa lumière, très étroite, se termine par un orifice punctiforme : l'*orifice utérin*, qui se trouve dans la cavité utérine.

[La portion interstitielle, ou intra-pariétale, n'a qu'un demi-millimètre de diamètre, elle est rectiligne, se dirigeant en bas et en dedans. Elle forme la limite entre les parois supérieurs et latérales de l'utérus. Chez la vierge la portion interstitielle a la forme d'un entonnoir (Richard).

L'*ostium utérin* est un orifice arrondi, mesurant un millimètre de diamètre ; il est inextensible et souvent bouché, sur le vivant, par un mucus épais, d'où la difficulté pour les liquides utérins de refluer dans la trompe.]

La trompe se compose donc d'une portion très courte et horizontale, la portion utérine, et d'une portion ovarienne verticale et plus longue.

La situation de la trompe dépend en grande partie de celle de l'ovaire, de l'utérus et du ligament large (Cf. ci-dessous).

La paroi de la trompe se compose d'une tunique séreuse, partant du ligament large, d'où le nom de *méso-salpinx* donné à la portion supérieure de ce ligament qui fournit le revêtement séreux de la trompe (Cf. ci-dessous). La portion intra-pariétale est naturellement dépourvue de revêtement péritonéal. L'extrémité supérieure de la trompe (pavillon) dépasse le ligament large.

La trompe se compose, en outre, d'une sous-séreuse (*tunique adventice*), d'une tunique musculaire, fournie par une couche de fibres longitudinales, et une couche de fibres circulaires et, enfin, d'une muqueuse.

Cette dernière présente, dans la région de l'ampoule et de l'isthme, des replis longitudinaux qui se continuent, par l'orifice abdominal de la trompe, jusque sur les franges du pavillon. Les replis de l'ampoule sont particulièrement développés et se ramifient. La lumière présente, par suite de cette disposition, l'aspect d'un labyrinthe. Les replis de l'isthme ne se ramifient pas. La portion utérine de la trompe est dépourvue presque complètement de replis muqueux (*).

[La muqueuse présente des cils vibratils dont les mouvements se font du pavillon vers l'utérus.]

Les *artères* de la trompe proviennent de l'ovarienne et de l'utérine ; ces deux artères longent la trompe, en décrivant des courbes et en s'anastomosant l'une avec l'autre.

Les *veines* se comportent de même.

Les *lymphatiques* se rendent probablement aux ganglions lombaires.

Les *nerfs* proviennent en partie des rameaux sympathiques de l'ovaire et en partie du plexus utérovaginal.

Époophore et autres formations accessoires des organes génitaux internes de la femme.

L'*époophore* ou *parovaire* correspond à l'épididyme chez l'homme, c'est le reste de la portion génitale du corps de Wolff (Cf. ci-dessus).

Il occupe la partie externe du méso-salpinx, sous la forme de six à douze canalicules parallèles, longs de un centimètre à un centimètre et demi ; ces canalicules aboutissent à un canal longitudinal, cheminant parallèlement à la trompe et qui se termine en cul-de-sac ; ce dernier est le reliquat de l'extrémité supérieure du canal de Wolff (Cf. ci-dessus) ; il est moins constant que les premiers. Les dimensions de l'époophore sont variables, mais on le trouve presque toujours.

Le *paroophore* représente le débris de la portion urinaire du corps de Wolff. On ne peut le trouver que dans les premières années de l'existence ; il correspond au paradidyme chez l'homme. Il occupe également le méso-salpinx, sur le côté interne de l'époophoron et se présente sous l'aspect d'une formation aplatie et à la fois arrondie.

Les *hydatides pédiculées de Morgagni* sont beaucoup plus fréquentes ; elles sont fixées au bord libre du méso-salpinx (Cf. ci-dessous) ou bien à une frange du pavillon. Ce sont de petites vésicules pédiculées, de la grosseur d'un pois et remplies de liquide. Le pédicule peut être assez long.

(*) Pour plus de détails sur la structure anatomique de la trompe, Cf. l'*Atlas-Manuel d'histologie* de Sobotta et Mulon.

Utérus.

L'*utérus* est un organe creux, à parois épaisses et musculaires, occupant le petit bassin.

Il est piriforme et se divise en deux parties :

Le corps;
Le col.

La première occupe la région supérieure, elle est plus grande que la seconde, située en dessous.

La ligne de démarcation entre le col et le corps se présente sous la forme d'un rétrécissement qui est la partie la plus étroite de l'organe. La région située au-dessus des orifices tubaires a l'aspect d'un dôme, elle est connue sous le nom de *fond utérin*.

L'utérus, aplati d'avant en arrière, présente une face antérieure, une face postérieure et deux bords latéraux. La face antérieure, moins convexe que la seconde, répond à la vessie (face vésicale), la postérieure répond au rectum (face intestinale).

Le *col* se divise en deux parties : la partie inférieure, pénétrant dans le vagin ou portion vaginale et la partie supérieure ou portion sus-vaginale. La première est de forme elliptique, la seconde présente l'aspect d'un cylindre aplati.

[Situé dans le petit bassin, en arrière de la vessie, en avant du rectum, l'utérus est un organe creux, saillant dans deux cavités : en haut la cavité péritonéale, en bas la cavité vaginale. A sa portion moyenne il donne insertion au vagin, qui sépare complètement ces deux segments péritonéal et vaginal, et qui joue le rôle capital dans les moyens de fixité de l'organe. Mais il est en équilibre instable, l'insertion vaginale se faisant au-dessous du centre de gravité de l'utérus, celui-ci pourra basculer en tous sens avec la plus grande facilité, ses mouvements n'étant limités que par les ligaments.]

De cette situation « à cheval » de l'utérus il découle qu'on pourra enlever par l'abdomen le segment supérieur, toute la portion sus-vaginale, en pratiquant l'hystérectomie abdominale sus-vaginale, qu'on pourra enlever par le vagin le segment inférieur, la portion vaginale, en pratiquant l'amputation du col. Pour enlever tout l'organe, il faudra nécessairement désinsérer le vagin. Ce qu'on pourra faire par la voie vaginale ou par la voie abdominale.

Si on examine chirurgicalement le segment inférieur, qu'on introduise un spéculum : à la vue, le col fait, dans la cavité vaginale, une saillie cylindro-conique, avec, en son milieu, un orifice punctiforme, arrondi, régulier, chez la multipare, déchiqueté, véritable fente transversale chez la multipare ; c'est l'*orifice externe du col*. Cet orifice sépare le col en deux portions : une antérieure, plus développée et une postérieure. Ce sont les *lèvres* correspondantes. Après de nombreuses grossesses, le col peut s'effacer jusqu'à se confondre avec les parois vaginales. Normalement, il présente encore vingt-cinq millimètres de long, sur vingt-cinq millimètres de large.

Au toucher, la consistance du col est semblable à celle du lobule du nez, il est ferme et résistant; au moment de la menstruation ou pendant la grossesse il est ramolli, comme œdématié. De par l'orientation du col qui regarde en bas et en arrière, et aussi à cause de son plus grand développement, c'est la lèvre antérieure que le doigt explorateur rencontre la première. Le toucher permet encore de reconnaître la dépression qui entoure le col, formant autour de lui de véritables culs-de-sac vaginaux : on en perçoit un antérieur, peu profond, un postérieur, très profond, véritable dôme vaginal, qui surmonte le col en haut et en arrière, et deux latéraux, dont la profondeur va en augmentant obliquement, d'avant en arrière. Combiné à la palpation abdominale, le toucher permet de sentir le fond de l'utérus sous la paroi, dans les cas normaux, ou son absence, dans les cas de rétroflexion.

Le cathétérisme de l'utérus, ou hystérométrie, qu'on ne doit pratiquer que dans des cas tout à fait exceptionnels, permet de mesurer les dimensions de la cavité utérine, dont la profondeur est de six centimètres. Il permet en outre de sentir l'*orifice interne du col*, qui fait une légère résistance au passage de l'hystéromètre, et aussi l'orientation de l'organe, qui, physiologiquement, peut varier, suivant que la vessie ou le rectum sont vides ou remplis.

Si maintenant nous voulons étudier le segment supérieur de l'utérus, celui qui saille dans la cavité péritonéale, le petit bassin étant vidé des anses grêles par la position inversée, telle qu'on l'emploie au cours des laparotomies, la première partie de l'utérus qui se présente à la vue est la face postérieure, légèrement courbe, à concavité supérieure, puis, plus en avant, le fond de l'organe. Ce fond varie d'aspect chez les nullipares, où il est à peine saillant au-dessus des trompes de Fallope, et chez la multipare, où au contraire il bombe davantage. De chaque côté, on voit le fond se prolonger latéralement, pour se continuer insensiblement avec les trompes : ce sont les *cornes utérines*.

Le corps de l'utérus est recouvert par le péritoine. La séreuse, en quittant la face postérieure de la vessie, forme un cul-de-sac, en remontant sur la face antérieure de l'utérus : c'est le *cul-de-sac antérieur*, pré-utérin, vésico-utérin, il descend jusqu'à l'union du corps et du col, n'atteignant pas le cul-de-sac vaginal ; donc, un segment de la face antérieure de l'utérus, répond directement à la vessie, sans interposition de séreuse. Le péritoine, après avoir tapissé la face antérieure, recouvre le fond de l'organe, puis descend sur sa face postérieure pour remonter sur la face antérieure du rectum. Ici encore, il forme un cul-de-sac : le *cul-de-sac postérieur*, rétro-utérin, recto-utérin, ou de Douglas. Ce second cul-de-sac est beaucoup plus profond que l'antérieur, c'est le point le plus déclive de la cavité péritonéale, par conséquent, celui où s'accumuleront les collections, et, entre autres, le sang dans les hématocèles pelviennes. Il recouvre non seulement toute la face postérieure du corps utérin, mais empiète encore sur le col, si bien qu'à ce niveau, le cul-de-sac vaginal remonte plus haut que la ligne de réflexion du cul-de-sac péritonéal et que les deux culs-de-sac sont superposés, le vaginal en avant, le péritonéal en arrière.

Le péritoine est soulevé non seulement par l'utérus lui-même, mais encore par les organes qui le réunissent aux parois pelviennes formant des ligaments, qui contribuent à assurer la fixité de l'organe, comme les cordages d'un mât le retiennent aux parois du navire. De la face antérieure, près du fond, en avant des trompes, et symétriques à elles, se détachent les deux ligaments ronds.

Les *ligaments ronds* sont deux cordons qui partent des cornes de l'uterus et aboutissent au pubis en passant par le canal inguinal. D'abord triangulaires au niveau de leur origine, où ils ont un diamètre de six à sept millimètres, ils deviennent ensuite cylindriques et moins volumineux Dans leur partie terminale, où leur épaisseur ne dépasse pas trois millimètres, ils s'éparpillent et leurs fibres divergent en éventail. Ils ont, d'après Beurnier, une résistance variant entre quatre cents et neuf cents grammes. Leur insertion se fait, non pas à l'angle même de la corne utérine, mais au-dessous de cet angle, sur le bord et la face antérieure de l'utérus, se continuant, à ce niveau, avec les faisceaux musculaires de l'utérus.

Leurs rapports sont les suivants :

1° Dans la portion pelvienne : ils sont situés dans l'aileron antérieur du ligament large, où ils font une légère saillie. Ils sont obliques en haut, en avant et en dehors.

2° Dans la portion iliaque : ils sont toujours sous-péritonéaux ; ils quittent le ligament large pour gagner le canal inguinal. Cette portion se dirige obliquement du détroit supérieur à l'orifice profond du canal inguinal. Ils croisent, à angle aigu, le psoas, les vaisseaux iliaques externes et les vaisseaux épigastriques. Ceux-ci se conduisent, par rapport au ligament rond, comme à l'égard du déférent, en décrivant une crosse qui les contourne de dehors en dedans, en passant au-dessous d'eux. Le péritoine accompagne les ligaments ronds dans la portion iliaque et s'infléchit sur lui-même, au niveau de l'orifice profond du canal. Parfois il s'engage avec les ligaments dans le canal inguinal, persistance de la disposition fœtale, formant le *canal de Nuck*.

3° Dans la portion inguinale ils reposent sur l'arcade fémorale, ils sont en arrière de l'aponévrose du grand oblique, au-dessous des bords inférieurs réunis du petit oblique et du transverse, en avant du fascia transversalis, accompagnés d'un filet du génito-crural, qui émerge bientôt en avant. Dans la portion inguinale, les ligaments ronds ne sont formés que d'un seul faisceau, mais ils envoient, sur les parois du canal, des insertions fibreuses qui rendent son isolement difficile.

4° Ils se terminent en s'épanouissant en pinceau, à la sortie du canal, pour se fixer au pubis et à la grande lèvre correspondante.

Ils sont formés de fibres élastiques et de fibres musculaires lisses, et, dans la portion inguinale, de fibres striées (faisceau strié inguino-pubien de Beurnier) provenant du petit oblique et représentant le crémaster externe. Ils sont accompagnés chacun d'une artère : l'artère funiculaire, branche de l'épigastrique, qui se termine dans l'utérus, en s'anastomosant avec l'utérine.

De la face postérieure de l'utérus, presque antagonistes des ligaments ronds, se détachent les *ligaments utéro-sacrés*, qui se terminent, d'autre part, à la face antérieure du sacrum.

Ils s'insèrent au niveau de l'isthme, leurs fibres musculaires se confondant avec les fibres utérines et avec celles du vagin. De là ils se portent en arrière et surtout en haut, presque verticaux, décrivant une courbe à concavité interne, si bien que les deux ligaments délimitent un ovale dans lequel le péritoine s'invagine, formant le *cul-de-sac de Douglas*. En arrière ils s'insèrent à la face antérieure de la 3° vertèbre sacrée, en dedans des trous sacrés.

Ils sont formés de faisceaux musculaires lisses, recouverts par le repli péritonéal (*pli falciforme de Douglas*). Ils renferment du tissu cellulaire et des vaisseaux qui établissent une communication entre les circulations utérine et rectale. Pour Pierre Delbet, les ligaments utéro-sacrés ne sont que la partie la plus élevée de l'aponévrose sacro-recto-génitale.

Enfin de chaque côté des bords latéraux de l'utérus, le péritoine a la même disposition que sur la ligne médiane, avec l'utérus en moins, c'est-à-dire qu'il remonte, se replie et redescend s'adossant à lui-même, il conserve cette disposition jusqu'aux parois du petit bassin formant une cloison presque transversale, qui sépare ce petit bassin en deux portions, un cavum antérieur ou anté-utérin, un cavum postérieur ou rétro-utérin : ce repli péritonéal porte le nom de *ligament large*.

La direction des ligaments larges est presque horizontale, comme celle de l'utérus, ils sont très obliques en bas et en arrière. De plus, ils ne se continuent pas l'un l'autre dans le même plan frontal, mais sont obliques en dehors et en arrière, si bien que leur réunion forme un angle obtus ouvert en arrière, et dont l'utérus est le sommet. Si on les étudie étalés, ils ont une forme quadrilatère, avec un bord externe correspondant à la paroi pelvienne, un bord interne utérin, un bord supérieur salpingien et un bord inférieur répondant au plancher pelvien. Si on les étudie en place, on voit qu'ils se composent de deux segments : un segment interne horizontal et un segment externe vertical répondant à la coudure tubaire.

Vus en coupe, ils ne sont pas réguliers : d'abord le feuillet antérieur descend beaucoup moins bas que le postérieur. Nous venons de voir, en effet, qu'au niveau de l'utérus, le cul-de-sac postérieur était beaucoup plus profond que l'antérieur. De plus, ce repli péritonéal est soulevé par des organes formant des *ailerons* ; il est soulevé en avant par le ligament rond, qui forme l'aileron antérieur ; il est soulevé en haut par la trompe, qui forme l'aileron moyen ; il est soulevé en arrière par l'ovaire, qui forme l'aileron postérieur. Le bord inférieur du ligament large n'arrive pas jusqu'au plancher pelvien. Il répond à l'aponévrose sacro-recto-génitale de Pierre Delbet, qui le sépare de la gaine hypogastrique. Le bord externe répond à la paroi pelvienne ; les feuillets, à ce niveau, se recourbent pour se continuer avec le péritoine pariétal.

Les ligaments larges sont formés, nous l'avons vu, par deux feuillets séreux ; mais entre ces feuillets se trouvent des organes, des fibres musculaires, du tissu cellulaire, des vaisseaux et des nerfs.

La couche musculaire est formée de faisceaux musculaires lisses, provenant de la couche superficielle de l'utérus, ils sont répartis autour de la trompe et de ses vaisseaux, dans le pédicule de l'ovaire et tout le long du bord utérin, augmentant de nombre et de volume pendant la grossesse.

Le tissu cellulaire existe au-dessous de la couche péritonéale, doublée des fibres musculaires, surtout abondant dans la partie inférieure du ligament, étant séparé du tissu cellulaire de l'espace pelvi-rectal supérieur par l'aponévrose sacro-recto-génitale. Il se continue en haut et en dehors, dans l'écartement des deux feuillets, avec le tissu cellulaire de la fosse iliaque. Il résulte de cette disposition que le phlegmon du ligament large est distinct du phlegmon de la loge hypogastrique, que le phlegmon du ligament large peut fuser dans la fosse iliaque interne et sous la paroi abdominale, entre le péritoine pariétal et le fascia transversalis.

On trouve également les vaisseaux utéro-ovariens. L'artère, branche de l'aorte, aborde le ligament par sa partie externe, suit le méso-salpinx jusqu'à l'utérus après avoir fourni une branche à l'ovaire.

Enfin des organes embryonnaires : hydatide de Morgagni, canal de Gartner, corps de Rosenmuller (ou parovaire), qui ont déjà été décrits.

Si on sectionne le feuillet antérieur du ligament large et, qu'en le rabattant, on dissèque, la base du ligament large, au-dessous du point de réflexion de la séreuse, par conséquent plus bas que

Je ligament large proprement dit, on arrive sur la *loge hypogastrique*, séparée du ligament par une aponévrose (aponévrose cache-vaisseaux, aponévrose sacro-recto-génitale) qui est soulevée par l'utérine. C'est en ce point que passent les organes les plus importants.

L'artère utérine, née de l'hypogastrique, qui se porte obliquement en avant et en dedans vers l'utérus, à quinze millimètres au-dessus du cul-de-sac vaginal latéral. Elle se réfléchit en haut, le long du bord de l'utérus, pour aller s'anastomoser avec l'utéro-ovarienne. Sa portion ascendante est l'*artère puerpérale* des accoucheurs.

Au niveau de sa crosse, elle donne des branches vésicales et une branche cervico-vaginale. Au niveau de l'isthme de l'utérus, elle s'anastomose sur les faces antérieure et postérieure avec celle de l'autre côté, formant le *cercle artériel d'Huguier*. L'artère utérine est accompagnée par deux veines, qui sont séparées de l'artère par l'uretère. Les lymphatiques forment un amas sur les côtés du col, amas que Championnière a pris pour un ganglion. Les nerfs du plexus hypogastrique présentent un petit ganglion : le ganglion de Frankenhauser.

Enfin la base du ligament large est encore traversée par l'uretère, qui se dirige des parois de l'excavation pelvienne vers l'utérus par le plus court chemin. L'artère utérine descend, en longeant le bord antérieur de l'uretère, sur le même plan que lui. Au moment où tous les deux pénètrent dans la base du ligament large, ils se croisent ; l'artère change plus brusquement de direction que l'uretère (qui continue à descendre un peu) et se porte en dedans, en haut et en arrière, en devenant flexueuse vers le col utérin. Elle passe en avant de l'uretère en le croisant ; au moment où elle atteint le bord utérin, elle est située plus haut et sur un plan plus postérieur que l'uretère. Les veines restent postérieures à l'uretère, excepté deux veines accessoires qui accompagnent l'artère. A son entrée dans la loge hypogastrique, l'uretère a donc l'utérine à son côté antérieur, les veines à son côté postérieur. Au niveau de l'entre-croisement de l'uretère et de l'artère, l'uretère est à mi-chemin des bords de l'utérus et de l'excavation (Glantenay). Or le diamètre transverse du petit bassin est douze centimètres, il y en a déjà quatre de pris par l'utérus, restent donc huit centimètres, c'est-à-dire quatre de chaque côté de l'utérus ; l'uretère, étant à mi-chemin, passe à deux centimètres de l'utérus.

On voit donc, par ce qui précède, que pour faire une hystérectomie abdominale, il suffira de mettre trois pinces hémostatiques de chaque côté sur les trois pédicules vasculaires : utéro-ovarien, ligament rond, utérine, pour pouvoir enlever l'organe sans perdre une goutte de sang].

Le *corps* de l'utérus comprend une cavité relativement étroite, limitée par des parois très épaisses, la *cavité utérine*. La cavité, limitée par les parois du col, est connue sous le nom de *canal cervical*. Ces deux cavités communiquent l'une avec l'autre par l'*orifice interne du col*, représentant la partie la plus étroite de la cavité utérine. Cet orifice correspond au rétrécissement, séparant le col du corps utérin.

La cavité de l'utérus se présente, d'avant en arrière, sous la forme d'une fente ; mais, vue transversalement, elle est relativement spacieuse. La cavité utérine est de forme triangulaire.

A un des angles du triangle se trouve l'orifice interne ; les orifices tubaires occupent les deux autres ; la ligne reliant ces deux derniers est la plus courte du triangle.

Le *canal cervical* est cylindrique, un peu renflé à sa partie moyenne ; il commence à l'orifice interne et débouche dans le vagin par l'orifice externe.

Chez la nullipare, cet orifice se présente sous la forme d'une fente à bord lisse. Chez la femme ayant eu des enfants, il se présente sous la forme d'un orifice à bords irréguliers et déchiquetés. On donne aux bords de cet orifice le nom de lèvres.

Les *lèvres* sont au nombre de deux : une antérieure et une postérieure.

Ces deux lèvres, revêtues de la muqueuse du vagin, constituent la portion vaginale [ou museau de tanche] (Cf. ci-dessous). La lèvre antérieure est plus courte et descend plus bas que la postérieure. [C'est elle que le doigt rencontre la première dans le toucher vaginal.]

Le *col utérin*, grâce à ses rapports étroits avec le vagin, peut être considéré comme fixe ; le corps de l'utérus, par contre, est mobile. L'orifice interne se trouve à la limite de la partie fixe et de la partie mobile. Les mouvements de l'utérus se passent autour d'un axe transversal passant par le col.

La position de l'utérus dépend en grande partie de son état de réplétion. A l'état de vacuité, l'utérus s'incline en avant (antéflexion). Quand il est rempli, l'utérus est placé de telle façon que son axe correspond à celui du col. L'axe de l'utérus n'est pas absolument vertical, mais dirigé d'avant en arrière et de haut en bas, l'antéflexion est donc la position normale de l'utérus. C'est ainsi que l'on peut s'expliquer la différence de hauteur des deux lèvres de la portion vaginale (Cf. ci-dessus et ci-dessous).

L'utérus n'occupe pas toujours la ligne médiane, mais se dévie tantôt un peu à gauche, tantôt un peu à droite (latéroversion droite et latéroversion gauche). Dans ce cas, le fond regarde non plus en avant mais latéralement.

Le péritoine arrive en formant les ligaments larges (Cf. ci-dessous) sur les bords latéraux de l'utérus, dont il recouvre en entier la face postérieure (jusqu'au point où la lèvre postérieure de l'orifice externe pénètre dans le vagin) et s'étend même sur le vagin (Cf. ci-dessous).

Le péritoine ne recouvre entièrement que la face antérieure du corps de l'utérus, jusqu'au niveau de l'orifice interne, la face antérieure du col est complètement libre. Le feuillet péritonéal de la face antérieure se continue directement avec celui de la face postérieure en recouvrant le fond utérin.

L'utérus occupe la partie moyenne du petit bassin, et répond en avant à la vessie. La paroi antérieure du col adhère assez intimement avec la vessie. Le corps utérin est séparé de cette dernière par le péritoine formant entre les deux organes le *cul-de-sac vésico-utérin*. Ce cul-de-sac à l'état normal de l'utérus (antéflexion) n'est jamais rempli par les anses intestinales. L'utérus varie aussi de position, suivant l'état de réplétion de la vessie. Le fond de l'utérus atteint le pli transversal de la vessie.

La face postérieure de l'utérus répond aux anses intestinales contenues dans le cul-de-sac recto-utérin [ou cul-de-sac de Douglas]. A l'état de réplétion de la vessie et du rectum, à la paroi rectale elle-même.

Les parties de l'utérus, dépourvues de péritoine, présentent les rapports suivants : l'union de la portion vaginale avec la portion sus-vaginale répond à une zone d'un centimètre de hauteur. A ce niveau, la couche musculeuse du vagin se continue avec celle de l'utérus. Les rapports de la portion intravaginale seront décrits plus loin.

Le segment sus-vaginal est en rapport en avant avec la vessie, sur les côtés avec les bords internes des ligaments larges. Le reste de la paroi antérieure du col entre en relation avec la vessie et les uretères (de même que les côtés latéraux. Les uretères en sont séparés par une distance de un centimètre. On trouve encore, dans cette région, les vaisseaux utérins (Cf. ci-dessous).

Les dimensions et la forme de l'utérus varient suivant l'âge et la fonction. L'utérus de l'enfant est très petit, aplati et large par rapport à la portion cervicale et ne grossit que peu jusqu'à la puberté. L'utérus de la femme vierge, ou de celle qui n'a pas eu d'enfants, demeure relativement petit, les dimensions du corps et du col sont presques égales.

Après l'accouchement l'utérus reste plus gros et plus large qu'auparavant. Le fond est plus convexe. Plus tard, à l'époque de la ménopause, le col s'atrophie, l'utérus conserve ses dimensions.

La longueur totale de l'utérus est chez la nullipare de cinq à huit centimètres, chez la multipare de six à neuf centimètres.

L'utérus proprement dit, mesure dans le premier cas quatre centimètres, dans le second quatre centimètres et demi. Le col mesure à lui seul deux centimètres et demi à trois centimètres.

La largeur maxima du corps utérin chez la nullipare est de trois centimètres et demi à quatre centimètres, chez la multipare de quatre à cinq centimètres, l'épaisseur maxima de deux centimètres et demi à trois centimètres pour la première, ou même de trois centimètres. L'utérus de l'enfant mesure de deux à trois centimètres de long.

L'organe s'accroît considérablement pendant la grossesse. On distingue à la paroi de l'utérus trois couches :

> Une *tunique séreuse* ou périmétrium.
>
> Une *couche musculaire* (myométrium).
>
> Une *muqueuse* (endométrium).

Le péritoine (au sujet de l'étendue du revêtement péritonéal, Cf. ci-dessous) recouvre directement la musculature, sans en être séparé par une couche sous-séreuse.

Cette musculature est extrêmement épaisse et représente la masse la plus considérable de fibres musculaires lisses du corps humain. Les différentes couches musculaires sont confondues les unes avec les autres (*).

La *muqueuse* adhère intimement à la musculature sous-jacente, il n'y a pas de sous-muqueuse. La muqueuse du corps est unie, celle du col présente en avant et en arrière un système de plis ne s'effaçant pas par la distension. Ce système se compose d'un pli longitudinal d'où partent des replis secondaires transversaux ou obliques [formant ce qu'on appelle : l'*arbre de vie*]. Le repli longitudinal se trouve un peu à droite, sur la lèvre antérieure; sur la lèvre postérieure, il est un peu à gauche. La muqueuse du corps contient les *glandes utérines*, celle du col les *glandes cervicales*. La surface de la portion intra-vaginale est recouverte par la muqueuse du vagin.

Le *paramétrium* est constitué par le tissu cellulo-adipeux se trouvant sur les côtés de l'utérus, il contient les vaisseaux de l'organe. Il se continue sur la face postérieure et les côtés latéraux de la région cervicale. Le péritoine n'y adhère pas aussi intimement que sur le corps.

(*) Pour plus de détails sur la structure microscopique de l'utérus, Cf. l'*Atlas-Manuel d'histologie* de Sobotta et Mulon.

L'utérus occupe une position centrale par rapport aux autres parties génitales de la femme. Les dernières sont désignées sous le nom d'annexes, les ligaments larges en particulier (ovaires et trompes).

L'utérus est maintenu en position par différents ligaments.

Le *ligament large* est un repli pair du péritoine entrant en rapport à la fois avec l'utérus, l'ovaire et la trompe, en enveloppant ces organes plus ou moins complètement. Il s'insère sur les bords latéraux de l'utérus et forme le mésométrium. (Pour plus de détails sur les ligaments larges, Cf. ci-dessous : *Péritoine*.) L'utérus est maintenu en place principalement par ses relations avec le vagin, se trouvant fixé, par l'intermédiaire de ce dernier, au plancher du bassin.

L'utérus possède encore d'autres ligaments contenant des faisceaux musculaires faisant suite au muscle utérin. Nous avons d'abord le *ligament rond* de l'utérus, cordon musculeux plus ou moins aplati et long de douze à quinze centimètres.

Il prend naissance sur la face antérieure de l'utérus à peu près au niveau de l'orifice tubaire. Il chemine horizontalement entre les deux feuillets du ligament large, suivant en somme la direction du canal déférent chez l'homme, d'abord d'avant en arrière, puis en longeant la paroi latérale du bassin, un peu oblique en dehors et en avant, pour atteindre l'orifice inguinal interne.

Il traverse le canal inguinal et aboutit dans les grandes lèvres, où il se confond peu à peu avec le tissu adipeux occupant cette région.

Le ligament rond est très épais dans sa portion initiale et ne se compose en ce point que de faisceaux fibreux et de tissus musculaires lisses. Arrivé dans le canal inguinal, il reçoit des fibres striées du petit oblique et du transverse (ces fibres correspondent au crémaster chez l'homme); ces dernières peuvent arriver jusque dans le voisinage de l'utérus, mais ne parviennent pas au delà du canal inguinal. Le ligament rond, en dehors du canal, présente encore deux centimètres de long. Il est accompagné par les vaisseaux spermatiques externes de la femme.

Le *ligament utéro-rectal* contient également des faisceaux musculaires, faisant suite à la musculature utérine (muscle recto-utérin) (Cf. ci-dessous) et reliant cette dernière à la tunique musculaire du rectum. Nous avons encore les *ligaments utéro-sacrés*, formés par deux feuillets péritonéaux, interceptant des fibres musculaires lisses. Ils vont s'insérer au niveau des deuxième et troisième sacrées où ils se confondent avec le périoste.

Les *artères* de l'utérus proviennent de l'artère utérine, branche de l'hypogastrique. L'artère utérine chemine à la base du ligament large, croise l'uretère, à deux centimètres de l'utérus, et se dirige en dedans vers les bords latéraux du col. Elle longe les bords de ce dernier, décrivant un trajet très flexueux (surtout après l'accouchement) et arrive sur les parois de l'utérus.

Les *veines* forment des plexus autour des artères formant avec les veines du vagin le plexus utéro-vaginal et donnant naissance aux veines utérines, quelquefois à une seule.

La ou les veines utérines suivent l'artère de même nom et vont aboutir dans l'hypogastrique.

Les *lymphatiques* de l'utérus se divisent en lymphatiques du corps et du col. Les lymphatiques du col se rendent aux ganglions hypogastriques inférieurs, ceux du corps aux ganglions hypogastriques supérieurs, et en partie aux ganglions lombaires.

Vagin.

Le *vagin* est un conduit musculo-membraneux large et très extensible, s'étendant de l'utérus à la vulve. Le vagin à l'état de vacuité est dirigé d'avant en arrière et de bas en haut se présentant sous la forme d'un H couché. La paroi antérieure entre alors en contact avec la postérieure. La première présentant une convexité en arrière, la seconde une convexité en avant ; un petit espace libre subsiste de chaque côté.

La *paroi antérieure* est plus courte que la postérieure, sa longueur est de six à sept centimètres environ. La paroi postérieure est de un centimètre et demi plus longue. Cette inégalité est due au fait que l'axe du col ne correspond pas à l'axe du vagin ; les lèvres de la portion vaginale du col sont également différentes de longueur, la lèvre postérieure est sensiblement plus courte que l'antérieure. La musculature du vagin se confond étroitement à ce niveau avec celle de l'utérus. La muqueuse vaginale recouvre les lèvres du col (Cf. ci-dessus).

. Il en résulte la formation d'un *cul-de-sac annulaire*, entre le col et la paroi vaginale. On distingue un cul-de-sac antérieur, un postérieur et deux latéraux. Le cul-de-sac postérieur est plus grand que l'antérieur et les latéraux.

Le vagin est très extensible, et, de ce fait, sa longueur et son diamètre sont très variables. Chez la femme vierge et chez celle qui n'a pas eu d'enfant il est plus étroit que chez la femme ayant eu des enfants. L'*orifice vaginal* est toujours la portion la plus étroite.

La paroi vaginale antérieure répond au fond de la vessie, avec lequel elle adhère assez intimement et aux uretères, situés entre la zone supérieure de cette paroi antérieure et la vessie.

La *paroi postérieure du vagin* est longue de un centimètre à un centimètre et demi, recouverte dans sa partie postérieure par le péritoine du cul-de-sac utéro-rectal (Cf. ci-dessous). Le reste de cette paroi est dépourvu de tout revêtement péritonéal, elle répond au rectum, séparée de ce dernier par le cul-de-sac utéro-rectal ; la portion inférieure est en rapport direct avec la paroi rectale(*). Les côtés latéraux du vagin (outre les plexus veineux) répondent aux muscles et aux aponévroses du petit bassin, en particulier au diaphragme uro-génital et au releveur de l'anus (Cf. ci-dessous).

Le vagin traverse le diaphragme uro-génital et y adhère intimement. L'extrémité inférieure du vagin est entourée par les faisceaux du bulbo-caverneux, à la manière d'un sphincter (Cf. ci-dessous).

La paroi du vagin — à part le péritoine qui en recouvre certaines parties — se compose d'une *tunique adventice* intimement fixée aux organes voisins (vessie, urèthre, rectum) ; de la couche musculaire qui se continue avec celle de l'utérus, mais moins développée que sur lui, et d'une muqueuse dépourvue de glandes. La sous-muqueuse fait défaut ici comme à l'utérus. Cette muqueuse forme, en avant et en arrière, des rides transversales, qui constituent les *colonnes antérieures et postérieures du vagin*.

(*) La paroi postérieure peut aussi répondre aux anses intestinales contenues quelquefois dans le cul-de-sac utéro-rectal.

La colonne antérieure proémine fortement dans sa partie inférieure, c'est la *saillie uré-thrale du vagin*, ainsi nommée parce qu'elle est due à l'urèthre, passant en avant du vagin. L'extrémité de la colonne antérieure est visible dans le vestibule.

Les plis de la muqueuse vaginale sont bien marqués chez la femme vierge ; ils disparaissent presque entièrement et même quelquefois tout à fait après plusieurs accouchements. La muqueuse recouvrant la portion vaginale de l'utérus est dépourvue de replis.

L'*hymen* se trouve à l'orifice du vagin, c'est un repli partant de la paroi postérieure du vagin, il est généralement falciforme et se perd sur les côtés latéraux ; il se continue fré-quemment sur la paroi antérieure, sous la forme d'un anneau avec un orifice excentrique. Le bord de l'hymen falciforme est généralement lisse, celui de l'hymen annulaire souvent frangé (*hymen frangé*), l'orifice dans ce dernier cas est rarement central. Quand les deux cuisses sont rapprochées l'orifice de l'hymen falciforme se présente sous l'aspect d'une fente médiane, les parties latérales étant repliées. Le plus souvent l'hymen se déchire au premier coït et ne se trouve plus représenté, surtout après l'accouchement, que par des débris cica-triciels irréguliers et mamelonnés connus sous le nom de *caroncules hyménéales*.

Les *artères* du vagin proviennent, pour sa partie supérieure, de l'artère utérine qui passe le long de ses parois pour se rendre au col, l'artère vésicale inférieure pour la partie moyenne, l'hémorrhoïdale moyenne et la honteuse interne pour l'inférieure.

Les *veines* du vagin forment un plexus et se rendent à la veine hypogastrique.

Les *lymphatiques* de la portion inférieure du vagin et de la région hyménéale se rendent, avec ceux des petites lèvres, aux ganglions inguinaux et, en partie, à ceux du bassin. Les lymphatiques de la portion moyenne se rendent aux ganglions hypogastriques et iliaques; ceux de la partie supérieure, avec les lympha-tiques du col, se rendent également aux ganglions hypogastriques et iliaques.

Les *nerfs* proviennent du nerf honteux pour la région inférieure, des rameaux nerveux de l'utérus pour la région supérieure.

ORGANES GÉNITAUX EXTERNES DE LA FEMME.

Vulve.

La *vulve* n'est autre chose que le sinus uro-génital ayant subi peu de transformation (Cf. ci-dessus). Elle se compose d'une fente médiane, la *fente vulvaire* et de replis tégu-mentaires.

Les *grandes lèvres* limitent l'espace vulvaire. Ces dernières sont des replis cutanés de dimensions variant individuellement, mais toujours bien développées. Elles sont riches en tissu cellulo-adipeux, et se réunissent l'une à l'autre à leurs extrémités en formant la com-missure antérieure et la commissure postérieure (*). Les grandes lèvres sont au-dessous du *mont de Vénus* ou éminence pubienne ; ce dernier est une saillie formée par un amas de tissu adipeux, couvert de poils abondants.

Les grandes lèvres répondent en arrière au périnée (Cf. ci-dessous) et se trouvent séparées de la région inguinale par un fort sillon cutané. Leur face externe présente les caractères

(*) La commissure antérieure est généralement bien développée, la postérieure l'est beaucoup plus rarement.

habituels de la peau, possède de nombreuses glandes sébacées et quelques rares poils. La face interne ressemble plutôt à une muqueuse et ne présente de poils que sur les bords; elle entre en contact avec la face interne du côté opposé, quand les cuisses sont rapprochées.

Chez les femmes ayant eu des enfants, les grandes lèvres sont flasques et l'espace qui les sépare est constamment entr'ouvert. Le ligament rond se termine dans le tissu cellulo-adipeux des grandes lèvres (Cf. ci-dessus).

Elles mesurent sept à huit centimètres de longueur sur deux à trois centimètres de largeur (largeur maxima).

Les *petites lèvres* sont également des replis cutanés, mais beaucoup moins développés que les précédents. Elles sont parallèles aux grandes lèvres, qui se trouvent sur leur côté externe, et se dirigent d'avant en arrière. Les petites lèvres sont particulièrement riches en glandes sébacées et en vaisseaux veineux, mais sont dépourvues de poils et ne possèdent pas de tisssu adipeux. Elles se continuent sur le côté externe avec les grandes lèvres sans ligne de démarcation.

Les bords de ces replis cutanés varient individuellement, souvent frangés ou échancrés, les surfaces sont ridées et irrégulières. Les petites lèvres varient beaucoup individuellement et suivant la race. Elles peuvent même dépasser les grandes lèvres et proéminer à l'extérieur (tablier des Hottentotes), l'une peut être plus grande que l'autre. L'extrémité antérieure est plus développée que la partie postérieure. Les petites lèvres se perdent insensiblement en arrière et forment un repli transversal connu sous le nom de *frein des lèvres*. Il manque le plus souvent, chez les femmes ayant eu plusieurs enfants, étant arraché au moment de l'accouchement. La *fossette naviculaire* est une petite excavation, mal délimitée, se dirigeant en cul-de-sac vers le périnée, elle est en avant de l'hymen et ne se trouve guère que chez les femmes vierges et celles n'ayant jamais eu d'enfants.

Les extrémités antérieures des petites lèvres n'arrivent pas à la commissure, mais seulement jusqu'au clitoris (Cf. ci-dessous) dont elles entourent le gland. Les deux petites lèvres forment en cet endroit le prépuce et le frein du clitoris (Cf. ci-dessous). Les petites lèvres mesurent vingt-cinq à trente-cinq millimètres de longueur. Leur hauteur maxima varie entre huit et quinze millimètres. Leur épaisseur est environ de trois à cinq millimètres. L'espace limité par les petites lèvres forme le sinus uro-génital, on le désigne habituellement sous le nom de *vestibule du vagin*.

Le *clitoris* occupe sa partie antéro-supérieure. Ce dernier correspond au pénis de l'homme dont il a la forme; il occupe la même position.

Le clitoris n'est formé que par les corps caverneux, il est plus petit que la verge de l'homme et n'est pas traversé par l'urèthre.

Le clitoris se compose de deux racines, s'insérant sur les branches ischio-pubiennes, d'un corps et du gland. Le clitoris possède deux *corps caverneux* petits, allongés et présentant la même structure que ceux de la verge, ils sont également recouverts par les ischio-caverneux (Cf. ci-dessous). Dans la région du corps du clitoris, ils se confondent en formant une cloison incomplète (*cloison clitoridienne des corps caverneux*). Les corps caverneux du clitoris, eux aussi, sont enveloppés d'une tunique albuginée. Le clitoris a aussi son ligament suspenseur, comme la verge. Le corps de l'organe forme avec les racines un angle aigu et se dirige presque perpendiculairement sous la peau des grandes lèvres, dans la région de la commissure antérieure. La courbure, existant seulement à l'état de flaccidité du pénis, est constante pour le clitoris (même à l'état d'érection).

L'extrémité antérieure, arrondie ou légèrement pointue, du clitoris, représentant le gland de l'organe, proémine dans la partie antérieure de la fente interlabiale et se trouve recouverte par la peau du vestibule. Les petites lèvres, en se réunissant au-devant du clitoris, forment le *prépuce*. L'extrémité du gland proémine en dehors du prépuce; en arrière du gland se trouve un repli muqueux qui se confond avec la face inférieure du clitoris (frein du clitoris).

L'*orifice externe de l'urèthre* est situé sur une petite saillie en arrière du frein, ses bords sont irréguliers et mamelonnés, il a une direction sagittale. L'orifice du vagin est en arrière et en dessous du précédent (Cf. ci-dessus).

La peau du vestibule présente les caractères d'une muqueuse (comme les petites lèvres et la face interne des grandes lèvres). Elle contient quelques glandes muqueuses, aboutissant en partie dans de petites fossettes. On trouve deux conduits bien développés sur les côtés de l'orifice de l'urèthre (méat urinaire), ils sont assez constants et appartiennent aux glandes de la paroi uréthrale.

Le canal excréteur de la *glande de Bartholin* aboutit dans le vestibule, l'orifice se trouve tout près de l'ouverture du vagin, sur son côté latéral, à la limite de la peau du vestibule et de la muqueuse vaginale et en avant de l'hymen quand il existe. La structure de cette glande est la même que celle des glandes bulbo-uréthrales chez l'homme, elle est souvent un peu plus grosse, ovalaire et aplatie. La glande de Bartholin se trouve de chaque côté sur le bord latéral du vagin en arrière du bulbe du vagin (à un centimètre ou un centimètre et demi de ce dernier), recouverte par la peau du vestibule et le bulbo-caverneux.

Le *bulbe du vagin*, l'homologue du bulbe du corps spongieux de l'homme, se compose de deux parties presque complètement séparées l'une de l'autre. Chacune de ces dernières occupe les côtés latéraux du vagin, sous forme de deux corps allongés et aplatis, à extrémité postérieure, mousse et épaissie. Leur extrémité antérieure est mince, à ce niveau un plexus veineux unit les deux moitiés. Ce dernier se trouve entre l'orifice du vagin et le méat urinaire; les deux bulbes forment ainsi un fer à cheval à concavité postéro-inférieure. Le bulbe du vagin est plutôt formé du plexus veineux caverneux que d'un corps caverneux proprement dit, il est dépourvu d'albuginée.

Le bulbe du vagin répond par son bord antéro-supérieur au trigone uro-génital (aponévrose périnéale moyenne), par son bord inférieur à la base de la grande lèvre.

Les *artères* destinées aux parties génitales externes de la femme, proviennent en grande partie de la honteuse interne, une plus petite partie de l'artère fémorale. La moitié antérieure de la grande lèvre reçoit l'artère labiale antérieure de la honteuse externe (territoire vasculaire de la fémorale). La moitié postérieure est vascularisée par l'artère labiale postérieure de la honteuse interne. Les artères labiales postérieures se rendent aussi aux petites lèvres. Le clitoris est vascularisé par l'artère dorsale branche de la honteuse interne. Les artères du bulbe et des glandes testiculaires proviennent de l'artère bulbo-vestibulaire branche de la honteuse interne.

Les *veines* se rendent en partie à la saphène interne, mais surtout à la honteuse interne, quelques-unes se jettent dans la veine dorsale du clitoris. Les veines forment des plexus, en relation avec les nombreux réseaux veineux du bassin de la femme.

Les *lymphatiques*, autant qu'on le sait, se rendent aux ganglions de l'aine.

Les rameaux *nerveux* proviennent des nerfs labiaux antérieurs, branches du spermatique externe, les labiaux postérieurs du nerf honteux. Ces derniers innervent aussi les petites lèvres. Le nerf dorsal innerve le clitoris et le prépuce.

Périnée.

Le *périnée* est la région qui s'étend de l'orifice vaginal chez la femme, du scrotum chez l'homme, jusqu'à l'anus. Le périnée de l'homme est plus long mais plus étroit que celui de la femme. Le périnée féminin doit sa plus grande largeur au grand diamètre du détroit inférieur.

Dans l'un et l'autre sexe, mais surtout chez l'homme, on remarque un *raphé* médian faisant suite à celui du scrotum. La peau du périnée est riche en tissu adipeux recouvrant la musculature de cette région. Le périnée forme, avec ses muscles, le plancher proprement dit du bassin.

Muscles du périnée.

La musculature striée de l'anus et des parties avoisinantes fait aussi partie de la musculature du périnée. Les muscles de la région périnéale sont striés et volontaires, ils représentent en partie des muscles rudimentaires se rattachant à des portions osseuses atrophiées (muscle coccygien).

Le *releveur de l'anus* est un muscle pair, aplati et dont les insertions sont en rapport étroit avec l'arcus tendineus. Ce dernier est un épaississement de l'aponévrose du muscle obturateur interne. Il s'étend de la région voisine du canal obturateur (branche horizontale du pubis) jusqu'à l'épine sciatique.

Le releveur s'insère sur l'arcus tendineus et la branche horizontale du pubis; sa portion antéro-interne sur le pubis, de chaque côté de la symphyse. La ligne d'insertion décrit donc une courbe prononcée. Les faisceaux musculaires antérieurs venant de la branche horizontale du pubis forment une couche compacte, les faisceaux s'insérant sur l'arcus, sont minces et souvent séparés par des espaces. Les insertions postérieures du releveur passent par-dessus la grande échancrure sciatique et le pyramidal.

Le releveur se divise en deux portions :

Le *muscle pubo-coccygien ;*

L'*ilio-coccygien.*

Le premier s'insère sur le pubis, chemine, chez l'homme, le long de la prostate jusqu'au rectum, traverse en partie les fibres du sphincter anal externe et arrive en arrière de l'anus où il s'entrecroise avec son homologue du côté opposé. Les fibres musculaires longitudinales du rectum se terminent dans les deux muscles pubo-coccygiens. Chez la femme les fibres musculaires de ces derniers cheminent de chaque côté du vagin et de l'urèthre, s'entrecroisent avec les fibres longitudinales du dernier, arrivent au rectum où elles se comportent comme chez l'homme. Une grande partie des pubo-coccygiens passe sur les côtés du rectum et aboutit à une lame tendineuse, s'insérant sur la face antérieure du ligament sacro-coccygien.

L'*ilio-coccygien* (*) s'insère sur l'arcus tendineus, c'est la plus grande portion du releveur. Il longe le coccyx et va s'unir avec son homologue dans le ligament ano-coccygien. Ce dernier est un cordon musculo-fibreux s'étendant du coccyx à l'anus.

Le nerf du releveur provient du plexus sacré, il aborde le muscle par sa face interne. Il soulève le plancher du bassin et agit sur le rectum.

Le *muscle coccygien* se trouve immédiatement en arrière du releveur et semble lui faire suite. C'est une lame musculo-tendineuse reposant sur la face interne du ligament sacro-sciatique, il est en rapport intime avec le releveur d'un côté, et répond de l'autre aux faisceaux du ligament sacro-sciatique.

Il est innervé par le nerf du releveur. Il n'a pas de fonction propre, c'est un muscle tout à fait dégénéré.

Les releveurs et les muscles coccygiens avec leurs aponévroses forment un entonnoir qui constitue la portion terminale du plancher du bassin ou le diaphragme pelvien. L'excavation de l'entonnoir regarde la cavité pelvienne et contient le rectum. Les muscles ferment complètement la cavité en arrière, en avant se trouve un orifice fermé par le *diaphragme uro-génital* (Cf. ci-dessous). Le muscle coccygien, comme le releveur, est un muscle dégénéré de la musculature caudale des mammifères. On trouve encore d'autres muscles rudimentaires mais inconstants et en partie fibreux, ce sont les muscles *sacro-coccygien postérieur et antérieur*. Ils se trouvent en avant et en arrière du coccyx et du sacrum, réunissant les vertèbres coccygiennes inférieures aux vertèbres sacrées supérieures.

Ce sont en somme des muscles appartenant, comme le releveur et le muscle coccygien, plus aux muscles du squelette qu'à la musculature viscérale

Le *sphincter externe de l'anus* est un muscle impair servant à la fermeture de l'anus. Il est haut de deux à trois centimètres. et possède des faisceaux profonds, entourant l'extrémité inférieure du rectum, se confondant avec le sphincter interne; des faisceaux externes immédiatement au-dessous de la couche cutanée en relation, dans la profondeur, avec les faisceaux internes. La couche externe du sphincter externe de l'anus se trouve réunie intimement en avant de l'anus avec le bulbo-caverneux (Cf. ci-dessous); cette disposition est fréquente chez l'homme, constante chez la femme. Les fibres de cette même couche externe atteignent, au moyen du *ligament ano-coccygien*, l'extrémité du coccyx et s'entre-croisent en partie avec les fibres du releveur de l'anus.

Le *diaphragme uro-génital* comble l'espace ischio-pubien laissé libre par le diaphragme pelvien. C'est une lame musculaire recouverte d'aponévroses, située au-dessous du ligament arqué. La musculature du diaphragme uro-génital (aponévrose périnéale moyenne) se compose en grande partie de fibres lisses et forme ce que l'on appelle le *muscle du trigone uro-génital*.

Ce dernier est constitué par les deux *transverses profonds* du périnée, se réunissant sur la ligne médiane.

Le *transverse profond* s'insère sur la branche ischio-pubienne et, de là, se dirige en avant

---

(*) Le nom d'ilio-coccygien se justifie par le fait que chez la plupart des mammifères il s'insère directement sur l'ilion et non pas sur l'arcus tendineus.

et en dedans, vers un raphé médian où les fibres s'entre-croisent avec le muscle homologue du côté opposé. Ces muscles adhèrent intimement à leurs aponévroses inférieures (Cf. ci-dessous).

Les deux transverses constituent la région postérieure du diaphragme uro-génital, entre leurs faisceaux se trouvent les glandes bulbo-uréthrales (Cf. ci-dessus) et de nombreux vaisseaux sanguins, des veines surtout. Ces derniers muscles sont moins développés chez la femme et passent en arrière du vagin.

Le *sphincter de l'urèthre membraneux* prend aussi part à la formation du diaphragme uro-génital ; il se confond plus ou moins, chez l'adulte, avec le transverse profond (muscle du trigone uro-génital).

Il occupe la région antérieure du diaphragme uro-génital, formé en grande partie par des faisceaux annulaires, entourant l'urèthre membraneux et entrant en rapport intime avec la prostate (Cf. ci-dessus). On trouve encore d'autres faisceaux circulaires externes moins nets.

Les faisceaux de ce muscle s'insèrent sur le ligament transverse (Cf. ci-dessus), sur la branche ischio-pubienne et l'aponévrose inférieure du diaphragme uro-génital (Cf. ci-dessous) et vont se rejoindre, en arrière de l'urèthre, avec ceux du muscle opposé et du transverse profond. Les fibres musculaires du sphincter de l'urèthre membraneux rayonnent aux alentours. Chez la femme les fibres externes s'étendent en avant et sur les côtés du vagin, en formant quelquefois à ce dernier, au-dessus du bulbe, un anneau musculaire. Ce muscle chez l'homme ne forme avec le transverse profond (*) qu'un seul muscle.

La musculature du trigone uro-génital est innervée par le nerf honteux. Sa principale fonction est de comprimer l'urèthre, et aussi les glandes de Cowper chez l'homme.

Le *muscle transverse du périnée* est aplati, situé assez superficiellement au-dessous de la peau (**), c'est un muscle inconstant, s'insérant sur la tubérosité ischiatique et sur la branche ischio-pubienne. De là, il se porte transversalement dans la région périnéale, se réunit à son homologue du côté opposé et entre en relation avec les fibres antérieures du sphincter externe de l'anus et les fibres postérieures du bulbo-caverneux. Il peut manquer complètement et, quand il existe, présente de grandes variations individuelles.

Sa direction n'est pas non plus constante ; il forme avec son homologue un angle mousse ouvert en arrière. Il se trouve logé entre les deux feuillets de l'aponévrose du périnée (superficielle) (Cf. ci-dessous). Il répond au bord postérieur du transverse profond.

L'*ischio-caverneux* est un muscle pair assez aplati, allongé, reposant sur la face postérieure du corps caverneux du pénis (du clitoris chez la femme). Il est beaucoup plus développé chez l'homme, étant en rapport avec la grandeur des corps caverneux.

Il s'insère par un tendon aplati, sur la branche ischio-pubienne et sur la face interne de l'ischion. Il s'étale sur la face inférieure et latérale du corps caverneux, se terminant sur la tunique albuginée des corps caverneux. Un certain nombre de faisceaux tendineux aplatis

---

(*) La musculature du trigone uro-génital est expliquée très différemment. Quelques auteurs nient l'existence d'un transverse profond.

(**) Ce muscle est pourtant recouvert par l'aponévrose superficielle du périnée. On peut trouver dans cette région un dartos.

gagnent le bas de la verge et s'y réunissent avec des faisceaux similaires venus du côté opposé, en s'insérant sur le fascia pénien (indirectement au ligament suspenseur).

Ce muscle répond aux côtés latéraux du trigone uro-génital et au bulbo-caverneux, en formant avec ce dernier une gouttière. Il dépasse un peu le bord postérieur du trigone.

Le transverse superficiel et l'ischio-caverneux sont innervés par le nerf périnéal, pénétrant ces muscles par leur face externe.

L'ischio-caverneux redresse la verge pendant l'érection.

Le *bulbo-caverneux* est le plus apparent des muscles du périnée. Il forme chez l'homme, une lame aplatie, impaire, présentant une courbe légère et reposant sur la face inférieure du bulbe et du corps spongieux. Il forme avec son homologue du côté opposé, un raphé médian ; situées au-dessous de l'aponévrose périnéale superficielle, ses fibres cheminent d'abord obliquement en avant et en dehors, puis suivent une direction sagittale, et se placent transversalement sur le corps spongieux. Ces dernières ne forment pas une couche continue et très visible.

Les fibres superficielles sont en rapport intime avec celles du sphincter externe de l'anus et le transverse superficiel. Le raphé formé par les deux bulbo-caverneux répond au raphé membraneux du périnée. Le bulbo-caverneux se termine par deux extrémités tendineuses, nettement séparées, sur les côtés latéraux des corps caverneux et sur le fascia pénien voisin.

Le bulbo-caverneux diffère chez la femme par le fait qu'il est traversé par le vagin. Il entoure ce dernier à la manière d'un sphincter, directement au-dessus de son orifice inférieur. Les deux bulbo-caverneux se réunissent en avant, entre le vagin et l'urèthre, par un faisceau tendineux.

Ce muscle recouvre les glandules vestibulaires et le bulbe du vagin. Ce dernier est en contact immédiat avec les fibres musculaires.

Le bulbo-caverneux de la femme, comme celui de l'homme, entre en relation en arrière avec le sphincter externe de l'anus et le transverse superficiel.

Des faisceaux musculaires s'étendent en avant, jusqu'aux racines du clitoris et autres formations voisines. Ce muscle répond encore directement à la base des petites lèvres.

Le bulbo-caverneux est innervé par le nerf périnéal. Chez l'homme, il comprime l'urèthre, propulsant ainsi l'urine et le sperme en avant ; chez la femme, il fonctionne comme sphincter du vagin et comprime les grosses glandes du vestibule.

Aponévroses du périnée.

Les aponévroses du périnée contribuent, pour une bonne part, à la (constitution du plancher pelvien.

Elles sont au nombre de trois les unes au-dessus des autres et pour la plupart très adhérentes aux muscles sous-jacents.

L'*aponévrose perinéale inférieure* est en même temps la plus superficielle. Elle prend naissance entre les deux ischions, en dedans des muscles grands fessiers, se dirige en avant, en recouvrant la couche des muscles superficiels, en particulier le bulbo-caverneux, l'ischio-caverneux et le transverse superficiel. Le sphincter externe de l'anus se trouve immédiatement sous la peau sans revêtement aponévrotique.

L'aponévrose superficielle se prolonge en arrière et contribue à fermer la *fosse ischio-rectale*.

Cette dernière est une cavité en entonnoir formée par le releveur (paroi externe) et l'obturateur interne recouvert de son aponévrose. Cette fosse est remplie d'un tissu cellulo-graisseux (Cf. ci-dessus). Sur la coupe, elle apparaît sous la forme d'un triangle dont le sommet se trouve au point d'insertion du releveur sur l'aponévrose obturatrice. Son diamètre est plus considérable chez la femme que chez l'homme (plus grand diamètre du détroit inférieur chez la femme). La fosse ischio-rectale est comblée par du tissu graisseux, des vaisseaux et des nerfs (vaisseaux et nerf honteux). Sa plus grande largeur est entre les tubérosités ischiatiques, elle diminue en allant en avant. L'aponévrose périnéale superficielle se perd en avant dans les fascias du pénis et du scrotum (grandes lèvres et clitoris chez la femme).

Le tissu cellulo-graisseux de la fosse ischio-rectale est séparé du releveur de l'anus par une mince aponévrose, l'*aponévrose inférieure du diaphragme pelvien*. Il faut la ranger dans l'étage moyen si on veut la considérer comme une véritable aponévrose et non pas comme une simple toile celluleuse.

Les feuillets aponévrotiques, formant avec le transverse profond et le sphincter de l'urèthre membraneux, le diaphragme (trigone) uro-génital, sont particulièrement importants. Ces deux derniers muscles (avec les glandes bulbo-uréthrales chez l'homme) sont recouverts sur leur face supérieure aussi bien que sur leur face inférieure par des lames aponévrotiques.

La lame inférieure est la plus forte, elle se fixe étroitemeut aux muscles en formant une véritable aponévrose. Ces deux lames sont connues sous le nom d'*aponévroses du diaphragme uro-génital*, dont une supérieure, l'autre inférieure. Elles forment les couches aponévrotiques supérieure et moyenne du périnée. Ces deux lames aponévrotiques se réunissent en arrière et en bas sur le bord libre du diaphragme uro-génital en une crête tendineuse, avec laquelle l'aponévrose superficielle se continue.

Leur réunion en avant est beaucoup plus nette et plus distincte, elle forme un ligament tendineux : *le ligament transverse du bassin*. Ce dernier se trouve séparé du ligament arqué par un petit espace, mais s'étend parallèlement au ligament arqué, entre les deux branches ischio-pubiennes. L'espace, contenu entre ces deux ligaments, renferme la veine et l'artère dorsales de la verge avec le nerf du même nom. L'aponévrose superficielle se continue avec l'obturatrice et encore avec l'aponévrose prostatique chez l'homme. Ce n'est d'ailleurs qu'une portion de l'aponévrose pelvienne (Cf. ci-dessous).

Le diaphragme uro-génital, formé par ces deux muscles (le transverse en particulier) et deux aponévroses, est traversé, chez l'homme, par l'urèthre dans sa partie antérieure, près du ligament transverse. Il contient encore, chez l'homme, les glandes de Cowper (Cf. ci-dessus), les vaisseaux de la verge et le nerf dorsal de la verge. Le diaphragme uro-génital est plus large chez la femme, grâce à l'angle pubien beaucoup plus considérable que chez l'homme. Il est traversé par l'urèthre et le vagin ; à part cette différence, on retrouve la même disposition que chez l'homme.

Le diaphragme uro-génital, chez ce dernier, répond, en haut, à la prostate, en bas, aux racines de la verge et du bulbe de l'urèthre recouvertes par l'aponévrose inférieure.

L'aponévrose, recouvrant la face supérieure des organes à la sortie du bassin, se nomme : l'*aponévrose pelvienne*. Elle se divise (à part l'aponévrose supérieure du diaphragme uro-génital) en aponévrose endo-pelvienne (feuillet viscéral de l'aponévrose pelvienne) et en aponévrose ou feuillet pariétal dont la plus grande partie forme l'aponévrose pelvienne supérieure.

L'*aponévrose endo-pelvienne* est une toile celluleuse relativement mince, revêtant à la fois la vessie, la prostate, les vésicules séminales, les ampoules des canaux déférents et la partie du rectum située en dessous de sa portion péritonéale (fascia vésical rétrovésical, prostatique, etc. Cf. ci-dessus).

L'aponévrose supérieure du diaphragme pelvien revêt tout d'abord la face supérieure du releveur de l'anus et du muscle coccygien. Elle est renforcée, en avant, par l'arcus tendineus, bande tendineuse s'insérant sur le bord inférieur de la symphyse et se dirigeant en arrière et en bas jusqu'à l'épine sciatique.

On trouve encore d'autres formations de l'aponévrose supérieure du diaphragme pelvien : les ligaments pubo-prostatiques chez l'homme et pubo-vésicaux chez la femme.

Le ligament pubo-prostatique médian est un faisceau aplati, de fibres élastiques, allant du bord inférieur de la symphyse et de la partie avoisinante de l'arcus tendineus jusqu'à la prostate, chez la femme c'est le ligament pubo-vésical, allant alors de la symphyse à la vessie. Les deux ligaments pubo-prostatiques médians de chaque côté limitent une fossette en arrière de la symphyse : la *fossette pubo-vésicale*, où chemine la veine dorsale de la verge.

Les ligaments pubo-prostatiques (pubo-vésicaux) latéraux se trouvent immédiatement sur les côtés du médian. Ils s'insèrent de chaque côté de la symphyse pubienne et se rendent sur les côtés latéraux de la prostate (vessie chez la femme) sous forme de deux bandes fibreuses.

Au point où les viscères pelviens (urèthre, vagin et rectum) traversent le plancher du bassin, l'aponévrose supérieure se continue avec l'endo-pelvienne qui revêt ces organes. L'aponévrose pariétale accompagne aussi, pendant un certain temps, les vaisseaux et nerfs efférents en lui formant une sorte de gaine.

L'aponévrose pelvienne revêt encore l'obturateur interne (aponévrose obturatrice), elle accompagne les vaisseaux et nerfs obturateurs, sous l'aspect d'une gaine infundibuliforme, constituant le canal obturateur. L'aponévrose obturatrice se réunit avec l'aponévrose supérieure du diaphragme pelvien, au niveau de l'arcus tendineus. La partie de l'aponévrose, située au-dessous de ce dernier, limite la fosse ischio-rectale (Cf. ci-dessus). Les parties postérieures de l'aponévrose pelvienne, revêtant les origines du pyramidal, et l'aponévrose pelvienne du sacrum sont minces et se terminent au-dessus du détroit inférieur.

PÉRITOINE

Le *péritoine* est la plus vaste membrane séreuse du corps humain, il occupe la cavité abdominale et une partie du bassin (cavité pelvienne).

La *cavité abdominale* est un espace allongé occupant la partie inférieure du tronc, séparé du thorax par le diaphragme et dont les limites principales sont représentées par les muscles abdominaux.

La paroi supérieure répond exactement aux contours et à la concavité du diaphragme.

La paroi postérieure est la seule possédant des éléments osseux, elle est formée par la colonne lombaire, le psoas, le carré des lombes et les muscles du dos (et en outre la partie lombaire du diaphragme).

Les parois latérales sont constituées par les muscles abdominaux, de même la paroi antérieure.

Le plancher de la cavité abdominale est représenté par les fosses iliaques recouvertes chacune par le muscle de même nom. Elles appartiennent en même temps aux parois latérales et postérieure.

La cavité abdominale est en relation directe avec le bassin (par le détroit supérieur).

La *cavité pelvienne* est limitée par les os et ligaments du petit bassin en même temps que par les muscles s'insérant dans cette région (obturateur interne, pyramidal). Le plancher du bassin est formé par les muscles et les aponévroses du détroit inférieur.

Développement du péritoine.

Le péritoine de l'adulte est une formation compliquée qui ne peut guère se comprendre que par l'étude de son développement. Nous donnerons, pour cette raison, un court aperçu sur le développement de cette séreuse, en relation intime avec le développement du canal intestinal. La première ébauche du péritoine apparaît au moment où l'intestin n'est qu'un conduit rectiligne, où l'estomac n'est encore qu'un renflement fusiforme.

C'est une lame aplatie, étroite et sagittale s'étendant de la paroi abdominale postérieure (et de l'aorte située sur cette paroi) au canal intestinal. La partie destinée à devenir le *mésogastre* s'étend de l'aorte à la région de la grande courbure et de la petite courbure à la paroi abdominale antérieure, atteignant en haut l'ébauche diaphragmatique, en bas la veine ombilicale.

On trouve à peu près la même disposition à l'époque où se forme l'anse primitive (Cf. ci-dessus). Le foie se développe dans l'épaisseur du mésentère ventral (mésogastre ventral ou antérieur) en avant de l'estomac; l'ébauche pancréatique et splénique dans l'épaisseur du mésentère postérieur. L'artère appartenant à cette région du mésentère est l'artère colique; la portion suivante du mésentère, en relation avec les nouvelles anses intestinales, reçoit la mésentérique supérieure; enfin l'extrémité inférieure du mésentère, attenante à la portion terminale du canal intestinal, est vascularisée par la mésentérique inférieure.

Le mésogastre postérieur participe à la torsion de l'estomac, il s'allonge fortement, son côté gauche se trouve maintenant en avant de la paroi abdominale postérieure, et son côté droit regarde la paroi postérieure de l'estomac. Le mésogastre postérieur occupe un plan frontal et non plus sagittal, comme avant, et enferme le pancréas entre ses deux feuillets. Il se présente sous la forme d'une lame voûtée, limitant une excavation fermée à gauche, ouverte à droite, qui est l'ébauche de l'arrière-cavité des épiploons.

L'ébauche du grand épiploon a l'aspect d'une bourse formée par le mésentère dorsal, immédiatement en avant de son insertion à la grande courbure. Cette bourse s'allonge et s'aplatit d'avant en arrière de manière à donner naissance aux deux lames du grand épiploon.

Le mésentère ventral se détache du bord antérieur de l'estomac. Le foie se forme dans son épaisseur et le remplit jusqu'au ligament falciforme. Il ne reste plus qu'une petite partie du mésogastre ventral, formant le petit épiploon. Le foie, en se développant, tend à se reporter de plus en plus vers la région droite de la cavité abdominale.

La portion inférieure du mésentère, après formation des anses intestinales, présente à peu près le même aspect qu'au commencement. Le mésentère s'insère sur toute la longueur de la paroi de l'intestin primitif regardant l'aorte. Il suit les différentes courbures de l'intestin et s'étend, avec le gros intestin, au-dessus de l'intestin grêle, du duodénum en particulier.

Les changements sont dus en grande partie à la coalescence du feuillet pariétal avec le feuillet viscéral. C'est ainsi que des lames diverses primitivement viscérales, deviennent secondairement pariétales. Ces processus se remarquent sur le péritoine embryonnaire à plusieurs endroits et peuvent provoquer des changements considérables.

La partie du mésogastre, parallèle à la paroi abdominale (Cf. ci-dessus) adhère à cette dernière en même temps que le pancréas, compris entre ses deux feuillets. Le feuillet péritonéal regardant l'estomac et recouvrant en même temps la face antérieure du pancréas, devient ainsi secondairement viscéral et forme la paroi postérieure de la future arrière-cavité des épiploons. La partie inférieure du mésentère duodénal se soude de la même façon avec la tête du pancréas à la paroi abdominale postérieure.

On retrouve les mêmes processus dans la plus grande partie du gros intestin. Le côlon ascendant et le côlon descendant possèdent originairement un mésentère propre (mésocôlon) aussi bien que le côlon transverse et le côlon sigmoïde. Le mésocôlon ascendant, au quatrième ou cinquième mois, s'unit au feuillet pariétal de la région rénale (*), peu après le mésocôlon descendant. Les deux côlons se trouvent ainsi fixés à la paroi abdominale.

D'autres transformations surviennent encore. Le mésocôlon ascendant, devenu secondairement feuillet pariétal, s'unit à la face antérieure du duodénum qui perd ainsi son revêtement péritonéal propre. La ligne d'insertion à l'aorte du mésentère se trouve interrompue. Nous avons maintenant une insertion propre pour le péritoine de l'intestin grêle : racine du mésentère (Cf. ci-dessous) et une autre ligne d'insertion transversale pour le mésocôlon transverse.

La lame postérieure du grand épiploon s'unit à la lame péritonéale supérieure du mésocôlon transverse, entrant ainsi, tout à fait secondairement, en rapport avec l'épiploon gastrocolique (grand épiploon). Toute la partie supérieure du mésocôlon transverse forme alors la paroi inféro-postérieure de l'arrière-cavité des épiploons. Le grand épiploon, en s'accroissant de la grande courbure de l'estomac et se développant vers le bas, limite un prolongement de l'arrière-cavité : le prolongement inférieur. Le mésocôlon transverse secondaire et le grand épiploon se composent maintenant de quatre feuillets. Ceux du grand épiploon s'unissent les uns aux autres après la naissance, mais d'une manière variable.

(*) Les feuillets mésentériques propres du mésocôlon ascendant et descendant ne disparaissent pas.

SPLANCHNOLOGIE.

PÉRITOINE CHEZ L'ADULTE

Le *péritoine* est un sac fermé auquel on considère deux feuillets séparés l'un de l'autre par un espace extrêmement petit.

Le feuillet recouvrant les parois internes de la cavité abdominale est le *feuillet pariétal*.

L'autre feuillet recouvre les viscères, qui se sont pour ainsi dire invaginés dans la cavité péritonéale, c'est le *feuillet viscéral* (*).

L'espace limité par ces deux feuillets représente la cavité péritonéale, il est rempli d'une quantité minime de liquide.

Le feuillet viscéral ne revêt pas seulement les viscères proprement dits (estomac, foie, intestin, pancréas), mais aussi les lames et les pédicules se rendant aux organes ; ce sont les *lames mésentériques*, cheminant souvent transversalement dans la cavité abdominale et contenant les vaisseaux et les nerfs destinés aux différents viscères. Ces lames et ces cordons recouverts par la séreuse sont les *mésentères*.

Le péritoine, grâce à son revêtement épithélial, donne aux organes qu'il recouvre un aspect poli et brillant (**).

La cavité péritonéale est fermée de toutes parts, chez l'homme ; chez la femme, elle est en communication avec le tractus génital (***), par l'orifice abdominal de la trompe utérine.

Le feuillet pariétal du péritoine n'est pas en rapport immédiat avec la paroi abdominale postérieure, mais il en est séparé par le fascia transversalis (Cf. ci-dessus).

Il est, en outre, habituellement plus développé que le feuillet viscéral, qui adhère intimement aux viscères.

Le péritoine est séparé des viscères par une couche de tissu cellulaire lâche, la couche sous-séreuse [*tissu-cellulaire sous-péritonéal*].

Le péritoine de l'adulte présente le trajet suivant :

(Cf. ci-dessus, développement du péritoine.)

Le feuillet péritonéal s'élève le long de la paroi abdominale antérieure, arrive sur le diaphragme qu'il tapisse ; de là, il se réfléchit sur le bord supérieur de la face-postérieure du foie et devient péritoine viscéral.

Ce repli, que l'on peut suivre sur presque toute la largeur du foie, constitue le *ligament coronaire*.

On trouve dans cette région un autre ligament : le *ligament falciforme* ou *suspenseur du foie*.

Il est formé par un repli péritonéal, s'étendant de la paroi antérieure de l'abdomen (depuis le diaphragme jusqu'au niveau de l'ombilic) à la face supérieure du foie, où il s'insère, à droite de la ligne médiane. Son insertion dans la paroi abdominale est médiane.

(*) Pour plus de détails, Cf. l'*Atlas-Manuel d'histologie* de SOBOTTA et MULON.

(**) De nombreuses parties du feuillet viscéral font originairement partie, comme le démontre l'embryologie, du feuillet pariétal.

(***) La couche celluleuse sous-péritonéale semble interrompue dans la région de l'ovaire ; mais l'épithélium germinatif de ce dernier n'est pas autre chose que l'épithélium modifié du péritoine.

Ce ligament est triangulaire avec un bord libre, en bas et en arrière. Ce bord inféro-postérieur s'étend de l'ombilic à l'échancrure ombilicale du foie et contient la veine ombilicale ou le cordon fibreux qui la remplace, et constitue le *ligament rond du foie* (Cf. ci-dessus).

Le ligament falciforme dépend du mésentère ventral.

Dans la région antérieure de la face supérieure du foie, les deux feuillets du ligament demeurent en contact; plus en arrière, ils se séparent et se continuent avec le ligament coronaire.

Le *ligament coronaire*, un peu moins large que la face postérieure du foie, n'atteint pas l'extrémité du lobe droit. Il est très court et rattache le foie au diaphragme.

Les deux lames qui le constituent n'entrent en contact que dans la région du lobe hépatique droit; elles sont séparées l'une de l'autre, dans la région moyenne du foie et à droite, par la face hépatique postérieure, dépourvue de revêtement péritonéal (Cf. ci-dessus'.

Les extrémités des ligaments coronaires, libres et quelque peu contournées, constituent à droite et à gauche les *ligaments triangulaires*.

Le ligament triangulaire gauche contient l'appendice fibreux du foie (Cf. ci-dessus).

Les feuillets péritonéaux, séparés à droite l'un de l'autre, se réunissent à nouveau dans le ligament triangulaire droit.

L'extrémité droite du lobe hépatique de même nom est entourée de toute part par le péritoine viscéral, sans que l'on puisse trouver la ligne de réunion de ce dernier avec le feuillet pariétal.

Le feuillet antérieur du ligament coronaire se continue sur la face supérieure du foie qu'il revêt, contourne le bord antérieur et va tapisser la face inférieure. Il recouvre complètement la moitié droite du lobe droit (Cf. ci-dessus), la région moyenne et le lobe gauche jusqu'au feuillet postérieur du ligament coronaire.

Le péritoine de la face inférieure du foie s'étend depuis le hile, en formant le feuillet antérieur du petit épiploon, jusqu'à la petite courbure de l'estomac et au bord supérieur de la première portion du duodénum.

Ce repli péritonéal, de forme triangulaire, s'insère principalement sur le hile, mais aussi en partie sur la portion avoisinante du lobe gauche et du canal veineux (fossette du canal veineux). On distingue au petit épiploon deux parties se confondant l'une avec l'autre :

Le *ligament gastro-hépatique*, s'étendant du hile du foie à la petite courbure et au bord droit de la portion abdominale de l'œsophage.

Le *ligament duodéno-hépatique*, formant le bord droit du petit épiploon.

La partie se fixant sur l'œsophage et le cardia est un peu plus épaisse (pars condensa) que celle allant à la petite courbure; cette dernière est mince, transparente, et permet de voir, à travers le péritoine, le bord étroit du lobe caudé (pars flaccida).

Le ligament duodéno-hépatique est de nouveau beaucoup moins mince et plus opaque, parce qu'il contient les vaisseaux se rendant au hile.

A gauche et à droite de ce dernier, on trouve une disposition quelque peu différente de ce qui vient d'être décrit :

Le revêtement péritonéal du lobe gauche passe en avant du bord antérieur, tapisse la face intérieure, concave, et va se continuer avec le feuillet postérieur du ligament coronaire, puis arrive au diaphragme, où il redevient feuillet pariétal.

A droite du hile, le péritoine revêt la face inférieure du foie et, de là, va recouvrir en partie le diaphragme, en partie la face antérieure du rein droit ; la face postérieure du lobe hépatique droit demeure dépourvue de péritoine.

Le feuillet postérieur du petit épiploon va recouvrir la face postérieure de l'estomac, en s'étendant de la petite à la grande courbure.

Dans la région de la grosse tubérosité stomacale, le péritoine va jusqu'au hile de la rate (*ligament gastro-splénique*), recouvre la face phrénique de cet organe, sa face gastrique et sa face rénale ; de cette dernière, le péritoine se jette sur le diaphragme, en donnant naissance au *ligament phréno-colique*.

A partir de la grande courbure de l'estomac, le péritoine forme un long repli, en forme de tablier, recouvrant le côlon et les anses intestinales ; c'est ce qu'on est convenu d'appeler le *grand épiploon*.

Sa conformation et sa longueur sont très variables.

Le bord inférieur est généralement irrégulièrement dentelé. Il se compose originairement de quatre feuillets, qui finissent, en se soudant, par n'en plus former que deux.

Ces deux feuillets limitent une cavité étroite, dépendant de l'arrière-cavité des épiploons (Cf. ci-dessous).

Le feuillet péritonéal venant de la face antérieure de l'estomac ne fournit que la plus antérieure des quatre lames primitives du grand épiploon ; arrivée au bord inférieur de ce dernier, il se réfléchit et forme la lame la plus postérieure, à laquelle s'unit le mésocôlon transverse.

La face postérieure du grand épiploon s'applique ainsi sur le côlon transverse.

Ce dernier est situé presque transversalement au milieu de la cavité abdominale et fixé à la paroi postérieure par un mésentère : le *mésocôlon transverse*.

Il divise la cavité abdominale en une portion supérieure, contenant l'estomac, le duodénum, le foie et la rate, et en une portion inférieure pour l'intestin grêle et le gros nitestin.

Le mésocôlon se compose de quatre feuillets, unis les uns aux autres ; les deux inférieurs, seuls, appartiennent en propre au côlon et contiennent entre eux la lame mésentérique propre ; les deux feuillets supérieurs constituent le plancher de l'arrière-cavité et appartiennent au grand épiploon.

Le mésocôlon transverse n'est pas horizontal, mais il se dirige de haut en bas et d'arrière en avant (la face supérieure surtout).

Le mésocôlon présente sa largeur maxima sur la ligne médiane ; il devient remarquablement plus mince à droite et à gauche, vers les angles coliques, et se continue insensiblement avec le mésocôlon ascendant et avec le mésocôlon descendant (Cf. ci-dessous).

Le péritoine se comporte différemment à droite et à gauche du petit épiploon. Il va se continuer à gauche — comme on l'a dit plus haut — avec le ligament coronaire et le ligament triangulaire, puis il tapisse le diaphragme.

De là, il se continue avec le ligament phréno-colique et arrive sur la rate (Cf. ci-dessus).

Un petit repli du péritoine s'étend du rebord gauche du grand épiploon, dont l'origine va de l'estomac au hile de la rate, jusqu'à l'angle du côlon. C'est un repli constant, assez solide et résistant, reliant l'angle du côlon à la paroi abdominale; il est connu sous le nom de *ligament phréno-colique*.

L'extrémité inférieure de la rate repose sur lui dans la station verticale.

Le péritoine, à droite du ligament duodéno-hépatique, se continue avec le ligament coronaire et le ligament triangulaire droit ; de là, il passe sur le diaphragme, tapisse le rein droit et la capsule surrénale (feuillet pariétal) et va se jeter sur le côlon, dans la région de l'angle droit. Cette disposition du péritoine est une formation secondaire.

Le *mésentère* de l'intestin grêle prend son origine sur la paroi abdominale postérieure, au-dessous du mésocôlon transverse.

La ligne d'insertion sur la paroi postérieure est appelée : *racine du mésentère.*

Le mésentère est une lame de la largeur d'une main, s'insérant souvent en ligne oblique à gauche de la seconde vertèbre lombaire, passant au-devant de l'aorte abdominale et de la veine cave et se terminant à la partie supérieure de l'articulation sacro-iliaque droite.

La racine du mésentère est étroite; sa portion terminale, par contre, suit, en s'insérant sur l'intestin, toutes ses courbures et présente une longueur égale à celle de ce dernier : à peu près six mètres. Le mésentère a donc, en résumé, la forme d'un éventail. Entre ses deux feuillets se trouvent une couche plus ou moins développée de tissu cellulo-adipeux (lame mésentérique propre), les ramifications des artères et des veines mésentériques supérieures, et de nombreux ganglions lymphatiques.

La racine du mésentère contient les troncs vasculaires et se trouve en avant du duodénum.

La hauteur du mésentère est à peu près égale dans la plus grande partie. Elle diminue un peu aux extrémités supérieure et inférieure (angle duodéno-jéjunal et valvule du côlon).

Le péritoine s'étend des deux côtés de la racine du mésentère et laisse transparaître les organes sous-jacents; il s'étend jusqu'aux côlons ascendant et descendant, qu'il revêt et forme les mésocôlons de même nom.

Toutes les portions du côlon possèdent, à l'origine, un mésentère. Mais celui du côlon descendant se soude entièrement avec le péritoine pariétal et celui du côlon ascendant en grande partie.

Le cæcum possède un méso très variable, souvent assez étroit: on peut en trouver un à l'appendice vermiforme [méso-appendice].

La portion descendante du duodénum, l'angle duodénal inférieur, la partie initiale de la portion inférieure (jusqu'au croisement de la racine du mésentère) et une partie de la tête du pancréas, se trouvent en arrière du mésocôlon ascendant, qui leur fournit leur revêtement péritonéal.

La portion inférieure du rein et la portion ascendante du duodénum (ainsi que la partie avoisinante de la portion horizontale, jusqu'au point où passe la racine du mésentère) se trouvent en arrière du mésocôlon descendant.

Le mésocôlon ascendant et le mésocôlon descendant tapissent les muscles psoas de chaque côté et la bifurcation de l'aorte abdominale en artères iliaques primitives.

Le côlon descendant n'est revêtu de péritoine que sur sa face antérieure, et adhère solidement par sa face postérieure à la paroi abdominale. Mais le côlon sigmoïde se comporte, vis-à-vis de la séreuse, comme le côlon transverse. Il possède un long mésentère appelé le *mésocôlon sigmoïde.*

Le péritoine dépasse la ligne du détroit supérieur du bassin, avec le côlon sigmoïde, pour se continuer avec le revêtement séreux du rectum.

Ce dernier possède dans son segment supérieur un très court mésorectum.

Le péritoine, des deux côtés du côlon sigmoïde, va tapisser la cavité pelvienne, en partie les organes contenus dans le bassin, et en partie le plancher pelvien.

Le péritoine présente ici des différences suivant les sexes.

Les organes génitaux de la femme sont en partie invaginés dans la séreuse.

Chez l'homme, il n'y a qu'une petite partie des organes génitaux qui se trouvent en contact direct avec le péritoine.

La paroi postérieure du rectum n'est recouverte de péritoine que jusqu'au niveau de la 2ᵉ sacrée. Le mésorectum se fixe à la 1ʳᵉ et devient de plus en plus petit; finalement, le revêtement séreux s'interrompt.

Le péritoine s'étend sur les côtés et en avant du rectum.

Ce dernier pénètre donc directement dans le péritoine. De la face antérieure du rectum le péritoine passe directement dans la paroi postérieure de la vessie ; les vésicules séminales ont toutefois leur sommet recouvert par la séreuse, qui forme, entre le rectum et la vessie, le *cul-de-sac vésico-rectal* ou *cul-de-sac de Douglas*.

Le péritoine se comporte de même chez la femme pour le rectum, mais de la paroi antérieure de ce dernier il doit passer sur l'utérus : il s'étale sur la paroi postérieure de l'utérus ainsi que sur la portion supérieure de la paroi vaginale postérieure et forme, de chaque côté, les *ligaments larges*, renfermant les trompes et les ovaires.

Entre le vagin et le rectum se trouve le cul-de-sac recto-vaginal (*cul-de-sac de Douglas*).

Les *ligaments larges* sont deux replis péritonéaux, s'étendant des deux bords latéraux de l'utérus aux parois latérales du petit bassin. Chacun contient les annexes dans son épaisseur.

On distingue aux ligaments larges la partie moyenne, ou mésométrium, contenant l'utérus, la partie supérieure, renfermant la trompe, forme le méso-salpinx, la partie postérieure ou mésovarium entre en rapport avec l'ovaire.

On peut distinguer cinq côtés au ligament large, quand il est tendu.

Le bord supérieur, le plus long, répond à la trompe, il correspond aux différentes flexuosités de cette dernière. Le bord interne s'insère au bord latéral de l'utérus, et se continue à angle droit avec le bord inférieur du ligament, c'est le point où les feuillets du ligament large se continuent avec le péritoine pariétal.

Ce dernier bord forme avec le bord externe un angle mousse, celui-ci est le point où les feuillets du ligament large se continuent avec le péritoine pariétal des parois latérales du bassin. Le dernier bord représenté par la portion supérieure du bord externe est libre. Il se continue avec la partie supérieure et inférieure du bord externe et appartient au méso-salpinx Cf. ci-dessous). Il est formé en partie par la frange ovarique, en partie par le ligament suspenseur de l'ovaire qui contient les vaisseaux de l'ovaire. Le bord supérieur est deux fois plus long que l'inférieur. La hauteur du ligament large égale à peu près la largeur du bord inférieur.

Le ligament large se compose de deux lames, séparées par du tissu cellulaire et des vaisseaux.

Une de ces lames est antérieure, ou, selon la position de l'utérus, latérale (Cf. ci-dessus), l'autre regarde en arrière et en dedans (Cf. ci-dessous). Le *ligament rond* de l'utérus est logé dans la lame antérieure.

La postérieure forme le mésovarium et contient le ligament utéro-ovarien. Le méso-salpinx s'élève au-dessus de ces deux lames ; la portion située en dessous est appelée le périmétrium, elle contient les vaisseaux utérins [c'est dans la gaine hypogastrique que passent les vaisseaux] et se continue au niveau du bord inférieur du ligament large, avec le paramétrium (Cf. ci-dessus). Époophore et paroophore se trouvent dans le mésosalpinx (Cf. ci-dessus).

La *fossette ovarienne* est une petite fossette en forme de poche, formée par la courbure de la trompe et se trouvant entre le méso-salpinx et la face ovarienne. L'ovaire occupe cette fossette et ne se trouve fixé qu'au ligament large par le mésovarium. La fossette ovarienne s'efface en dedans, vers l'utérus, en se continuant avec les plis du ligament utéro-ovarien.

Les ligaments larges sont plus étendus que l'espace séparant les côtés latéraux de l'utérus des parois latérales du bassin. Pour cette raison ils se recourbent en formant une concavité postérieure, leur face antérieure regarde en dehors, et leur face postérieure en dedans. La face antérieure regarde plus ou moins en bas, la postérieure plus ou moins en haut selon l'état de réplétion de la vessie et la situation de l'utérus (Cf. ci-dessus). Le péritoine de la face antérieure de l'utérus et le feuillet antérieur du ligament large se continuent directement en arrière, en passant par-dessus la trompe et le fond de l'utérus (Cf. ci-dessus).

Les deux ligaments larges avec l'utérus et ses annexes forment une cloison transversale séparant le rectum de la vessie.

Le péritoine s'étend de la face antéro-inférieure de l'utérus, sur la paroi vésicale postérieure et forme le cul-de-sac vésico-utérin.

Le péritoine se comporte sur la vessie à peu près de la même façon dans les deux sexes : il revêt seulement la paroi postérieure, la partie supérieure des faces latérales et se continue sur la paroi abdominale antérieure, en recouvrant les trois ligaments qui partent du sommet de la vessie.

On constate, sur la paroi abdominale antérieure, de petites excavations un peu plus profondes chez le nouveau-né(*) ; ce sont les *fossettes inguinales*.

Le ligament ombilical ou ouraque forme le repli ombilical médian, et les deux ligaments latéraux, les replis de même nom. En dehors de ces derniers se remarque un repli plus faible et s'effaçant dans la partie supérieure, le pli épigastrique, formé par l'artère et la veine homonyme (Cf. *Angéiologie*) qui se dirigent en haut sur la face postérieure du muscle grand droit antérieur.

Les fossettes situées dans l'intervalle des replis précités sont au nombre de trois de chaque côté : la *fossette supra-vésicale* ou *inguinale interne* est située entre le repli formé par l'ouraque et celui déterminé par le cordon fibreux de l'artère ombilicale (ligament latéral), c'est la plus profonde des trois. *La fossette inguinale moyenne* est située en dehors du cordon fibreux de l'artère ombilicale, en dedans de l'artère épigastrique.

La fossette inguinale externe est la plus externe, comme son nom l'indique, c'est la moins marquée des trois, et, à la fois, la moins bien limitée. Elle répond exactement à l'orifice

---

(*) Les fossettes sont plus développées chez les nouveau-nés par le fait que les trois cordons ne sont pas oblitérés (ouraque et artères omblicales) et par conséquent proéminent beaucoup plus.

interne du canal inguinal; tandis que l'orifice externe du même canal correspond à la fossette inguinale interne (*).

Le péritoine, tel qu'il vient d'être décrit, représente le grand sac péritonéal, en opposition avec une cavité plus petite que l'on peut s'expliquer par l'histoire du développement. Cette dernière, connue sous le nom d'arrière-cavité des épiploons (bourse omentale), est comprise entre la face postérieure de l'estomac et la face antérieure du pancréas.

C'est une cavité limitée de toutes parts par le péritoine et ne communiquant avec le grand sac péritonéal que par un seul orifice : l'*hiatus de Winslow*. Ce dernier est à droite du ligament hépato-duodénal (aussi du petit épiploon), il est ovale, de la grosseur d'une pièce de deux francs et limité par le péritoine pariétal. Souvent on trouve deux ligaments, contribuant à limiter cet orifice : *ligaments hépato-rénal* et *duodéno-rénal*, le premier s'étend du foie au rein et le second du duodénum au rein. Ce dernier n'est pas fréquent. — L'hiatus de Winslow se trouve entre le lobe caudé du foie et la portion supérieure du duodénum.

[L'arrière-cavité des épiploons est formée par la rotation de l'estomac, dont la face droite devient postérieure, par le refoulement du foie à droite, de la rate à gauche et la bascule du pancréas qui, primitivement dans un plan sagittal, se met dans un plan frontal. — Elle a la forme d'une bourse, dont le fond descend jusqu'au bas du grand épiploon chez l'enfant, jusqu'à l'ombilic chez l'adulte.

On lui distingue une première portion ou *vestibule*, s'étendant de l'hiatus de Winslow jusqu'au point de passage de l'artère hépatique, qui décrit une courbe à concavité supérieure, entourant le vestibule et le sous-tendant au niveau de son plancher. Le plafond est courbe à concavité supérieure, sous-tendu par le passage de l'artère coronaire stomachique. Donc la partie gauche du vestibule de l'arrière-cavité est comme cerclée par l'artère coronaire stomachique en haut, par l'artère hépatique en bas. A gauche de ces artères, la séreuse n'étant plus soutenue par ce squelette vasculaire, se laisse déprimer : c'est la véritable bourse épiploïque, bourse omentale, *arrière-cavité des épiloons*.]

Cet orifice fait pénétrer dans le vestibule de l'arrière-cavité, qui est petit, allongé transversalement. Il est en dessous du petit épiploon et correspond à la grosseur du lobe caudé, il envoie un prolongement en dessous de ce dernier, revêtu de péritoine, pouvant atteindre le ligament coronaire, c'est le recessus supérieur (Cf. ci-dessus). On distingue le prolongement papillaire du lobe caudé, à travers la pars flaccida du petit épiploon. Le péritoine pariétal (**), formant la paroi postérieure du vestibule, s'étend sur la partie lombaire du diaphragme en partie sur l'aorte, la veine cave et l'œsophage (portion abdominale).

On pénètre dans l'arrière cavité par une partie nettement rétrécie qui est l'isthme de l'arrière-cavité. Il est formé par un repli falciforme s'étendant du bord supérieur du pancréas au cardia de l'estomac (ligament gastro-pancréatique).

L'origine de ce repli est due à l'artère coronaire stomachique, branche du tronc cœliaque, se dirigeant vers le cardia.

La partie essentielle de l'arrière-cavité se trouve entre le foie et le pancréas, elle est beau-

---

(*) On trouve, en dessous du ligament inguinal, une fossette correspondant à l'anneau crural : la *fossette fémorale*.

(**) Le feuillet péritonéal en question est originairement viscéral et dérive du mésogastre dorsal (mésentère postérieur).

coup plus large transversalement que le vestibule. Les feuillets péritonéaux qui la limitent s'étendent sur la paroi postérieure de l'estomac, la paroi antérieure du pancréas, jusqu'à la tête, la capsule surrénale gauche, la face rénale de la rate (en partie) et la portion supérieure du rein gauche.

Le péritoine de l'arrière-cavité s'étend, à gauche, jusqu'au hile de la rate, cette partie de la cavité n'est pas nettement séparée de la cavité limitée par les deux lames du grand épiploon, on l'appelle le *recessus splénique*. Nous avons un autre recessus se prolongeant en bas, entre les deux lames du grand épiploon, et commençant entre la grande courbure et le côlon transverse.

Les parois de ce recessus forment les deux feuillets internes du grand épiploon ainsi que la lame supérieure du mésocôlon transverse. La cavité de ce recessus, visible encore chez le nouveau-né, s'oblitère en général d'une façon plus ou moins complète; il persiste presque toujours dans le voisinage du ligament gastro-colique. Le côlon transverse et son mésocôlon s'unissent secondairement avec la lame postérieure du grand épiploon et arrivent ainsi à former à la fois le plancher et la paroi postérieure de l'arrière-cavité des épiploons (Cf. ci-dessus).

Le péritoine contribue à former des replis en partie inconstants, dont le plus grand nombre ont déjà été cités dans la description précédente.

On leur donne le nom de replis ou celui moins exact de ligaments.

Nous allons les énumérer dans un tableau d'ensemble et décrire rapidement ceux qui n'ont pas été encore cités.

1. *Ligament falciforme* ou suspenseur.
2. *Ligament coronaire.*
3. *Ligaments triangulaires* (droit et gauche) du foie.
4. *Petit épiploon.*
5. *Ligament gastro-hépatique.*
6. *Ligament duodéno-hépatique.*
7. *Ligament hépato-colique*; prolongement inconstant du ligament duodéno-hépatique sur le côlon transverse.
8. *Ligament hépato-rénal.*
9. *Ligament duodéno-rénal.*
10. *Ligament phréno-splénique.*
11. *Ligament gastro-splénique.*
12. *Ligament phréno-colique.*
13. *Ligament gastro-colique.*
14. *Grand épiploon.*
15. *Mésocôlon transverse* (*).
16. *Ligament gastro-pancréatique.*
17. *Mésentère et racine du mésentère.*
18. *Repli duodéno-mésocolique* : limite inférieure du recessus duodéno-jéjunal.
19. *Repli duodéno-jéjunal* : il limite en haut le recessus de même nom et loge quelquefois la veine mésentérique inférieure.

(*) Mésocôlons ascendant et descendant ne sont plus des formations propres chez l'adulte.

20. *Repli cæcal* : s'insère à la paroi latérale du cæcum et limite la fossette cæcale.

21. *Repli iléo-cæcal*, limite le recessus iléo-cæcal inférieur (Cf. ci-dessous), s'étend de la portion terminale de l'iléon, vis-à-vis de l'insertion mésentérique, jusqu'à la racine de l'appendice vermiforme ou sur son méso-appendice. Il contient des fibres musculaires lisses.

22. *Mésocæcum.*

23. *Méso-appendice*; le mésentère de l'appendice s'insère sur son bord inférieur et sur la bande longitudinale de fibres musculaires du cæcum.

24. *Mésocôlon sigmoïde.*

25. *Mésorectum.*

26. *Repli rétro-vésical*; il est falciforme; n'existe que chez l'homme, contient le muscle de même nom et s'étend de la face antérieure du rectum à la vessie. Il limite latéralement le cul-de-sac recto-vésical. Il est impair chez l'enfant (par réunion des deux replis à la partie inférieure de la vessie).

27. *Repli recto-utérin de Douglas*, n'existe que chez la femme, loge dans son épaisseur le muscle de même nom, pair, et s'étend de la face antérieure du rectum à la base du ligament large, il limite latéralement le cul-de-sac recto-vaginal de Douglas.

28. *Ligament large de l'utérus* avec le méso-salpinx et le mésovarium, etc.

29. *Repli vésical transverse*, s'étendant transversalement sur la vessie vide.

30. *Repli pubo-vésical*; on en trouve souvent plusieurs au point de réflexion du péritoine depuis la face postérieure du pubis jusqu'au sommet de la vessie (vessie vide). Ils occupent la fossette supra-vésicale.

31. *Repli ombilical médian.*

32. *Repli ombilical latéral.*

33. *Repli épigastrique.*

En sus de l'arrière-cavité des épiploons, le péritoine donne lieu à la formation d'une série de petites fossettes, très variables de dimensions et plus ou moins constantes. Les plus importantes sont les suivantes :

1. *Arrière-cavité des épiploons.*

2. *Fossette iléo-cæcale inférieure.* C'est une fossette ouverte à gauche et en dedans, limitée, en haut, par le repli iléo-cæcal, à droite par le cæcum, en bas et en arrière par le méso-appendice. Elle est assez constante.

3. *Fossette duodéno-jéjunale*, au niveau de l'angle duodéno-jéjunal, à gauche de la colonne vertébrale ; limitée en haut par le repli duodéno-jéjunal, en bas par le repli duodéno-mésocolique.

4. *Fossette iléo-cæcale supérieure.* Elle est inconstante, peu profonde, limitée par l'iléon, le cæcum et un repli inconstant, contenant l'artère iléo-cæcale. Elle est au niveau de l'orifice iléo-cæcal (bord supérieur).

5. *Fossette cæcale*, ouverte en bas et creusée dans le péritoine pariétal, limitée par le repli cæcal en haut et à droite. C'est dans cette fossette que repose le cæcum.

6. *Fossettes rétro-cæcales*, inconstantes et peu développées, commencent à la partie supérieure de la fossette cæcale ou situées à droite du segment initial du côlon ascendant.

7. *Fossettes para-coliques.* Elles sont inconstantes et petites, étant situées à gauche du côlon descendant.

8. *Fossette intersigmoïde*, fossette infundibuliforme, rarement très profonde et inconstante ; elle s'ouvre en bas et à gauche, à la racine du mésocôlon sigmoïde.

9. *Cul-de-sac vésico-rectal.*

10. *Cul-de-sac vésico-utérin.*

11. *Fossette ovarienne.*

12. *Cul-de-sac recto-vaginal.*

13. *Canal vagino-péritonéal* (embryonnaire).

14. *Fossette supra-vésicale* (fossette inguinale interne).

15. *Fossette inguinale moyenne.*

16. *Fossette inguinale externe.*

L'espace se trouvant en arrière du péritoine pariétal, recouvrant la paroi abdominale postérieure et en avant des muscles formant cette dernière, porte le nom d'*espace rétro-péritonéal*. Il est comblé par des viscères, des vaisseaux, des nerfs et du tissu cellulo-adipeux. C'est là que se trouvent : les reins, les capsules surrénales en particulier, les uretères, les vaisseaux spermatiques, l'aorte et ses branches, la veine cave, les nerfs du plexus lombaire, et le sympathique avec ses plexus.

Au sujet de l'espace pré-vésical, voir *Vessie.*

ANGÉIOLOGIE

ANGÉIOLOGIE GÉNÉRALE

L'angéiologie a pour objet l'étude du système circulatoire du corps.

Les vaisseaux représentent un système ramifié et fermé ; les branches terminales, très petites, s'anastomosent de différentes façons et possèdent un calibre très différent. Ces vaisseaux contiennent le sang et la lymphe (*).

On les divise, d'après leur contenu, en :

> Vaisseaux sanguins.
>
> Vaisseaux lymphatiques.

Les uns et les autres possèdent un organe central commun : *le cœur*.

Le cœur est un muscle creux, placé sur le passage de la circulation, il représente l'organe d'impulsion.

Les artères partent du cœur, les veines y aboutissent. Artères et veines sont reliées entre elles par un système de vaisseaux microscopiques : *les capillaires*. Ces derniers réunissent les dernières ramifications artérielles aux premières veinules.

Le système lymphatique est un système accessoire du premier, en particulier du système veineux. Il ne possède qu'une espèce de gros vaisseaux dans lesquels la lymphe a une direction centripète comme le sang dans les veines. Il présente aussi des capillaires lymphatiques.

Toutes les parties du système circulatoire, cœur, artères, veines et capillaires, sont revêtues d'une tunique commune : la tunique interne. A cette dernière s'ajoute une tunique musculaire (tunique moyenne) pour le cœur, les artères et les veines. Cette musculature est particulièrement développée au cœur. Enfin les vaisseaux sont encore enveloppés par la tunique adventice (tunique externe) (**).

Le cœur est d'une forme très compliquée, grâce à certaines dispositions particulières (Cf. ci-dessous). Les autres vaisseaux sanguins sont tous assez exactement cylindriques, leur calibre augmente avec la grosseur des conduits vasculaires, diminue de même quand ces derniers deviennent plus petits. Les artères et les veines présentent toujours leur calibre maximum dans le voisinage du cœur. Le calibre des capillaires reste, par contre, partout à peu près égal (***).

(*) La lymphe, circulant dans les lymphatiques du canal intestinal, est connue sous le nom de *chyle*.

(**) Pour plus de détails sur la structure microscopique du cœur et des vaisseaux sanguins, Cf. l'*Atlas-Manuel d'histologie* de Sobotta et Mulon.

(***) Ce n'est pas à dire que tous les capillaires du corps aient exactement le même diamètre. On rencontre des capillaires très étroits dans les muscles, par exemple, et de plus larges dans les poumons ; mais, à part les capillaires cités plus haut, leur calibre ne diffère pas sensiblement.

Le sang s'échappe donc du cœur, passe dans les artères et arrive aux capillaires; de là il revient par les veines au cœur. Ce sont surtout les artères qui ont à supporter la force musculaire de propulsion cardiaque.

Pour cette dernière raison, les artères ont des parois beaucoup plus épaisses que les veines correspondantes.

[Surtout elles sont élastiques, ce qui tend à transformer le travail alternatif du cœur en travail continu.]

Les grosses artères sont particulièrement riches en tissu élastique, ce qui leur donne un aspect jaunâtre. L'épaisseur de ces grosses artères est beaucoup plus considérable que celle des grosses veines correspondantes. Le calibre de ces dernières est, par contre, plus considérable que celui des artères; elles sont aussi en plus grand nombre. Le retour du sang au cœur est ainsi facilité.

Les valvules falciformes, que l'on remarque dans beaucoup de veines, ont également pour but de favoriser la circulation de retour, en donnant une direction centripète au courant sanguin. Les valvules des lymphatiques, se succédant à peu de distance les unes des autres, sont encore plus développées, c'est ce qui donne aux vaisseaux lymphatiques l'aspect de colliers de perles qu'ils présentent. Les artères n'ont pas de valvules, à l'exception des valvules sigmoïdes des grosses artères près de leur origine (Cf. ci-dessous).

Un vaisseau sanguin peut, en se ramifiant, donner naissance à deux branches de diamètre égal ; tel est le cas pour l'aorte qui se divise en deux branches égales : les deux iliaques primitives ; l'artère pulmonaire se divise de même en deux branches semblables. Les deux vaisseaux veineux brachio-céphaliques, formant la veine cave supérieure, sont aussi à peu près égaux. Les artères peuvent donner naissance à des branches collatérales beaucoup plus petites, de même de toutes petites veines aboutissent dans de gros tronc veineux. Plus les ramifications sont petites, d'autant plus riche sera la division des vaisseaux.

Les branches des vaisseaux se dirigent généralement dans la direction du tronc principal. Mais quelquefois il y a des collatérales qui suivent une direction inverse à celle du tronc principal, ce sont les *artères récurrentes* (*). Les collatérales sont les rameaux qui suivent la même direction que le tronc d'origine.

Les anastomoses artérielles peuvent se faire par des capillaires, ou bien par des *pre-capillaires;* ces dernières sont les artérioles les plus fines se continuant avec les capillaires mêmes. Les anastomoses peuvent encore se faire par des artères de petite ou moyenne grandeur. Ces dernières sont aussi désignées sous le nom de *rami communicantes.* Elles sont plutôt rares, et se trouvent principalement dans le cerveau. Les anastomoses pré-capillaires se trouvent très répandues dans le cœur. Elles manquent dans les reins, le foie, l'intestin, certaines parties du cerveau; les artères appartenant à ces organes sont appelées *artères terminales.* Les réseaux vasculaires (artériels) sont formés par de nombreuses anastomoses précapillaires; on en trouve dans la région des articulations et en nombre d'autres endroits (réseaux articulaires).

Les réseaux vasculaires très riches forment les *plexus vasculaires.* Ces derniers sont plutôt d'origine veineuse qu'artérielle. Les *réseaux admirables* sont des plexus artériels se

---

(*) Il s'agit habituellement d'artères.

trouvant sur le trajet d'une artère ou d'une veine. Ils n'existent chez l'homme que dans les glomérules du rein, qui commencent par une artère et se continuent de nouveau avec une artère (*).

Les anastomoses veineuses de toutes espèces sont beaucoup plus nombreuses, les veines forment en particulier des *plexus*. Les anastomoses des veines moyennes sont beaucoup plus fréquentes que celles des artères. Les lymphatiques forment aussi de nombreux plexus

Les gros vaisseaux artériels ne se trouvent jamais superficiellement, mais ils sont logés dans la profondeur, entre les muscles. Les grosses veines, par contre, sont souvent situées immédiatement au-dessous de la peau, dans le tissu cellulaire sous-cutané. Les veines profondes suivent le trajet des artères correspondantes et sont appelées, pour cette raison, *veines satellites*.

Les artères de moyen calibre sont d'ordinaire accompagnées de deux veines (c'est la règle pour les artères des membres). On trouve sur les membres de nombreuses veines sous-cutanées, si bien que le nombre des vaisseaux veineux est beaucoup plus élevé que celui des artères.

Les artères et veines correspondantes, de même que les nerfs, sont entourées d'une gaine celluleuse : la *gaine vasculaire*. Nous trouvons encore une disposition très importante. Les *vasa vasorum* sont les vaisseaux des parois vasculaires elles-mêmes ; ils proviennent généralement d'un tronc voisin. Ces vasa vasorum se trouvent dans les deux tuniques externes, jamais dans l'interne; dans les vaisseaux de petit calibre ils n'occupent que la tunique externe. Il n'y a que le cœur qui ait besoin de gros vasa vasorum pour la nutrition de sa musculature.

Les sinus veineux sont des espaces assez larges, remplis de sang de même nom. Les sinus de la dure-mère ne possèdent pas de parois propres, ils sont logés dans des gouttières osseuses entre les deux feuillets de la dure-mère. Ils sont mis en relation avec l'extérieur par les *veines émissaires*.

Les corps caverneux sont des formations érectiles, ils sont composés de nombreux espaces veineux, communiquant les uns avec les autres : aréoles des corps caverneux. Les corps caverneux ont une structure spongieuse et sont entourés, à l'extérieur, par une membrane fibreuse (albuginée).

Le *glomeus* est un plexus spécial d'artères et de veines entrelacées se trouvant à quelques endroits isolés du corps. C'est un plexus n'ayant pas de relation avec les vaisseaux voisins. La glande carotidienne (**) occupe l'angle de bifurcation de la carotide primitive (Cf. ci-dessous). La glande coccygienne est une même formation, elle est à l'extrémité de l'artère sacrée moyenne.

Les *ganglions lymphatiques* sont des formations propres au système lymphatique et se trouvent sur le trajet des vaisseaux lymphatiques. Ils présentent des formes variées, de la grosseur d'un pois ou d'un haricot, ovales ou arrondis et composés de tissu adénoïde (***).

(*) Les réseaux admirables sont importants chez un grand nombre de mammifères.
(**) On croyait autrefois que c'étaient des formations glandulaires.
(***) Pour plus de détails sur la structure anatomique des ganglions lymphatiques, Cf. *Atlas-Manuel d'histologie* de SOBOTTA et MULON.

On considère dans ces ganglions des vaisseaux efférents et des vaisseaux afférents.

Le système circulatoire dérive du mésenchyme, c'est-à-dire du mésoderme. Le revêtement cellulaire des parois vasculaires internes est donc un endothélium et non pas un épithélium, comme dans le tractus viscéral. (Pour plus de détails, Cf. l'*Atlas-Manuel d'histologie* de Sobotta et Mulon.)

Le cœur se développe très tôt chez les mammifères supérieurs, alors que l'intestin céphalique est encore étalé sur le vitellus. Il est constitué par deux ébauches paires de chaque côté de l'intestin. Il entre bientôt en rapport avec la cavité abdominale (*) dont l'épithélium devient le péricarde et forme aussi le myocarde. Les premières ébauches des vaisseaux présentent à l'origine une segmentation correspondant à la segmentation du mésoderme. On ne la retrouve plus tard que dans l'artère intercostale et dans l'artère lombaire.

ANGÉIOLOGIE SPÉCIALE

SYSTÈME CIRCULATOIRE

CIRCULATION SANGUINE

Le cœur, les artères, les capillaires et les veines font partie du système circulatoire.

Le sang remplit le système circulatoire et se trouve animé d'un mouvement perpétuel pendant toute la durée de la vie. Ce mouvement se fait toujours dans le même sens; c'est ce que l'on appelle la circulation du sang.

On trouve chez l'homme (après la naissance) deux circulations séparées :

La *grande circulation* ou circulation abdominale;

La *petite circulation* ou circulation pulmonaire.

La première porte le sang nécessaire aux différentes parties du corps. La seconde a pour but de débarrasser le sang veineux de son acide carbonique et de l'oxyder à nouveau. Le sang rouge, riche en oxygène, est appelé *sang artériel*, parce qu'il circule dans les artères. Le sang noir (rouge sombre), chargé d'acide carbonique, se trouve dans les veines; il est désigné sous le nom de *sang veineux*. Mais dans la circulation pulmonaire, les artères contiennent du sang veineux, et, inversement, les veines du sang artériel.

Le cœur est l'organe d'impulsion; il se décompose en deux moitiés séparées. Chacune de ces moitiés se trouve divisée à son tour en une cavité veineuse et une cavité artérielle. Le cœur se compose donc en tout de quatre cavités. Les cavités où débouchent les veines sont connues sous le nom d'*oreillettes*, celles d'où partent les artères sont appelées les *ventricules*. Il existe une oreillette droite et une oreillette gauche, de même qu'il y a un ventricule droit et un ventricule gauche. L'oreillette et le ventricule du même côté communiquent l'un avec l'autre par un orifice muni de valvules (*orifice auriculo-ventriculaire*). Les cavités d'un côté sont, au contraire, complètement indépendantes de celles de l'autre côté.

(*) Pour plus de détails, Cf. 3ᵉ partie, Introduction générale.

La grande circulation commence au ventricule ; le sang, chassé du cœur, pénètre dans l'aorte, la plus grosse des artères du corps, qui donne naissance à tous les rameaux artériels. L'aorte distribue le sang à toutes les parties du corps.

Le liquide sanguin retourne au cœur par les deux veines caves supérieure et inférieure et se déverse dans l'oreillette droite.

La petite circulation commence au ventricule droit ; de là, le sang se rend aux poumons par l'artère pulmonaire et ses branches, et s'en revient au cœur, dans l'oreillette gauche, par l'intermédiaire des veines pulmonaires. — Le sang effectue donc, en résumé, la route suivante : du ventricule gauche par l'aorte et ses ramifications, les branches artérielles du corps pénètrent dans presque tous les organes, de là le sang passe dans les capillaires, abandonne aux tissus son oxygène, reçoit d'eux les substances de désassimilation et se transforme ainsi en sang veineux. Ce dernier chemine dans les veines et aboutit au cœur dans l'oreillette droite. De là, il pénètre par l'orifice auriculo-ventriculaire droit dans le ventricule droit, passe dans l'artère pulmonaire, puis dans les capillaires pulmonaires ; il se débarrasse à ce niveau de son acide carbonique et se charge d'oxygène ; le sang, ainsi artérialisé, est charrié par les veines pulmonaires dans l'oreillette gauche, d'où il pénètre dans le ventricule gauche par l'orifice auriculo-ventriculaire gauche, puis il recommence un nouveau circuit.

La circulation abdominale parcourant un chemin beaucoup plus considérable, dure plus longtemps que la circulation pulmonaire. Les veines de la grande circulation sont d'un calibre plus grand que les artères ; au contraire, les veines de la circulation pulmonaire ne sont pas plus développées que les vaisseaux artériels.

La circulation lymphatique est annexée à la circulation sanguine abdominale ; outre cette dernière, on trouve encore le système circulatoire de la veine porte.

La *veine porte* charrie au foie le sang des parois intestinales qui a déjà traversé un réseau capillaire (Cf. ci-dessus). Elle aboutit dans un nouveau système capillaire, à l'intérieur du foie, et de là le sang se rend par les veines hépatiques dans la veine cave inférieure, qui le ramène au cœur.

CIRCULATION FŒTALE

La circulation de l'embryon est très différente de celle précédemment décrite. La circulation pulmonaire, bien que développée au point de vue anatomique, ne joue aucun rôle physiologique avant la naissance.

Le sang de l'embryon se rend dans le placenta (formé par la réunion des enveloppes fœtales avec la muqueuse utérine) où il est artérialisé par l'oxygène du sang maternel. C'est le cordon ombilical qui réunit l'embryon au placenta.

Le sang du fœtus arrive à ce dernier par l'artère ombilicale, qui forme plus tard le ligament ombilical latéral (Cf. ci-dessus). Il y a deux artères ombilicales : ce sont des branches indirectes de l'aorte. Le sang revient du placenta dans le corps du fœtus par la veine ombilicale, formant plus tard le ligament rond du foie (Cf. ci-dessus). Les trois vaisseaux ombilicaux sont renfermés dans le cordon ombilical.

La veine ombilicale arrive au foie (face inférieure) et amène le sang artériel dans la veine cave, par l'intermédiaire de la veine porte et du canal veineux d'Arantius.

La veine cave inférieure charrie le sang artériel dans l'oreillette droite. Cette dernière communique avec l'oreillette gauche par le *trou de Botal*, orifice situé au fond de la fosse ovale; ceci jusqu'à la naissance.

Une valvule se trouve entre l'orifice auriculo-ventriculaire droit et celui de la veine cave inférieure; elle a pour rôle de faire passer le sang dans le trou de Botal (valvule d'Eustachi, Cf. ci-dessous) et d'empêcher le sang de s'introduire en totalité dans l'orifice auriculo-ventriculaire.

Le sang arrivé dans l'oreillette gauche par le trou de Botal, se rend, par l'orifice auriculoventriculaire gauche, dans le ventricule et, de là, dans l'aorte. Le sang pénétrant, malgré la valvule d'Eustachi, dans le ventricule droit, s'engage dans l'artère pulmonaire et, de là, suit, sur un court trajet, la circulation pulmonaire peu active. Mais la plus grande quantité de ce sang pénètre dans l'aorte par le canal artériel reliant cette dernière à l'artère pulmonaire (ligament artériel, Cf. ci-dessous).

Il existe donc, chez l'embryon, un mélange de sang artériel et de sang veineux.

La séparation de la grande et de la petite circulation se produit au moment des premières inspirations, après la naissance. Le trou de Botal se ferme et une valvule se développe sur le côté gauche de la cloison interauriculaire.

Cette valvule est poussée en avant, contre l'oreillette gauche, par le courant sanguin pénétrant dans l'oreillette droite.

Cette disposition persiste aussi longtemps que le sang ne pénètre pas dans l'oreille gauche par les veines pulmonaires. Les poumons se dilatent aux premières inspirations, les capillaires pulmonaires, jusqu'alors comprimés, se distendent. Le sang contenu dans l'artère pulmonaire pénètre alors dans les poumons (et non plus dans le canal artériel), puis, de là, il aboutit à l'oreillette gauche, par les veines pulmonaires. Le sang contenu dans ces dernières est sous une pression beaucoup plus considérable que dans les autres veines, il arrive avec force dans l'oreillette gauche et repousse la valvule du trou ovale, qui se trouve ainsi fermé. Le sang veineux de l'oreillette droite ne passe plus par l'orifice auriculo-ventriculaire droit, et la circulation définitive se trouve ainsi établie (*).

(*) Le sang veineux de la grande circulation parcourt un chemin beaucoup plus long que celui de la circulation pulmonaire; il passe de même dans des capillaires plus étroits. Ceci explique que le sang des veines pulmonaires pénètre dans l'oreillette gauche avec une pression beaucoup plus forte que celle avec laquelle le sang pénètre dans l'oreillette droite.

CŒUR

CARACTÈRES GÉNÉRAUX DU CŒUR

Le *cœur* a la forme d'un cône à parois épaisses et musculeuses, présentant une base qui regarde en haut, et un sommet mobile qui regarde en bas : c'est la *pointe du cœur*.

[Le cœur a la forme d'un cône légèrement aplati d'avant en arrière, et orienté de façon que sa base regarde en haut et à droite, sa pointe en bas et à gauche (Rudinger). Pour Poirier, c'est une pyramide triangulaire à base supérieure et droite (face postérieure des oreillettes) et à sommet (pointe du cœur) antérieur et gauche. Sa face antérieure regarde un peu en haut, la postérieure en bas. Son bord droit est inférieur, son bord gauche supérieur.

Son axe oblique à gauche, en bas et en avant est presque horizontal d'après Poirier, il fait un angle de trente-cinq degrés avec l'axe du corps d'après Theile, de cinquante degrés d'après Rudinger.]

On distingue au cœur (surtout quand il est vide) deux faces, se continuant l'une avec l'autre à gauche, sans ligne de démarcation (même à l'état de vacuité). Une de ces faces est convexe et antérieure, dirigée un peu en haut ; elle se trouve en arrière du corps du sternum et des extrémités des cartilages costaux.

[La face antérieure comprend :

Un segment inférieur ou principal, formé par la face antérieure des ventricules. Il est triangulaire, regarde en avant et un peu en haut et présente, vers sa partie gauche, le sillon interventriculaire antérieur ;

Un segment moyen ou vasculaire, répondant à l'origine de l'aorte et de la pulmonaire (la pulmonaire en avant et un peu à gauche de l'orifice aortique) ; il est situé sur un plan plus reculé que le segment ventriculaire ; il regarde en haut et un peu en arrière.

Un segment supérieur et auriculaire, formé par la face antérieure des oreillettes, regardant en avant et en haut. Il est concave et lisse, sans ligne de démarcation entre les deux oreillettes, latéralement, se recourbant autour des gros vaisseaux et se continuant avec la face interne des auricules.]

L'autre face est postérieure, regarde en bas, elle est désignée sous le nom de face diaphragmatique à cause de ses rapports avec le centre phrénique du diaphragme ; elle est également convexe, mais un peu moins bombée que l'antérieure.

[La face postérieure mérite plutôt le nom de face inférieure ou diaphragmatique. Elle est un peu oblique en bas et en avant, presque horizontale, plane d'avant en arrière, un peu convexe transversalement. Elle est formée par la face inférieure (postérieure) des oreillettes et des ventricules, que sépare le sillon auriculo-ventriculaire, le sillon interventriculaire postérieur et le sillon interauriculaire.]

Les oreillettes et les vaisseaux partant des ventricules sont au-dessus de la base ; les ventricules au-dessous. La base du cœur est limitée, extérieurement, par un sillon ininterrompu : *le sillon coronaire*, logeant les vaisseaux nourriciers du cœur. Il est plus voisin de l'extrémité supérieure du cœur que de l'inférieure. Les deux sillons longitudinaux, antérieur et postérieur, indiquent la division primitive du cœur en deux moitiés ; ces derniers contiennent aussi des vaisseaux nourriciers du cœur (Cf. ci-dessous) et se réunissent l'un à l'autre, à droite de la pointe, en une échancrure parfois peu nette.

Le cœur occupe une position asymétrique, sa plus grande partie, les deux tiers environ, se trouve à gauche de la ligne médiane. L'axe longitudinal se dirige obliquement de haut en bas et de droite à gauche. Les ventricules sont plus rapprochés de la paroi thoracique antérieure que les oreillettes. L'axe cardiaque apparaît en même temps tordu de telle façon que la partie gauche du cœur est plus en arrière, la droite plus en avant.

Le péricarde enveloppe entièrement le cœur (Cf. ci-dessous). L'axe du cœur étant situé obliquement, les sillons longitudinaux, indiquant la séparation des deux ventricules, ne sont pas dans une direction longitudinale et n'occupent pas la ligne médiane.

D'après ce qui précède, les quatre portions principales du cœur et les racines des gros vaisseaux se répartissent sur les deux faces cardiaques de la manière suivante : la face antérieure, ou sterno-costale, est traversée par le sillon longitudinal antérieur, qui se dirige parallèlement au bord gauche et va se terminer à droite de la pointe. L'origine des deux grosses artères, l'artère pulmonaire en particulier, interrompt le sillon coronaire en avant. L'artère pulmonaire commence par le cône artériel qui recouvre l'origine proprement dite de l'aorte.

Le ventricule droit constitue la plus grande partie de la face antérieure du cœur, au-dessous du sillon coronaire et des racines artérielles ; il s'étend du bord droit au sillon longitudinal antérieur. La partie de la face antérieure, située à gauche de ce dernier, appartient au ventricule gauche, elle est relativement peu étendue.

On rencontre, au-dessus du sillon coronaire, une portion de l'oreillette droite et toute l'auricule droite dont l'extrémité repose sur l'aorte ascendante, à gauche, reposant sur le bord de l'artère pulmonaire (bord gauche). On trouve encore, au-dessus de l'auricule droite, la veine cave supérieure, à côté de l'aorte et la recouvrant en partie.

Le sillon longitudinal postérieur de la face diaphragmatique (face postérieure) est visible sur toute sa longueur ; il contient une grosse veine et le sinus coronaire du cœur (un rameau artériel ; Cf. ci-dessous). Le sillon postérieur chemine un moment à droite de la ligne médiane et se termine, comme l'antérieur, non pas à la pointe même du cœur, mais un peu à sa droite. La pointe du cœur appartient ainsi en entier au ventricule gauche.

Le ventricule gauche occupe la plus grande partie de la face postérieure du cœur. On trouve au-dessus du sillon coronaire, les deux oreillettes, la gauche surtout ; c'est sur la face postérieure que se trouvent la base du cœur et les quatre orifices des veines pulmonaires. Le sinus des veines caves et l'orifice des deux veines de même nom se trouvent à droite. Ce sinus est séparé de l'oreillette par le sillon terminal de l'oreillette droite, souvent assez profond. La branche gauche de l'artère pulmonaire chemine au-dessus de l'oreillette gauche.

La cavité cardiaque se divise en quatre compartiments : ventricules gauche et droit, oreillettes droite et gauche. Un ventricule et une oreillette forment une moitié du cœur, séparée de l'autre par les cloisons interventriculaire et interauriculaire. Chaque oreillette se divise en un sinus veineux qui reçoit les veines (*) et l'oreillette proprement dite, avec un prolongement irrégulièrement conique.

(*) Le nom de sinus veineux n'existe que pour l'oreillette droite, pas pour la gauche où il ne manque pourtant pas. (Cf. ci-dessous.)

Les quatre compartiments du cœur, aussi bien les ventricules que les oreillettes, sont des cavités de forme et de limites irrégulières, mais qui ont, malgré ces différences, la même capacité. Les deux oreillettes ont des parois minces, celles des ventricules sont beaucoup plus épaisses. Oreillette et ventricule sont réunis par *l'orifice auriculo-ventriculaire.*

Ces orifices présentent une forme ovale et sont munis de valvules cuspides. Les orifices des artères, venant des ventricules, sont plus arrondis et pourvus de trois valves falciformes, s'ouvrant dans la lumière du vaisseau.

Le cœur, entouré de son péricarde, n'est en rapport (*) immédiat avec aucun organe. Les rapports du cœur sont, par conséquent, les mêmes que ceux du péricarde (Cf. ci-dessous).

[Le cœur présente des :

     Rapports immédiats,

     Rapports médiats.

Rapports immédiats : avec les origines artérielles et les terminaisons veineuses. Avec les artères et veines coronaires (Voy. ci-dessus). Avec le feuillet viscéral du péricarde, qui le tapisse entièrement, sauf au niveau de sa base, où il laisse à découvert une bande trans-versale, intermédiaire aux deux groupes de veines pulmonaires et une bande verticale, inter-médiaire aux deux veines caves. Avec le feuillet pariétal et le sac fibreux du péricarde.

Rapports médiats. Le cœur est placé asymétriquement dans le thorax : les deux tiers sont à gauche, un tiers seulement à droite de la ligne médiane ; le cœur droit occupant surtout la partie antérieure et droite, le cœur gauche la partie postérieure et gauche (Rudinger).

D'après Luschka, Braune, on trouve à droite de la ligne médiane : toute l'oreillette droite, sauf l'extrémité de son auricule, la moité de l'oreillette gauche, et la partie postérieure du ventricule droit, sur une largeur de vingt-cinq millimètres (Rudinger).

A gauche de la ligne médiane, on trouve : la moitié gauche de l'oreillette gauche, la partie antérieure du ventricule droit et tout le ventricule gauche.

La face antérieure présente des rapports identiques à ceux du péricarde. (Voy. ci-dessous.)

La face postérieure (inférieure) : repose sur le centre phrénique (foliole antérieure qu'elle déborde d'un travers de doigt à droite et à gauche) et, par son intermédiaire, elle répond au lobe gauche du foie.

La face gauche : répond à la plèvre médiastinale et à la dépression de la face interne du poumon gauche dite : « lit du cœur », située en avant du ligament triangulaire.

La plèvre médiastine gauche présente, d'après Hammernich, un coussin graisseux qu'on voit au-dessus du nerf phrénique, large et épais, semi-lunaire, commençant sur le bord gauche du sternum, au niveau du 4ᵉ cartilage, concave en dedans du côté du cœur. Son extrémité inférieure répond à l'extrémité sternale du 6ᵉ cartilage, son bord externe est embrassé par l'encoche du lobe supérieur du poumon gauche.

Il s'amincit de dehors en dedans, pour s'insinuer en coussin adipeux (Fettpolster), entre la face antérieure, convexe, du cœur, et la paroi thoracique antérieure, plane. Des amas graisseux, analogues peuvent exister entre la pointe du cœur et la paroi, et sur la plèvre droite. Telle est textuellement la description de Hammernich. C'est cette disposition que Poirier a vue

---

(*) Pour plus de détails, Cf. *Atlas d'anatomie topographique* de SCHULTZE et LECÈNE.

pour la première fois et décrite à nouveau, sous le nom d'appareil séro-graisseux du cœur, en 1904.

Cette face gauche est en rapport encore avec le nerf phrénique et les vaisseaux diaphragmatiques supérieurs gauches.

La base répond à la plèvre médiastine droite et à la face interne du poumon droit, dont elle est séparée par le nerf phrénique et les vaisssaux diaphragmatiques supérieurs droits. Elle répond au médiastin postérieur, à l'œsophage et aux pneumogastriques (muscle péricardo-œsophagien) en haut, la base est surmontée par la bifurcation de la trachée, à cheval sur elle, et répond aux ganglions inter-trachéo-bronchiques inférieurs.

La pointe est située à l'extrémité antérieure de la 6ᵉ côte gauche (Henle, Theile) étant différente du choc clinique du cœur, qui est dans le 5ᵉ espace (ou dans le 4ᵉ) entre les lignes parasternale et mamillaire (Henle).]

La projection du cœur sur la paroi thoracique antérieure, montre que son bord droit longe le bord de même nom du sternum, à peu près entre les lignes para-sternale et sternale (Cf. ci-dessus) et qu'il s'étend perpendiculairement du bord supérieur du 3ᵉ cartilage costal, jusqu'au bord inférieur du 5ᵉ cartilage ; cette projection nous montre en outre que le bord inférieur s'étend du bord du même nom du 5ᵉ cartilage costal jusqu'au 5ᵉ espace intercostal gauche, entre la ligne para-sternale et la ligne mamillaire ; que le bord gauche s'étend de ce dernier point jusqu'au 2ᵉ espace intercostal gauche, entre la ligne parasternale et la ligne mamillaire, et enfin que le bord supérieur s'étend de ce dernier point au bord supérieur du 3ᵉ cartilage costal gauche.

Les quatre orifices cardiaques occupent la position suivante : l'orifice auriculo-ventriculaire gauche est en arrière du 4ᵉ cartilage costal (à son insertion); l'orifice auriculo-ventriculaire droit en arrière du corps sternal, au niveau du 4ᵉ espace intercostal. L'orifice artériel gauche se trouve en arrière de la partie moyenne du sternum, au niveau du 3ᵉ espace intercostal ; le droit, en arrière de l'insertion du 3ᵉ cartilage costal gauche.

La paroi du cœur se compose de trois couches : la couche extérieure est le péricarde (Cf. ci-dessous, *Épicarde*). Au-dessous de ce dernier se trouve une couche de tissu adipeux, assez développée chez l'adulte, surtout dans les sillons et au voisinage de la pointe. Aux endroits où la graisse manque, le péricarde repose immédiatement sur le myocarde.

MYOCARDE

Le *myocarde* représente le muscle cardiaque, il forme la couche moyenne et en même temps la plus épaisse des trois couches ; il est surtout développé aux ventricules dont il forme plus des sept dixièmes de l'épaisseur totale des parois. Les éléments du myocarde sont des fibres musculaires striées, particulières (pour plus de détails sur la structure microscopique du cœur, Cf. l'*Atlas-Manuel d'histologie* de Sobotta et Mulon). Ces fibres sont disposées d'une manière très spéciale en faisceaux et en couches différentes. Le trajet des faisceaux musculaires cardiaques ne peut être traité pour cette raison que d'une manière générale.

Le musculature des auricules est plus développée que celle des sinus veineux. La première possède des fibres circulaires internes et des fibres externes parallèles à l'axe longitudinal ; la seconde ne présente que des fibres internes longitudinales et des fibres externes circulaires. Des faisceaux musculaires aplatis passent au-dessus du sillon séparant les deux oreillettes, surtout sur la paroi postérieure ; d'autres faisceaux circulaires entourent les orifices veineux (quelques fibres striées isolées se continuent sur la paroi des veines). Quelquefois ces faisceaux circulaires prennent une direction oblique. Les fibres circulaires les plus internes s'insèrent en partie sur les anneaux fibreux des orifices auriculo-ventriculaires (Cf. ci-dessous), à gauche en particulier, et pénètrent dans la cloison interauriculaire qu'elles forment, jusqu'à la partie membraneuse de la cloison. Chaque oreillette possède des faisceaux musculaires profonds, propres à chacune d'elles, les superficiels appartiennent en commun aux deux oreillettes. Mais la musculature des oreillettes est tout à fait indépendante de celle des ventricules.

La musculature superficielle ventriculaire se comporte comme celle des oreillettes ; les faisceaux musculaires passent aussi en grande partie par-dessus les sillons et sont communs, pour la plupart, aux deux ventricules. Mais la musculature profonde beaucoup plus développée est particulière pour chaque ventricule. La musculature des ventricules est beaucoup plus puissante que celle des oreillettes ; celle du ventricule gauche beaucoup plus développée que la musculature du ventricule droit.

La musculature ventriculaire se compose surtout de faisceaux aplatis, se dirigeant de la base du cœur vers sa pointe ; les faisceaux, à droite, cheminent obliquement ou transversalement ; à gauche, ils sont dirigés longitudinalement. Une partie de ces faisceaux s'enfonce dans la cloison ventriculaire, et d'autres passent par-dessus les sillons longitudinaux ; ils se rencontrent tous à la pointe du cœur en formant *le tourbillon du cœur*.

De ce dernier point les fibres musculaires s'enfoncent à l'intérieur et contribuent à la formation de la musculature interne du ventricule gauche. Outre cette couche de fibres externes, on distingue, au ventricule gauche, une couche moyenne et une couche profonde.

La couche moyenne est de beaucoup la plus développée, la direction principale des fibres est transversale, mais elle est un peu irrégulière : on trouve des fibres qui s'entre-croisent.

La couche musculaire interne du ventricule gauche est immédiatement sous-jacente à l'endocarde. Elle se compose de faisceaux irréguliers. On ne peut faire la distinction aussi nettement au ventricule droit, qui possède une musculature beaucoup plus faible ; les fibres de la couche moyenne sont transversales, celles de la couche interne irrégulièrement obliques. Ces dernières proéminent dans la cavité ventriculaire (Cf. ci-dessous). La musculature des deux ventricules contribue à la formation de la cloison interventriculaire, en restant indépendante l'une de l'autre. C'est la musculature du ventricule gauche qui en forme la plus grande partie. La partie supérieure de cette cloison demeure membraneuse, c'est elle qui se forme en dernier lieu (Cf. ci-dessous), on l'appelle la *cloison membraneuse*; elle est située entre la base de la valvule semi-lunaire postérieure de l'aorte et la base de la valvule gauche. Ses limites ne sont pas nettes.

La plus grande partie des fibres musculaires des ventricules et des oreillettes s'insèrent sur des anneaux fibreux, occupant le pourtour des orifices auriculo-ventriculaires et séparant la musculature ventriculaire et la musculature auriculaire ; c'est encore sur ces anneaux que s'insèrent les valvules (Cf. ci-dessous).

Ces *anneaux fibreux* sont reliés au tissu conjonctif intermusculaire. L'anneau droit est complet, il entoure en ovale l'orifice auriculo-ventriculaire ; le gauche, interrompu par la racine de l'aorte, ne représente que les trois quarts d'un anneau (*) dont la partie antérieure manque. L'anneau fibreux gauche s'insère sur deux petits bourrelets fibreux placés à droite et à gauche de l'aorte (triangles fibreux droit et gauche).

[La description classique de la musculature du cœur qu'on admet en France, est la description de Gerdy qui n'est que le développement de la formule de Winslow : « le cœur est composé de deux sacs musculeux, contenus dans un troisième, également musculeux ». Admise, avec des modifications de détail, par Cruveilhier, Bourgery, Sappey, Luschka, Testut, etc., elle a été combattue par Wolff, Theile et surtout Henle, qui décrivent chaque cavité du cœur comme constituée par un nombre variable de couches superposées de directions différentes.

Fibres des oreillettes. — On les divise en :

    Fibres communes.

    Fibres propres : à l'oreillette gauche,

                à l'oreillette droite,

                de la cloison interauriculaire.

Fibres communes. Elles sont superficielles, peu développées, disposées en minces faisceaux aplatis. On décrit :

Une couche circulaire dans la région des orifices auriculo-ventriculaires. Sappey, Testut, la subdivisent en bande antérieure et bande postérieure qui ne se continueraient pas l'une avec l'autre. Cruveilhier ne décrit que la bande antérieure, allant d'un auricule à l'autre, devant le sillon interauriculaire antérieur qu'elle efface et derrière les gros vaisseaux.

L'anse interauriculaire de Gerdy, aboutissant par ses deux extrémités au sillon auriculo-ventriculaire.

Fibres propres à l'oreillette gauche. On décrit :

Des fibres circulaires propres, occupant la région voisine de l'orifice mitral et toute la partie antérieure de l'oreillette.

Un faisceau ansiforme, allant de la paroi antérieure à la paroi postérieure, en passant entre les veines pulmonaires ou en dehors d'elles (subdivision en faisceaux séparés). Au niveau des orifices veineux, ces faisceaux musculaires s'infléchissent et leur forment des sphincters.

Les fibres de l'auricule gauche qui forment un tissu caverneux avec un canal central.

Fibres propres à l'oreillette droite. On décrit :

Un faisceau ansiforme analogue à celui de l'oreillette gauche.

Cruveilhier, qui ne décrit pas le faisceau précédent, distingue à l'oreillette droite une portion non musculaire, au confluent des veines caves, et une portion musculaire limitée, en bas, par un faisceau qui entoure l'orifice tricuspidien, et, en dehors, par un faisceau vertical ou oblique qui monte entre la veine cave inférieure et l'auricule.

Les fibres de l'auricule droit qui forment un tissu caverneux mais sans canal central, comme à gauche.

Fibres propres de la cloison interauriculaire. On décrit :

(*) Le quart manquant est formé par la paroi de l'aorte.

Un faisceau musculaire, contenu dans l'anneau de Vieussens, qui forme les trois quarts et, parfois, la totalité du cercle. Il naît de l'orifice auriculo-ventriculaire, au niveau de la cloison.

La valvule du fond de la fosse ovale renferme aussi quelques fibres musculaires.

Fibres des ventricules. — On les divise en :

  Fibres propres,
  Fibres communes superficielles,
      profondes,
  Fibres de la cloison interauriculaire.

Fibres propres. Elles forment deux sacs coniques, juxtaposés en canon de fusil, ouverts, en haut, par les orifices auriculo-ventriculaires et artériels, en bas, au niveau de la pointe du cœur. Leurs fibres, d'autant plus courtes qu'elles sont plus profondes, s'emboîtent comme des cornets de papier (Gerdy). Elles s'insèrent obliquement sur les zones fibreuses de la base.

A gauche, les antérieures se dirigent en bas et à gauche, pour remonter ensuite, en haut et à droite, sur la face postérieure. A droite, où elles sont beaucoup moins développées, elles affectent une disposition inverse.

Fibres communes (fibres unitives de Gerdy).

Les fibres superficielles se divisent en antérieures et postérieures.

Les antérieures recouvrent la face sternale des ventricules. Nées, en haut, de la partie antérieure des zones tendineuses (surtout de la tricuspidienne) elles vont, en bas et à gauche, jusqu'à la pointe du cœur, où elles se réfléchissent pour pénétrer dans le ventricule gauche.

Les postérieures recouvrent la face diaphragmatique. Nées de la partie postérieure des zones tendineuses (surtout de la mitrale), elles vont en bas et à droite. Quelques-unes atteignent le bord droit du cœur, le long duquel elles se réfléchissent; la plupart atteignent la pointe et pénètrent dans le ventricule droit. A la pointe, elles forment deux faisceaux distincts ou nattes (Cruveilhier) qui se contournent réciproquement en formant une demi-spire de telle manière que la natte antérieure, qui est embrassée à gauche par la natte postérieure, l'embrasse à droite.

Au delà elles deviennent ascendantes et profondes. Au ventricule droit elles pénètrent dans la cavité et vont remonter le long de la paroi opposée à celle le long de laquelle elles sont descendues, fermant ainsi complètement la pointe du ventricule.

Au ventricule gauche, elles se contournent en 8 et remontent à la face profonde de la paroi le long de laquelle elles sont descendues : c'est le *tourbillon de la pointe* de Gerdy. La réflexion se fait en dehors de l'axe de l'orifice et laisse, le long de cet axe, un petit pertuis vertical.

Dans l'intérieur du ventricule, elles remontent en dedans des fibres propres et vont se terminer dans les zones fibreuses ou bien passent dans les colonnes charnues et les muscles papillaires.

Les fibres profondes naissent de la zone tricuspidienne et vont se perdre dans le ventricule gauche.

Dans le ventricule gauche, elles sont confondues avec les fibres propres et font partie de la couche moyenne.

Dans le ventricule droit, les postérieures gagnent directement le ventricule gauche; les antérieures et les externes commencent par décrire en dedans du ventricule, un tour de spire presque complet, avant de rejoindre les précédentes.

Fibres de la cloison interventriculaire. La partie musculaire de la cloison est due à l'accolement des fibres propres des deux ventricules, réunies en avant et en arrière par les fibres unitives superficielles et, au niveau de la partie moyenne de la cloison, par les fibres unitives profondes, constituant les *fibres suturales* de Poirier.]

La *couche interne du cœur* ou *endocarde*, correspond à la tunique interne des vaisseaux (Cf. ci-dessus et sur la structure microscopique), avec laquelle il se continue directement. L'endocarde est riche en fibres élastiques, en particulier dans les oreillettes, où elles forment des couches épaisses. L'endocarde est plus épais dans ces dernières que dans les ventricules où il laisse transparaître la couche musculaire qui se remarque par sa coloration rougeâtre. La même disposition existe dans les auricules, tandis que l'endocarde demeure opaque dans les sinus veineux et la plus grande partie des oreillettes.

Les *valvules cardiaques* sont des replis de l'endocarde. Les quatre orifices ont chacun leurs valvules servant à leur fermeture. Elles ont une structure semblable; celles des orifices artériels sont désignées sous le nom de *valvules semi-lunaires*, celles des orifices auriculo-ventriculaires sous le nom de *valvules cuspides*.

Les premières sont au nombre de trois (Cf. ci-dessous) et se composent d'une membrane en nid de pigeon; elles s'insèrent à l'origine du vaisseau, leur concavité regardant la lumière de l'artère, leur convexité la cavité ventriculaire. Le bord libre de chaque valve est aminci et se nomme : *lunule de la valvule semi-lunaire.* Ce bord, en s'unissant à celui des deux autres valves, détermine la fermeture de l'orifice. Au milieu de ce bord libre on trouve un petit noyau arrondi, le *nodule d'Arantius* [pour l'orifice aortique, le nodule de Morgagni pour l'orifice pulmonaire]. Les trois nodules se rencontrent quand l'orifice se ferme. L'espace entre la paroi artérielle et chaque valvule est désigné sous le nom de *sinus de Valsalva.*

Les *valvules auriculo-ventriculaires* sont des replis de l'endocarde, contenant dans leur épaisseur du tissu fibreux et quelques fibres musculaires, venant de la musculature des oreillettes. Leur base s'insère à l'anneau fibreux; ces valvules sont séparées les unes des autres par des échancrures (Cf. ci-dessous). On en trouve deux à l'orifice auriculo-ventriculaire gauche [*valvule mitrale*], trois à l'orifice droit [*valvule tricuspide*]. Chaque valvule est plus ou moins échancrée sur ses bords (*). Le revêtement endocardique des valvules se continue en haut, sans ligne de démarcation, avec l'endocarde de l'oreillette, en bas avec celui du ventricule; mais, dans ce dernier cas, l'endocarde de la face inférieure de la valvule est beaucoup plus épais que celui du ventricule. Les muscles papillaires s'insèrent sur la face valvulaire inférieure (Cf. ci-dessous).

Quand les valvules sont ouvertes, les cordages tendineux des muscles papillaires sont détendus et appliqués plus ou moins étroitement contre les parois. Quand l'orifice est fermé, les bords libres de ces muscles s'accolent l'un à l'autre et forment un entonnoir.

(*) C'est ainsi que se forment d'une manière variable des valvules secondaires.

A part les différences d'épaisseur, la face interne des cavités cardiaques diffère suivant qu'on envisage l'oreillette ou le ventricule. La paroi ventriculaire interne est tout à fait irrégulière, grâce aux nombreux faisceaux musculaires qui proéminent dans sa cavité. On en distingue deux espèces; les uns sont des faisceaux longitudinaux reliés entre eux par des faisceaux à direction transversale et recouverts d'un endocarde très mince, ce sont les *colonnes charnues*. Leur direction principale est longitudinale, parallèle à l'axe cardiaque, mais il y a de nombreuses variétés.

L'autre espèce de ces muscles est connue sous le nom de *muscles papillaires*, ils ne sont pas seulement formés par la couche musculaire interne, mais aussi par la superficielle. Ils sont plus gros que les colonnes charnues et de forme conique. La base de ces cônes repose sur la paroi du ventricule, les cordages tendineux partant du sommet se dirigent sur les valvules de l'orifice auriculo-ventriculaire; les cordages tendineux sont d'épaisseur différente et se divisent avant leur insertion sur la valvule, en plusieurs faisceaux secondaires, tous se fixent à la face inférieure des valvules, les plus développés à la base de ces dernières, les plus petits sur leur bord libre. Il n'est pas rare de voir des cordons tendineux s'insérer directement, soit sur la paroi ventriculaire ou les colonnes charnues, soit sur la partie supérieure de la cloison. C'est quand les colonnes charnues manquent, que les cordages tendineux s'insèrent sans l'intermédiaire des muscles papillaires.

Les *muscles papillaires* occupent l'espace situé entre deux valves et envoient leurs cordages tendineux sur les deux valves voisines.

Les muscles papillaires et les colonnes charnues donnent à la paroi du ventricule une forme très irrégulière, et quand ces muscles sont à l'état de relâchement, de nombreuses excavations se forment entre ces derniers.

Quand les ventricules sont contractés, ces espaces disparaissent complètement et il ne reste plus que quelques excavations entre les cordages tendineux (espaces supra-papillaires).

Paroi interne des oreillettes : La paroi des sinus veineux est généralement lisse, les auricules, par contre, possèdent des colonnes musculaires semblables aux colonnes charnues du ventricule; on en trouve quelques-unes dans l'oreillette proprement dite, jamais dans le sinus veineux. Ces muscles de l'auricule sont appelés *muscles pectinés* (*); ils sont plus fins et plus minces que les colonnes charnues, sont souvent reliés par des anastomoses, et vont souvent d'un côté de la paroi à l'autre.

Les muscles pectinés sont visibles à travers l'endocarde; entre ces derniers, la paroi est d'épaisseur minime, transparente, et l'endocarde entre en contact avec l'épicarde.

CARACTÈRES SPÉCIAUX DU CŒUR

Après avoir décrit la forme générale du cœur, nous allons commencer à nous occuper de chaque partie en particulier.

(*) Ces muscles pectinés sont aussi appelés par beaucoup d'auteurs : colonnes charnues.

OREILLETTE DROITE

L'oreillette droite est un espace de forme conique, son sommet est occupé par l'auricule droit, ce dernier décrit une légère courbe. On divise l'oreillette droite en :

1° Oreillette proprement dite;

2° Auricule;

3° Sinus veineux.

Ce dernier est ainsi nommé parce que c'est le point où aboutissent les deux veines caves, il est séparé de l'oreillette proprement dite par une crête musculaire, répondant au sillon terminal (Cf. ci-dessus). Cette crête est appelée : *crête terminale*.

L'auricule se continue, sans ligne de démarcation très nette, avec l'oreillette droite (proprement dite).

L'auricule est conique, aplati et présente des échancrures en haut, en bas et encore à la pointe. Il entoure l'origine de l'aorte, repose sur la face antérieure du cœur (Cf. ci-dessus) et son sommet atteint presque la racine de l'artère pulmonaire.

Le sinus veineux de l'oreillette droite reçoit, en haut, la veine cave supérieure, en bas, la veine cave inférieure. Les orifices des deux vaisseaux se regardent. Les axes des deux veines forment un angle très obtus. Une saillie se trouve sur la paroi de l'oreillette, entre les deux orifices et forme le *tubercule interveineux de Lower*. L'endroit où débouche la veine cave supérieure est lisse; l'orifice de la veine cave inférieure possède une valve falciforme, qui est souvent perforée et forme un réseau irrégulier. *C'est la valvule d'Eustachi.* Elle est située entre l'orifice veineux et l'orifice auriculo-ventriculaire droit. Son extrémité se termine, le plus souvent, par une longue ligne se perdant dans le limbe de la fosse ovale (Cf. ci-dessous).

Entre les veines caves, ramenant le sang de la grande circulation, on trouve, dans l'oreillette droite, les orifices des veines propres du cœur; il y en a une grande et un certain nombre de plus petites.

L'orifice de la première, ovale, est situé entre la paroi auriculaire gauche, postérieure, et la paroi inférieure; en avant de l'extrémité interne de la valvule d'Eustachi et la paroi inférieure, se trouve l'orifice auriculo-ventriculaire droit. Cet orifice présente aussi une valve falciforme et mince, connue sous le nom de valvule du sinus coronaire ou de *valvule de Thébésius*.

Comme son premier nom l'indique, elle occupe, de même que l'orifice auquel elle appartient, le sinus coronaire du cœur. Cette valvule est percée près de son bord libre. L'endroit occupé par l'orifice du sinus correspond au plan médian du corps. Les orifices des petites veines occupent pour la plupart la région de la cloison interauriculaire et de la paroi droite. Ils se présentent sous la forme de petits orifices punctiformes ou revêtent l'aspect de petites fossettes.

La portion membraneuse de la cloison est mince, transparente et de forme ovale, elle est dépourvue de musculature. On la désigne sous le nom de *fosse ovale* (Cf. ci-dessus).

Elle demeure ouverte jusqu'à la naissance et ne se ferme que peu à peu après [ou du moins une partie de cette fosse ovale, désignée sous le nom de *trou de Botal*, reste ouverte].

Cette fosse forme, sur la paroi gauche de l'oreillette droite, une excavation peu accentuée, à la partie inférieure de la cloison, son grand axe est dirigé de haut en bas, son petit axe d'avant en arrière. La fosse ovale est limitée par un anneau musculaire, développé surtout en avant et en haut : c'est *l'anneau de Vieussens*.

Il représente le pourtour du trou ovale et transparaît à travers l'endocarde, assez mince à cet endroit.

Le reste de la cloison interauriculaire est lisse et dépourvu de muscles pectinés. Ces derniers se retrouvent dans l'auricule et sur la paroi droite de l'oreillette proprement dite, ils manquent dans le sinus veineux, et ne commencent qu'à la crête terminale. Ils se continuent directement, au niveau de la paroi droite, avec les muscles pectinés de l'auricule.

VENTRICULE DROIT

Le ventricule droit (pour la description de sa surface extérieure, Cf. ci-dessus) est à peu près de forme conique.

Sa paroi droite forme une convexité à l'intérieur de sa cavité, de telle sorte que le ventricule droit, vu sur une coupe, présente un aspect falciforme.

Le sommet du cône n'atteint pas la pointe du cœur. Le ventricule en question communique avec l'oreillette droite, par l'orifice auriculo-ventriculaire, et avec l'artère pulmonaire par l'orifice artériel.

L'orifice auriculo-ventriculaire occupe la base du ventricule, à droite et dans la région postérieure. Les trois valves, formant la valvule tricuspide, s'insèrent à l'anneau fibreux. On distingue une valve antérieure dirigée à droite, c'est la plus petite des trois, mais la moins variable de forme, une valve postérieure et une valve interne. Ces deux dernières sont plus grandes. L'interne occupe la cloison et s'insère sur le septum membraneux (Cf. ci-dessus). Il n'est pas rare de trouver une valve intermédiaire entre l'interne et la postérieure. D'autres fois l'échancrure séparant ces deux valves est incomplète et il en résulte une valvule commune, qui n'est que peu échancrée.

Quant aux muscles papillaires, nous en trouvons un volumineux et un nombre variable de plus petits (souvent très petits). Le gros muscle papillaire s'insère d'une façon plus ou moins variable sur la paroi antérieure (muscle papillaire antéro-latéral), il se divise en plusieurs muscles plus petits et envoie des cordages tendineux sur la valve antérieure et sur la valve postérieure.

Un muscle papillaire plus petit s'insère souvent sur la paroi latérale et postérieure et ses cordages tendineux vont s'insérer sur la valve postérieure et la valve interne.

On peut encore en trouver un autre, s'insérant sur le cône artériel, à sa racine et sur la cloison interventriculaire, ses cordages tendineux aboutissent à la partie interne de la valve antérieure. De nombreux cordages tendineux s'insèrent directement sur les parois du ventricule, ou par l'intermédiaire de tout petits muscles papillaires, surtout dans la région de la cloison. Ils se rendent sur la valve interne. La disposition des muscles papillaires est soumise à de nombreuses variations individuelles.

L'orifice artériel du ventricule droit occupe la base de ce dernier, à gauche et en avant, tout près de la cloison. Il se prolonge en dehors par le cône artériel.[*infundibulum*].

Ce cône est limité par une faible crête musculaire, développée surtout à la paroi postéro-interne et à la paroi antérieure : *la crête supra-ventriculaire*.

On y trouve les trois valvules semi-lunaires ou sigmoïdes, servant à la fermeture de l'orifice artériel.

On distingue une valvule sigmoïde antérieure, une à droite et une à gauche.

Le bord libre de ces valves est bien développé, le nodule est petit [c'est le nodule de Morgagni] (Cf. ci-dessus).

La face interne du ventricule droit présente, à la partie supérieure de la cloison, des colonnes charnues ; ces dernières manquent souvent tout à fait, ou ne sont que mal développées dans la région de l'infundibulum.

OREILLETTE GAUCHE

L'*oreillette gauche* (pour la description de la surface externe, Cf. ci-dessus) a la forme d'un cuboïde irrégulier ; l'auricule partant de sa paroi antérieure est conique.

La paroi droite est constituée par la cloison interauriculaire. L'orifice auriculo-ventriculaire se trouve sur la paroi inférieure.

Les quatre veines pulmonaires se terminent sur sa paroi supérieure, leurs orifices sont arrondis, sans valvules ; les deux veines d'un même poumon aboutissent l'une à côté de l'autre. Celles d'un côté différent sont au contraire séparées (*). Il est rare que deux veines aboutissent au même orifice, ou qu'il y ait plus de deux veines d'un côté. La partie où aboutissent les veines pulmonaires est le sinus veineux ; mais il n'est pas nettement séparé du reste de la cavité (**) ; c'est pour cette raison qu'on ne lui donne pas habituellement un nom spécial.

La cloison interauriculaire est lisse dans l'oreillette gauche, à l'opposé de ce qu'on trouve dans l'oreillette droite. On trouve quelquefois les restes de la valvule du trou ovale (Cf. ci-dessus) ; elle présente un aspect falciforme, à bord libre regardant en avant.

L'auricule droit est séparé de l'oreillette par un fort rétrécissement ; seul il possède des muscles pectinés.

VENTRICULE GAUCHE

On peut comparer le ventricule gauche à un œuf dont on aurait enlevé la pointe. Cette dernière partie regarde la base du cœur, l'autre forme la pointe du cœur.

Ses parois sont beaucoup plus épaisses que celles du ventricule droit, elles sont convexes de tous les côtés, ainsi que la cloison, qui bombe dans le ventricule droit (Cf. ci-dessus). L'orifice artériel et l'orifice auriculo-ventriculaire occupent la base du ventricule, tournée à droite et en arrière.

L'orifice auriculo-ventriculaire droit est à gauche et en arrière de l'orifice artériel. Il possède une valvule bicuspide appelée *valvule mitrale*.

On lui distingue une valve antérieure dirigée à droite, et une valve postérieure dirigée à

(*) Les orifices des veines pulmonaires forment ainsi dans l'oreillette un quadrilatère.
(**) Le sinus veineux n'appartient primitivement pas du tout au cœur. On pourrait pour cette raison le séparer du reste de la cavité.

gauche. La dernière s'insère à l'anneau fibreux, la première en partie seulement, et le reste s'insère au trigone fibreux (Cf. ci-dessus) sur la face postérieure de la racine de l'aorte.

La valve antérieure se continue ainsi directement avec la paroi aortique.

Les deux valves sont séparées par de profondes échancrures et beaucoup plus nettement isolées que celles de la tricuspide. On trouve souvent deux petites valves accessoires.

Les valves de la mitrale possèdent chacune un gros muscle papillaire constant dans sa forme.

L'un s'insère à la partie postérieure de la paroi gauche, l'autre à la portion antérieure de cette même paroi. — Ils occupent les espaces intermédiaires entre les deux valves, sont de forme conique et se divisent en plusieurs muscles secondaires, d'où partent des cordages tendineux, plus développés pour la mitrale que pour la tricuspide.

L'orifice artériel droit est en avant et à droite, dans la région de la base du cœur, en avant de la valve antérieure de la mitrale, en arrière de la racine de l'aorte. Nous distinguons une valve sigmoïde droite, une gauche et une postérieure; elles ont des bords libres bien développés et de gros nodules d'Arantius (Cf. ci-dessus).

La paroi du ventricule gauche possède des colonnes charnues bien développées, jusqu'à la portion supérieure de la cloison interventriculaire. Le septum membraneux est situé entre la valve postérieure et la droite.

Sur les vaisseaux du cœur, Cf. ci-dessus.

Les nerfs du cœur proviennent du vague (rameaux cardiaques) et du sympathique (nerfs cardiaques). Ces nerfs forment à l'intérieur du cœur de nombreux glanglions.

L'endocarde dérive du mésenchyme, le myocarde et le péricarde de l'épithélium du cœlome (splanchnopleure). Les doubles ébauches du cœur, citées plus haut, n'ont pas de rapport avec les deux moitiés du cœur qui ne se forment que tard. Les deux ébauches se fusionnent et forment un conduit en S, dont l'extrémité dorsale représente l'orifice veineux, tandis que les artères aboutissent à son extrémité ventrale. La partie postérieure deviendra l'oreillette, l'antérieure le ventricule. Ces deux portions se séparent de plus en plus l'une de l'autre par un rétrécissement et communiquent par le canal auriculaire. Le cœur de l'embryon ne possède qu'un ventricule et une oreillette. La portion ventriculaire présente bientôt un sillon (sillon interventriculaire), correspondant à une cloison se développant de bas en haut. Le tronc artériel se divise de même en deux artères par une cloison : l'aorte et la pulmonaire. Cette cloison s'étend de haut en bas. Au point de leur réunion les deux ventricules communiquent ensemble encore un certain temps par l'orifice destiné à devenir la partie membraneuse des ventricules.

La cloison inter-auriculaire se forme plus tard, elle apparaît sous l'aspect de deux replis falciformes, l'un en avant, l'autre en arrière. Ce dernier formera la valvule du trou ovale et se joindra à la première qui forme la cloison musculaire. Ainsi les deux replis contribuent à la limitation du trou ovale (Cf. ci-dessus). Le repli falciforme postérieur formera, plus tard, la cloison membraneuse inter-auriculaire. Le limbe de la fosse est le bord libre et inférieur du repli falciforme antérieur. Les valvules, les orifices veineux (sinus veineux) se forment en même temps dans la région auriculaire.

PÉRICARDE

Le péricarde est un sac fibreux limitant une cavité séreuse.

Il faut distinguer le péricarde fibreux proprement dit et le péricarde séreux. Le feuillet pariétal du sac séreux est confondu intimement avec le péricarde fibreux (*).

—————

(*) Nous ne pouvons traiter ici que les faits principaux du développement; pour plus de renseignements, Cf. *Traités d'embryologie*.

L'un et l'autre sont, pour cette raison, englobés sous le nom commun de péricarde.

Le feuillet viscéral, revêtant le cœur et ses vaisseaux, représente l'épicarde (Cf. ci-dessus),

Le péricarde est de forme conique; la base du cône regarde en bas et repose sur le diaphragme, fortement adhérent au centre phrénique de ce dernier. Le sommet se dirige en haut et se trouve fixé à la paroi aortique entre l'aorte descendante et la crosse. L'aorte ascendante se trouve comprise à l'intérieur du péricarde. Le péricarde enveloppe encore l'artère pulmonaire jusqu'à sa bifurcation, la portion de la veine cave inférieure, à partir du diaphragme, et le segment de la veine cave supérieure, au-dessous du point où elle reçoit l'azygos (Cf. ci-dessous, *Veines*).

Le péricarde s'étend, suivant un plan oblique, sur la veine cave supérieure qui se trouve ainsi recouverte par l'épicarde, plus sur sa face antérieure que sur sa face postérieure. Les veines pulmonaires sont entourées par le péricarde jusqu'au hile du poumon.

Le feuillet fibreux du péricarde se confond avec les parois vasculaires des vaisseaux qui le traversent; le feuillet séreux se réfléchit pour se continuer avec l'épicarde. Cette réflexion n'a lieu qu'à deux endroits.

Les deux conduits artériels possèdent un revêtement séreux commun et sont reliés l'un à l'autre par du tissu conjonctif. Le feuillet pariétal se réfléchit de même pour se continuer avec l'épicarde sur les oreillettes et les vaisseaux veineux.

Il en résulte une large fente transversale limitée en avant par les artères, en arrière par les oreillettes et la veine cave supérieure; cette fente est désignée sous le nom de sinus péricardique [sinus transverse]. Elle est de la largeur de trois à quatre doigts.

On trouve encore de profondes excavations entre les oreillettes et les différentes veines qui y pénètrent, surtout entre les veines pulmonaires gauches et l'oreillette de même nom.

Le péricarde présente la forme d'un triangle à côtés inégaux. Sa base est fixée au diaphragme. Le côté droit part de cette dernière et se dirige, presque verticalement, jusqu'au sommet; le côté gauche est plus allongé, il chemine obliquement.

La face antérieure du péricarde repose sur le sternum et les cartilages costaux; cette face se trouve réunie à la paroi thoracique antérieure par des faisceaux fibreux et du tissu cellulaire lâche (ligaments sterno-péricardiques).

Une bonne partie de la face antérieure est recouverte par le thymus (Cf. ci-dessus); du moins chez l'enfant, car chez l'adulte on n'en trouve plus que les vestiges.

Les faces latérales du péricarde sont revêtues par la plèvre péricardique (Cf. ci-dessus), la face postérieure répond à l'œsophage et à l'aorte auxquels elle est assez solidement fixée.

Une petite portion de la face antérieure du cœur se trouve à gauche du sternum, au niveau des articulations chôndro-sternales, entre le 5ᵉ et le 7ᵉ cartilage costal et en arrière des parties avoisinantes des espaces intercostaux; cette partie n'est pas recouverte par la plèvre (Cf. ci-dessus) et répond immédiatement à la paroi thoracique antérieure.

Le péricarde répond (le cœur en même temps) aux organes suivants : aux poumons (empreinte cardiaque), par sa base, au diaphragme et indirectement au foie, à l'estomac; par son sommet aux gros vaisseaux sanguins, au thymus et à l'œsophage.

La partie supérieure de la face postérieure du péricarde repose entre la veine pulmonaire gauche (et supérieure) et la base de l'auricule droite; elle présente ici un repli se perdant sur la paroi postérieure de l'oreillette gauche. C'est le repli de la veine cave supérieure gauche qui répond à la veine de même nom chez l'embryon. Cette dernière disparaît jusqu'à la veine oblique de l'oreillette gauche (Cf. ci-dessous).

[Le *péricarde* est l'enveloppe fibro-séreuse du cœur. C'est une triple enveloppe formée d'un feuillet externe *fibreux*, à l'intérieur duquel se trouve le double feuillet séreux, pariétal et viscéral du péricarde.

Comme son contenu, il est situé dans la cage thoracique, au-dessus du diaphragme, en arrière du sternum, au-devant de l'œsophage, au-dessous de la bifurcation de la trachée, dans le médiastin antérieur.

Pour comprendre sa forme, ses rapports et sa situation, il est nécessaire de montrer comment il *se développe*.

C'est, comme le reste de l'appareil séreux du corps, une dépendance du cœlome, d'abord unique, qui tapisse l'intérieur des cavités thoracique et abdominale de l'embryon. Le diaphragme, en se développant, segmente ce cœlome en deux étages isolés : un supérieur ou thoracique ; un inférieur ou abdominal, futur péritoine.

Le cœlome thoracique subit lui-même la segmentation suivante : au début, les poumons, bourgeons du tube digestif, ont une séreuse commune avec le tube cardiaque ; mais on sait que, latéralement, aboutissent à ce tube cardiaque, les deux canaux de Cuvier, qui sont formés par la réunion des veines cardinales supérieures et inférieures.

Les canaux de Cuvier, d'abord situés dans un plan frontal et horizontal, ne tardent pas à se redresser pour occuper une situation verticale et postérieure, si bien qu'il se forme un repli, véritable méso de ces canaux de Cuvier.

Ces replis s'accolent de chaque côté, de façon à former deux cloisons, une droite et une gauche, dirigées obliquement d'avant en arrière, et de dehors en dedans, ayant donc, sur une coupe horizontale, une forme triangulaire, à sommet postérieur.

Le péricarde est dès lors individualisé, complètement séparé des deux plèvres. Mais en même temps que cet isolement se produit, tous ces organes suivent un mouvement de descente parallèle, si bien que, de cervicaux et pré-pharyngiens qu'ils étaient d'abord, ils sont devenus thoraciques.

En outre, le cœur subit également de considérables modifications. On sait que, primitivement, c'est un simple tube dont l'extrémité antérieure est artérielle, et l'extrémité postérieure veineuse. Bientôt ce tube se recourbe en V, à sommet inférieur, et l'orifice artériel est situé immédiatement en avant de l'extrémité veineuse, sur un même plan horizontal, alors que le reste du tube, qui forme la branche descendante et la branche ascendante du V, est situé au-dessous.

Dans la suite, l'extrémité artérielle, ou bulbe aortique, va se segmenter en deux parties latérales, par l'apparition d'une *cloison sagittale*, dans son intérieur ; on conçoit donc que le péricarde qui l'entourait va continuer à entourer d'*un seul même manchon* les deux tubes secondaires. Mais le développement des veines, aboutissant à l'extrémité postérieure du tube cardiaque, est tout différent.

Les veines pulmonaires se développent en s'écartant les unes des autres, pour gagner chacune le poumon correspondant, si bien que la séreuse, étirée, ne formera plus à ces veines que des demi-gaines, au-devant de leur paroi antérieure seulement. Enfin, la *plicature du tube cardiaque* explique que son sommet refoule la séreuse devant lui et qu'il soit libre dans son intérieur, si bien qu'on peut en faire le tour complet comme celui du cæcum dans le péritoine ; elle explique en outre comment, en arrière de l'extrémité artérielle, à l'angle rentrant, entre la branche descendante du V et sa branche ascendante qui viennent se mettre en contact par leur extrémité supérieure, il existe un double feuillet séreux, en forme de demi-anneau horizontal, dont la concavité passe immédiatement en arrière des gros vaisseaux, que nous décrirons sous le nom de *sinus de Theile*, et dont les deux extrémités droite et gauche s'ouvrent dans la cavité péricardique.

Le péricarde ainsi constitué présente une forme de cône, aplati sagittalement, à base inférieure, adhérente au diaphragme. Son grand axe est oblique en haut, à droite et en arrière. Il s'étend depuis la base de la xiphoïde jusqu'à deux centimètres au-dessous de la fourchette sternale.

Sa capacité normale et physiologique est celle du cœur dilaté à son maximum.

Si on pousse brusquement une injection dans sa cavité, au bout de deux cents grammes le cœur s'arrête par compression, et au bout de quatre cents grammes la séreuse se rompt. Mais si la distension se fait lentement et progressivement, comme c'est le cas pour les épanchements péricardiques, si de plus la séreuse malade a perdu de son élasticité, il peut acquérir une capacité considérable et contenir jusqu'à deux litres.

Le péricarde, qui se compose de deux parties distinctes, une portion *séreuse* destinée à faciliter les mouvements expansifs du cœur et la portion *fibreuse* qui, au contraire, doit fournir un point d'appui à la contraction cardiaque, est solidement fixé par de nombreuses expansions aponévrotiques.

D'abord, au niveau de sa base, il adhère intimement au diaphragme, au niveau du centre phrénique ; non pas comme le voulaient les anciens auteurs, suivant une surface elliptique à grand axe oblique, à gauche et en avant, mais suivant seulement le bord antérieur de sa base, ainsi que l'a montré Portal, pour qui la ligne d'adhérence forme un angle très obtus à sinus postérieur. Toute la partie postérieure à cette ligne est comblée, entre le diaphragme et la base du péricarde, par du tissu cellulaire lâche.

Au niveau de son sommet, il se continue avec la tunique externe des gros vaisseaux, aorte et pulmonaire, qui s'en échappent. Richet même l'avait suivi jusqu'à la base du cou et le décrit sous le nom d'*aponévrose cervico-péricardique*, comme se continuant avec l'aponévrose cervicale moyenne. Il est en outre fixé par les autres vaisseaux qui, gagnant les cavités cardiaques, le perforent, les veines pulmonaires et les veines caves. Mais le péricarde fibreux présente des expansions fibreuses qui le rattachent : les unes en avant au sternum, ce sont les ligaments *sterno-péricardiques* ; les autres, en arrière, à la colonne vertébrale : c'est le ligament *vertébro-péricardique*, et latéralement, à la veine cave inférieure : c'est le ligament *phréno-péricardique de Teutleben*.

Les ligaments sterno-péricardiques sont au nombre de deux : un supérieur et un inférieur ; le *supérieur* se détache du péricarde, au-devant de l'aorte ascendante, de là monte obliquement en avant en s'élargissant, pour se fixer au manubrium et aux premières articulations chondro-sternales, en dedans des vaisseaux mammaires ; l'*inférieur*, se détachant du péricarde, au-dessous du précédent, descend obliquement en bas et en avant, pour se fixer à la base de la xiphoïde et aux faisceaux diaphragmatiques qui s'y insèrent.

Le *ligament vertébro-péricardique* ou de Béraud se détache de la partie postéro-supérieure du péricarde et gagne le corps de la 3ᵉ dorsale, en passant par-dessus la crosse.

Pour d'autres auteurs, cette aponévrose ne serait qu'une condensation du tissu cellulaire du médiastin postérieur, qui se ferait symétriquement, de chaque côté de la ligne médiane, et gagnerait le péricarde, en engainant la crosse de l'aorte et l'artère pulmonaire avec ses branches.

Enfin, Teutleben a décrit des ligaments *phréno-péricardiques,* qui naissent du centre phrénique, de chaque côté de l'orifice cave, qui montent en engainant cette veine jusqu'au péricarde, sur lequel ils s'étalent, pour venir se perdre dans le ligament vertébro-péricardique.

La forme du péricarde permet de lui décrire quatre faces, antérieure, postérieure et latérales, une base et un sommet.

La *face antérieure* répond, sous les plans superficiels, au grand pectoral recouvrant toute la région et au grand droit, remontant jusqu'au 5ᵉ cartilage costal.

Sous ce plan musculaire, on trouve un plan osseux : le sternum sur la ligne médiane. Latéralement, les huit premiers cartilages costaux, avec les espaces intercostaux intermédiaires, remplis par les muscles intercostaux internes, recouvert en avant par l'aponévrose qui prolonge jusqu'au sternum l'intercostal externe. On y trouve de petits ganglions, des branches perforantes de la mammaire interne et les nerfs intercostaux. Au-dessous passent les vaisseaux mammaires internes, artère et veine, parallèles au bord sternal, et à environ quinze millimètres de ce bord. Toutefois, ils s'en écartent au niveau du *5ᵉ espace,* siège de la ponction, jusqu'à plus de trois centimètres. Au-dessous des vaisseaux, le triangulaire du sternum, allant du bord sternal à la face profonde des articulations chondro-costales, des 4ᵉ, 5ᵉ, 6ᵉ et 7ᵉ côtes. Au-dessous enfin, et séparées des plans précédents par une couche cellulaire épaisse, les culs-de-sac pleuraux contenant les languettes pulmonaires.

Ces culs-de-sac ont un trajet différent à droite et à gauche, différent aussi suivant les descriptions :

Pour Farabeuf, le trajet pleural est le suivant : la plèvre droite, d'abord tenue à distance de la ligne médiane par la veine cave supérieure, s'en rapproche brusquement, au niveau de la 2ᵉ côte, où elle envahit la place laissée libre par la disparition du thymus, et déborde à gauche le bord du sternum dans le 2ᵉ espace, venant au contact de la plèvre gauche. Puis elle descend verticalement derrière le bord gauche du sternum jusqu'au 4ᵉ espace, là se dévie un peu à droite. Elle est exactement médiane au niveau du 5ᵉ, puis gagne ensuite l'extrémité sternale des 6ᵉ et 7ᵉ côtes. La plèvre gauche longe verticalement le bord gauche du sternum de la 1ʳᵉ à la 3ᵉ côte. A partir de ce point, elle est rejetée en dehors par la saillie cardiaque et se dirige presque horizontalement, si bien qu'au niveau du 4ᵉ espace, elle est à son maximum d'écartement, puis se rapproche de cette ligne médiane dans le 5ᵉ espace, pour s'en écarter définitivement à partir des 6ᵉ et 7ᵉ cartilages costaux.

La portion interpleurale du péricarde est donc un triangle dont le sommet est en arrière du sternum au niveau du 3ᵉ cartilage, et dont la base répond au diaphragme.

Pour Poirier, les culs-de-sac pleuraux présentent trois segments : un supérieur, du manubrium au 2ᵉ cartilage, où les plèvres, parties de l'articulation sterno-claviculaire, convergent et viennent s'accoler sur la ligne médiane; un segment moyen, du 2ᵉ au 4ᵉ cartilage, où les deux plèvres restent accolées, descendant verticalement sur la ligne médiane; un segment inférieur de la 4ᵉ à la 7ᵉ côte; du côté droit, la plèvre se dirige obliquement en bas et en dehors, vient couper l'articulation sterno-costale des 6ᵉ et 7ᵉ cartilages, pour se continuer avec le sinus costo-diaphragmatique droit; du côté gauche, la plèvre s'écarte plus qu'à droite de la ligne médiane, étant à deux et à trois centimètres en dehors des 6ᵉ et 7ᵉ articulations costales.

Pour Poirier donc, l'espace interpleural serait représenté par deux triangles opposés par leur sommet et séparés par une ligne verticale s'étendant du 2ᵉ au 4ᵉ cartilage.

Entre les deux plèvres, le thymus qui, à la naissance, descend jusqu'au 5ᵉ cartilage, remonte bientôt jusqu'au 2ᵉ et ne tarde pas à s'atrophier complètement, faisant place à une masse cellulo-adipeuse.

Tous ces plans étant réclinés, on tombe alors sur la face antérieure du péricarde, reconnaissable à sa blancheur mate et fibreuse. Elle répond, en projection sur le plastron sternal, à une surface triangulaire, dont la base inférieure oblique en bas, et à gauche coupe la xiphoïde à sa base, et s'arrête, à droite, à deux centimètres du bord sternal; à gauche, à six centimètres.

La ligne droite, convexe en dehors, déborde le sternum de un à deux centimètres jusqu'au 2ᵉ cartilage où elle disparaît derrière le sternum.

La ligne gauche, convexe en dehors, suit un trajet allant de la limite gauche de la base (six centimètres) jusqu'au niveau de l'articulation sterno-claviculaire gauche.

Son sommet enfin réunit les extrémités supérieures des lignes droite et gauche.

Il résulte de ces rapports de la face antérieure, qu'on aura accès sur le péricarde : en faisant la ponction dans le 5ᵉ espace ou par l'incision verticale, à un centimètre du bord sternal gauche, désarticulation des 5ᵉ et 6ᵉ cartilages, section des plans intercostaux et triangulaire du sternum, on n'a plus alors qu'à récliner en dehors la plèvre et à attirer la face antérieure du péricarde.

La *face postérieure* du péricarde répond au médiastin postérieur; elle est très oblique en bas et en avant.

Sa portion médiane répondant au cul-de-sac de Haller, vient faire saillie dans ce médiastin, se mettant en rapport direct avec la paroi antérieure de l'œsophage, à laquelle elle est unie par le petit muscle *péricardo-œsophagien* et dont elle est séparée par du tissu cellulaire, au sein duquel on rencontre le pneumogastrique gauche, aplati, et déjà divisé en plexus œsophagien, le pneumogastrique droit étant postérieur.

Au-dessus du cul-de-sac de Haller, on trouve la trachée avec sa bifurcation, la bronche droite, plus volumineuse et presque verticale, la bronche gauche, petite et presque horizontale, suivant la description d'Aeby.

Au-dessous des bronches : les branches de bifurcation de l'artère pulmonaire, formant un angle à sommet inférieur; les deux bronches et les deux artères pulmonaires forment donc un losange rempli de tissu cellulaire, au sein duquel on trouve les ganglions inter, pré, et rétro-trachéo-bronchiques décrits par Baréty. On trouve, à la partie toute supérieure, sous la crosse de l'aorte, des filets du plexus cardiaque droit, et à gauche, le ganglion de Wrisberg, entre la crosse, l'aorte ascendante, la pulmonaire droite et le canal artériel.

Plus profondément, en arrière, plus à droite de l'œsophage, l'aorte thoracique, émettant les intercostales. Sur le même plan : à droite, la grande azygos, à gauche la petite azygos et l'anastomose horizontale qui les unit. Tout à fait en arrière enfin, le ligament interpleural de Morosow, la chaîne du sympathique, les nerfs splanchniques, et à gauche, le canal thoracique.

Les *faces latérales* répondent à la plèvre médiastine ; entre les deux, descendent les artères diaphragmatiques supérieures et les deux nerfs phréniques, qui viennent longer et contourner les faces latérales du péricarde, si bien que le phrénique droit est plus court que le gauche ; ces nerfs sont accolés à la plèvre et logés, d'après Lagoutte et Durand, dans un méso indépendant de cette plèvre.

Sur un plan plus postérieur, ces faces latérales, que certains auteurs décrivent comme des bords, répondent aux pédicules du poumon formés par l'artère et la veine pulmonaire en avant, puis la bronche au milieu ; en arrière, les artères et veines bronchiques. Au-dessous de ce hile, le ligament triangulaire, d'autant plus large qu'on se rapproche davantage du diaphragme, forme un rideau, séparant le péricarde du médiastin postérieur.

A la partie toute inférieure, ces faces sont longées par le ligament phréno-péricardique de Teutleben, qui vient se fixer sur elles.

La *base* répond au centre phrénique, au niveau de la foliole antérieure, et un peu des folioles droite et gauche. A gauche, par suite de son rejet de ce côté, le péricarde empiète même un peu sur les fibres musculaires du diaphragme.

Nous avons déjà décrit la zone d'adhérence entre ces deux organes, et montré qu'elle est beaucoup moindre que ne la décrivent les anciens auteurs, qui allaient jusqu'à appeler le péricarde : le *tendon creux du diaphragme* ; par l'intermédiaire de ce diaphragme, il répond au lobe gauche du foie et au cardia.

Le *sommet* est le point le plus élevé ; il répond à la face postérieure de l'origine du tronc brachio-céphalique.

Il se prolonge dans les ligaments supérieurs du péricarde et sur les gros vaisseaux, avec l'adventice desquels il se fusionne, il leur donne aussi une lamelle fibreuse, récurrente, qui remonte vers leur origine.

Si on incise ce péricarde fibreux, on trouve alors le péricarde séreux, s'emboîtant exactement l'un dans l'autre.

Comme toute séreuse, il a deux feuillets, un superficiel ou pariétal, un profond ou viscéral, se continuant l'un l'autre.

Le feuillet pariétal double exactement la face interne du péricarde fibreux, présentant la même configuration et les mêmes rapports.

Le feuillet viscéral recouvre exactement toute la surface du cœur, passant comme un pont par-dessus les sillons, les vaisseaux et nerfs qu'ils renferment.

A la base du cœur, il remonte sur les vaisseaux et les suit jusqu'aux limites du péricarde fibreux ; là, il se réfléchit dans le feuillet pariétal. Il forme ainsi une gaine complète et commune à l'aorte et à l'artère pulmonaire.

Il ne fournit aux veines caves supérieure et inférieure, et aux veines pulmonaires, que des demi-gaines antérieures.

La réflexion de la séreuse viscérale vers la pariétale se fait à des hauteurs différentes suivant les vaisseaux : à soixante millimètres sur l'aorte, à cinquante millimètres sur la pulmonaire, à quarante millimètres sur la veine cave supérieure, à vingt millimètres sur la veine cave inférieure et à dix millimètres sur les veines pulmonaires.

Si, après l'ouverture de la séreuse, on cherche comment elle se comporte à l'égard des gros vaisseaux : le doigt s'enfonce facilement derrière l'aorte et la pulmonaire, qui, réunies par du tissu cellulaire, forment, à elles deux, une sorte d'anse, complètement libre en son milieu, et par conséquent entourée par la séreuse.

Si on essaie de passer le doigt derrière les oreillettes, on ne réussit pas ; à l'origine des gros vaisseaux veineux, il y a bien des culs-de-sac, mais ils sont imperforés. Il y a donc entre la gaine et les oreillettes une fente aplatie d'avant en arrière, ouverte à gauche et à droite, fermée en haut et en bas ; c'est le *sinus transverse de Theile*, dont nous avons montré la formation embryologique.

Dans la paroi supérieure de ce sinus transverse, on trouve un repli semi-lunaire, regardant à gauche et disparaissant sur la paroi postérieure : c'est le *pli vestigial de Marshall*.

Les diverticules, ou culs-de-sac, situés entre les grosses veines, aux endroits où la séreuse, n'étant plus refoulée par les troncs émergeants, s'insinue entre eux, sont visibles par la partie postéro-supérieure du péricarde. On voit en effet, à ce niveau, que le reflet de la séreuse présente assez bien la forme d'un T majuscule, dont la branche horizontale est formée par le trajet de la séreuse, située en avant de la veine cave supérieure à droite. De là, elle se dirige horizontalement à gauche, vient passer sur la veine pulmonaire supérieure droite, puis sur la veine pulmonaire supérieure gauche, contourne cette veine, redescend sur la veine pulmonaire inférieure gauche, qu'elle contourne, et se dirige à droite, en s'accolant à son trajet supérieur, jusqu'au niveau des veines pulmonaires droites, qu'elle contourne, se dévie en bas, à ce niveau, formant la barre verticale du T, et descend jusqu'au niveau de la veine cave inférieure, fait le tour de cette veine, passant sur son flanc gauche sur sa face antérieure, remontant sur son flanc droit et, remontant encore, rejoint le feuillet descendant auquel il s'accole jusqu'aux veines pulmonaires inférieures puis supérieure. A ce niveau, se dévie une dernière fois à droite, pour aller gagner la veine cave supérieure, formant la partie droite de la branche horizontale du T, contourne cette veine d'arrière en avant et revient à son point de départ.

Entre ces lignes de réflexion de la séreuse, celle-ci se dilate en culs-de-sac ; le plus important est le *cul-de-sac de Haller*, entre les deux groupes de veines pulmonaires : limité par la branche gauche du T en haut, par la branche verticale à droite, répondant en arrière à l'œsophage. Il y a encore d'autres culs-de-sac : un entre la veine pulmonaire droite supérieure et la veine cave supérieure ; un entre les deux veines pulmonaires supérieure et inférieure droites, et un entre la veine pulmonaire droite inférieure et la veine cave inférieure ; deux autres culs-de-sac : un entre les deux veines pulmonaires gauches et un en avant de la veine pulmonaire gauche, sous la branche gauche de l'artère pulmonaire.]

La cavité séreuse contient plus de liquide qu'on n'en trouve d'ordinaire dans les autres cavités séreuses de l'économie (quelques centimètres cubes).

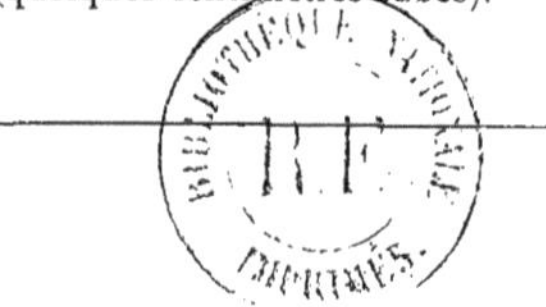
BIBLIOTHÈQUE NATIONALE — IMPRIMÉS

TABLE DES MATIÈRES

SPLANCHNOLOGIE

ANGÉIOLOGIE

5685-05. — Corbeil. Imprimerie Ed. Crété.

Atlas=Manuels de Médecine coloriés

Atlas-Manuel d'Anatomie pathologique, par les Drs Bollinger et Gouget, professeur agrégé à la Faculté de médecine de Paris. 1 vol. in-16, avec 137 planches coloriées et 27 figures. Relié......................... 20 fr.

Atlas-Manuel de Bactériologie, par les Drs Lehmann et Neumann. *Edition française*, par le Dr Griffon, chef de laboratoire à la Faculté de médecine de Paris. 1906, 1 vol. in-16, avec 70 planches coloriées et figures. Relié.. 20 fr.

Atlas-Manuel des Bandages, Pansements et Appareils, par les Drs Hoffa et P. Hallopeau. Préface de M. Paul Berger, professeur à la Faculté de médecine de Paris. 1 vol. in-16, avec 128 planches coloriées. Relié.. 14 fr.

Atlas-Manuel des Maladies de la Bouche, du Pharynx et des Fosses nasales, par les Drs L. Grünwald et G. Laurens. 1 vol. in-16, avec 42 planches coloriées et 41 figures. Relié........................... 14 fr.

Atlas-Manuel des Maladies des Dents, par le Dr Preiswerk. *Édition française*, par le Dr Chompret, dentiste des hôpitaux de Paris. 1904. 1 vol. in-16, de 366 pages, avec 44 planches coloriées et 163 figures. Relié... 18 fr.

Atlas-Manuel de Chirurgie opératoire, par les Drs O. Zuckerkandl et A. Mouchet. 2e *édition*. 1 vol. in-16 de 436 pages, avec 266 figures et 24 planches coloriées. Relié... .... 16 fr.

Atlas-Manuel de Chirurgie orthopédique, par Lüning, Schulthess et Villemin, chirurgien des hôpitaux de Paris. 1 vol. in-16 avec 16 planches coloriées et 250 figures. Relié............................. .... 16 fr.

Atlas-Manuel de Diagnostic clinique, par les Drs C. Jakob et A. Létienne. 3e *édition*. 1 vol. in-16 de 396 pages, avec 68 planches coloriées et 86 figures. Relié... 15 fr.

Atlas-Manuel des Fractures et Luxations, par les Drs Helferich et P. Delbet. 2e *édition*. 1 vol. in-16, avec 68 planches coloriées et 137 figures. Relié.. 20 fr.

Atlas-Manuel de Gynécologie, par les Drs O. Schaeffer et J. Bouglé, chirurgien des hôpitaux de Paris. 1 vol. in-16, avec 90 planches coloriées et 72 figures. Relié.............................. .... 20 fr.

Atlas-Manuel de Technique gynécologique, par le Dr Schaeffer. *Édition française*, par les Drs P. Segond, professeur agrégé à la Faculté de médecine de Paris, et O. Lenoir, ancien interne des hôpitaux. 1904. 1 vol. in-18 de 200 pages, avec 26 planches coloriées et figures. Relié.. 15 fr.

Atlas-Manuel d'Histologie pathologique, par les Drs Durck et Gouget, professeur agrégé à la Faculté de médecine de Paris. 1 vol. in-16 avec 120 planches coloriées. Relié.................................... 20 fr.

Atlas-Manuel d'Histologie et d'Anatomie microscopique, par les Drs J. Sobotta et P. Mulon, préparateur à la Faculté de médecine de Paris. Préface du Dr Launois. 1 vol. in-16, avec 80 planches coloriées. Relié... 20 fr.

Atlas-Manuel des Maladies du Larynx, par les Drs L. Grünwald et Castex, chargé du cours de laryngologie à la Faculté de médecine de Paris. 2e *édition*. 1 vol. in-16, avec 44 planches coloriées. Relié............ 14 fr.

Atlas-Manuel des Maladies externes de l'Œil, par les Drs O. Haab et A. Terson. 1 vol. in-16 de 284 pages, avec 40 planches coloriées. Relié.. 16 fr.

Atlas-Manuel des Maladies de l'Oreille, par les Drs Brühl, Politzer et G. Laurens. 1 vol. in-16, de 395 pages avec 39 planches coloriées et 88 figures. Relié.. 18 fr.

Atlas-Manuel des Maladies de la Peau, par les Drs Mracek et L. Hudelo. 2e *édition*. 1 vol. in-16 avec 102 planches, dont 63 coloriées. Relié.. 24 fr.

Atlas-Manuel de Psychiatrie, par les Drs O. Weygandt et J. Roubinovitch, médecin de la Salpêtrière. 1 vol. in-16, de 643 pages avec 24 planches coloriées et 264 figures. Relié................................... 24 fr.

Atlas-Manuel de Médecine et de Chirurgie des Accidents, par les Drs Golebiewski et P. Riche, chirurgien des hôpitaux de Paris. 1 vol. in-16 avec 143 planches noires et 40 planches coloriées. Relié........ 20 fr.

Atlas-Manuel de Médecine légale, par les Drs Hofmann et Ch. Vibert, médecin-expert près le tribunal de la Seine. Préface par le professeur Brouardel. 2e *édition*. 1 vol. in-16, avec 56 planches coloriées. Relié.... 18 fr.

Atlas-Manuel d'Obstétrique, par les Drs Schaeffer et Porocki, accoucheur de la Maternité. Préface de M. le professeur Pinard. 1 vol. in-16, avec 55 planches coloriées et 18 figures. Relié........................ 20 fr.

Atlas-Manuel d'Ophtalmoscopie, par les Drs O. Haab et A. Terson. 3e *édition*. 1 vol. in-16 de 276 pages, avec 88 planches coloriées. Relié... 15 fr.

Atlas-Manuel du Système nerveux, par les Drs C. Jakob, Rémond et Clavelier. 2e *édition*. 1 vol. in-16, avec 84 planches coloriées et figures. Relié... 20 fr.

Atlas-Manuel des Maladies du Système nerveux, par le Dr Seiffer. *Édition française*, par le Dr G. Gasne. 1904. 1 vol. in-16 de 450 pages, avec 26 planches coloriées et 264 figures. Relié........'................. 18 fr.

Atlas-Manuel des Maladies vénériennes, par les Drs Mracek et Emery, chef de clinique de la Faculté de médecine à l'hôpital Saint-Louis. 2e *édition*. 1 vol. in-16, avec 71 pl. color. et 12 planches noires. Relié..... 20 fr.

Atlas-Manuel de Chirurgie oculaire, par O. Haab et A. Monthus, chef de laboratoire à la clinique ophtalmologique de la Faculté de Médecine de Paris. 1905, 1 vol. in-16 de 270 pages avec 30 planches coloriées et 166 figures dans le texte. Relié.. 16 fr.

Atlas-Manuel des Maladies des Enfants, par Hecker et Apert, Médecin des hôpitaux de Paris. 1906, 1 vol. in-16 de 420 pages avec 48 planches coloriées et figures. Relié... 20 fr.

ENVOI FRANCO CONTRE UN MANDAT POSTAL.

CONFÉRENCES POUR L'EXTERNAT DES HOPITAUX
Par SAULIEU et DUBOIS

Anatomie, 1901. 1 volume in-8 de 370 pages, avec 277 figures.. **8** fr.
Pathologie et Petite Chirurgie, 1901. 1 volume in-8 de 334 pages, avec 45 figures.................. **8** fr.

Deux internes des hôpitaux de Paris, MM. Saulieu et Dubois, ont réuni un choix des questions d'anatomie, de pathologie et de petite chirurgie, que, chaque année, les médecins et chirurgiens des hôpitaux posent aux candidats du *concours de l'externat* et dont ils jugent, par là même, la connaissance indispensable aux jeunes gens qui vont débuter dans la pratique hospitalière.

Le programme de l'externat comporte tout d'abord une question d'anatomie descriptive. Chaque question est traitée aussi complètement que possible, et exposée de façon claire et intelligible. On a toujours choisi un plan logique : par exemple pour exposer les rapports des organes, les auteurs procèdent par voie de dissection, ou par voie chirurgicale. Ils mettent bien en saillie les grandes lignes anatomiques, classiques, ainsi que les points anatomiques qui éclairent les faits pathologiques, ceux qui ont de l'importance au point de vue opératoire.

En Pathologie, ils ont donné la préférence à un plan clinique, dans lequel ils montrent les symptômes dans l'ordre où on les rencontre dans l'examen d'un malade. Ils notent l'aspect général, les signes fonctionnels et généraux, l'examen local par l'inspection, la palpation, la percussion l'auscultation, la mensuration, s'attachant surtout à mettre en relief les symptômes importants par leur fréquence, leur valeur diagnostique, pronostique ou thérapeutique.

CONFÉRENCES POUR L'INTERNAT DES HOPITAUX
Par SAULIEU et DUBOIS

1902. 3 volumes grand in-8 de 1440 pages avec 307 figures.. **30** fr.
Chaque fascicule de 48 pages chacun avec figures, se vend séparément.......................... **1** fr.

FASCICULE I. Larynx et Trachée. — II. Poumons et Plèvres. — III. Cœur. — IV et V. Thorax. — VI. Crâne et face. — VII. Œil et Oreille. — VIII. Encéphale. — IX. Moelle épinière. — X. Moelle et Rachis. — XI. Cou et Corps thyroïde. — XII. Langue, Voile du Palais, Amygdales. — XIII. Œsophage et Estomac. — XIV. Intestin. — XV. Rectum et Périnée. — XVI. Foie et Voies biliaires. — XVII et XVIII. Abdomen. — XIX et XX. Reins, Uretères, Vessie. — XXI. Organes génitaux de la femme. — XXII. Accouchements. — XXIII. Organes génitaux de l'homme. — XXIV et XXV. Membre supérieur. — XXVI, XXVII et XXVIII. Membre inférieur. — XXIX et XXX. Maladies générales.

LE PREMIER LIVRE DE MÉDECINE
Manuel de Propédeutique pour le stage hospitalier
PAR MM.

J. BOUGLÉ	**A. CAVASSE**
CHIRURGIEN DES HOPITAUX DE PARIS	ANCIEN INTERNE DES HOPITAUX DE PARIS

I. **Partie médicale,** 1 volume in-18 jésus de 447 pages, avec figures................................... **5** fr.
II. **Partie chirurgicale,** 1 volume in-18 jésus de 531 pages, avec figures.............................. **5** fr.
Les 2 parties en 1 volume reliure d'amateur, peau souple, tête dorée................................ **12** fr.

DICTIONNAIRE DE MÉDECINE, DE CHIRURGIE, DE PHARMACIE
ET DES SCIENCES QUI S'Y RAPPORTENT
Vingt et unième Édition
PAR MM.

Émile LITTRÉ	**A. GILBERT**
DE L'ACADÉMIE FRANÇAISE ET DE L'ACADÉMIE DE MÉDECINE	PROFESSEUR A LA FACULTÉ DE MÉDECINE DE PARIS

1906. 1 volume grand in-8 de 2000 pages à 2 colonnes, avec 1000 figures........................... **25** fr.

GUIDE DU MÉDECIN PRATICIEN
Aide-Mémoire de Médecine, de Chirurgie et d'Accouchement
Par P. GUIBAL, ANCIEN INTERNE DES HOPITAUX DE PARIS

1903. 1 volume in-18 jésus de 676 pages avec 349 figures, cartonné.................................. **7** fr. **50**

ENVOI FRANCO CONTRE UN MANDAT POSTAL.

NOUVEAUX ÉLÉMENTS D'ANATOMIE DESCRIPTIVE

PAR MM.

H. BEAUNIS
PROFESSEUR A LA FACULTÉ DE MÉDECINE DE NANCY

A. BOUCHARD
PROFESSEUR A LA FACULTÉ DE MÉDECINE DE BORDEAUX

5e *édition*. 1 volume in-8 de 1072 pages, avec 557 figures tirées en 8 couleurs, cartonné................... **25 fr.**

Les auteurs ont voulu mettre entre les mains des étudiants et des médecins un livre concis et complet, tenant le milieu entre les manuels trop écourtés et les traités trop volumineux, se rapprochant des premiers par la forme, des seconds par le fond.

Le texte de la 5e *édition* a été mis au courant des derniers progrès de la science. La névrologie a été refaite entièrement. La plupart des figures ont été tirées en couleurs (8 tirages).

TABLEAUX SYNOPTIQUES D'ANATOMIE DESCRIPTIVE

Par le docteur BOUTIGNY

(Collection Villeroy)

1899. 2 volumes grand in-8 de 200 pages chacun, cartonnés.................... .... **10 fr.**

ATLAS-MANUEL D'ANATOMIE

Par E. CUYER, PROFESSEUR SUPPLÉANT D'ANATOMIE A L'ÉCOLE DES BEAUX-ARTS

1 atlas grand in-8, de 27 planches coloriées, découpées et superposées avec texte explicatif, cartonné..... **40 fr.**

Éléments d'Anatomie comparée, par **R. PERRIER.** 1893, 1 volume in-8 de 1208 pages, avec 650 figures et 8 planches en couleurs, cartonné.. **22 fr.**

Aide-mémoire d'Anatomie (ostéologie, splanchnologie et organes des sens) et **d'Embryologie,** par le professeur **Paul LEFERT.** 4e édition. 1 volume in-18 de 276 pages, cartonné................... **3 fr.**

Aide-mémoire d'Anatomie à l'Amphithéâtre, dissection et technique microscopique, arthrologie, myologie, angéiologie, névrologie et découvertes anatomiques, par le professeur **Paul LEFERT.** 4e *édition.* 1 volume in-18 de 305 pages, cartonné... **3 fr.**

Manuel des Vivisections, par **Ch. LIVON,** professeur à l'École de médecine de Marseille. 1882. 1 volume in-8 de 343 pages, avec 117 figures.. **7 fr.**

Atlas-Manuel d'Histologie et d'Anatomie microscopique

Par le professeur SOBOTTA

Édition française par le docteur **P. MULON.** — Préface du professeur **LAUNOIS**

1 volume in-16 avec 80 planches coloriées, relié maroquin souple, tête dorée.................... **20 fr.**

GUIDE PRATIQUE D'HISTOLOGIE   *Normale et Pathologique Technique et Diagnostic*

Par L. ALQUIER et E. LEFAS

Préface du professeur **CORNIL.** 1902. 1 volume in-8 de 423 pages, avec 151 figures noires et coloriées..... **12 fr.**

AIDE-MÉMOIRE D'HISTOLOGIE

Par le professeur Paul LEFERT

1897. 1 volume in-18 de 317 pages, avec 64 figures, cartonné................. .... **3 fr.**

Précis de Microscopie, par le docteur **COUVREUR.** 1 volume in-16 de 350 pages, avec 112 figures, cartonné................................ .... **4 fr.**

La Technique microscopique et histologique, par le professeur **Mathias DUVAL.** 1 volume in-16 de 316 pages, avec 43 figures.. **3 fr. 50**

ENVOI FRANCO CONTRE UN MANDAT POSTAL.

4   LIBRAIRIE J.-B. BAILLIÈRE ET FILS, 19, RUE HAUTEFEUILLE, PARIS.

PRÉCIS DE DISSECTION DES RÉGIONS
Par le docteur J. REGNAULT, PROSECTEUR A L'ÉCOLE DE MÉDECINE DE TOULON
1904. 1 volume grand in-8 de 176 pages, avec 50 planches imprimées en couleurs........................ 5 fr.

L'étudiant qui le scalpel à la main, commence à explorer les régions anatomiques, a besoin d'un guide qu'il puisse constamment consulter, d'un guide qui indique la marche à suivre, les incisions à faire, les éléments à isoler pour une préparation anatomique.

Dans la plupart des livres classiques d'anatomie descriptive ou topographique les plus récents, les auteurs ne donnent pas de conseils sur la façon de disséquer. Chargé d'enseigner, pendant deux ans, l'anatomie élémentaire et l'art de disséquer aux élèves de l'École de médecine navale de Toulon, de les guider dans leurs travaux de dissection, d'examiner leurs préparations, M. Regnault a noté les points qui demandaient à être éclaircis.

TABLEAUX SYNOPTIQUES D'ANATOMIE TOPOGRAPHIQUE ET CHIRURGICALE
Par le docteur BOUTIGNY
1901. 1 volume grand in-8 de 176 pages, avec 117 figures, cartonné......................... 6 fr.

Tableaux synoptiques d'Exploration chirurgicale des Organes
Par le Docteur CHAMPEAUX, ANCIEN INTERNE DES HOPITAUX DE PARIS
1901. 1 volume grand in-8 de 176 pages, cartonné..................... 5 fr.

Précis d'Anatomie topographique   PAR N. RUDINGER
Édition française par **Paul DELBET**, chef de clinique chirurgicale à la Faculté de médecine.
Préface par **A. LE DENTU**, professeur à la Faculté de médecine de Paris.
1894. 1 volume grand in-8 de 252 pages, avec 68 figures en couleurs, cartonné..................... 8 fr.

Aide-mémoire d'Anatomie topographique, par le professeur **P. LEFERT.** 1 volume in-18 de 298 pages, cartonné.......................... 3 fr.

TABLEAUX SYNOPTIQUES DE MÉDECINE OPÉRATOIRE
Par le docteur LAVARÈDE
1900. 1 volume grand in-8 de 208 pages, avec 150 figures dessinées par G. DEYY, cartonné............... 6 fr.

ATLAS-MANUEL DE CHIRURGIE OPÉRATOIRE
Par le docteur ZUCKERKANDL
Deuxième édition française, par **A. MOUCHET,** chef de clinique chirurgicale à la Faculté de médecine de Paris.
Préface par le docteur **QUENU,** professeur agrégé à la Faculté de Paris.
1899. 1 volume in-16 de 436 pages, avec 271 figures et 24 planches coloriées, relié maroquin souple........ 16 fr.

Aide-mémoire de Médecine opératoire, par le professeur **P. LEFERT.** 2º *édition.* 1 volume in-18 de 315 pages, cartonné.......................... 3 fr.

Précis d'Opérations de Chirurgie, par le docteur **J. CHAUVEL,** professeur au Val-de-Grâce. 3ᵉ *édition.* 1 volume in-16 de 818 pages, avec 350 figures, cartonné.......................... 9 fr.

Précis de Médecine opératoire, par le docteur **Éd. LE BEC.** 1 volume in-18 jésus de 468 pages, avec 410 figures.......................... 6 fr.

Guide pratique de Technique opératoire, par le docteur **BRAULT.** 1903. 1 volume in-16 de 332 pages, cartonné.......................... 3 fr.

La Pratique des Opérations nouvelles en Chirurgie, par le docteur **GUILLEMAIN,** chirurgien des hôpitaux de Paris. 1895. 1 volume in-18 jésus de 350 pages, avec figures, cartonné............... 5 fr.

Atlas-Manuel des Bandages, Pansements et Appareils
Par A. HOFFA
Édition française par **P. HALLOPEAU,** interne des hôpitaux de Paris.
Préface de M. le professeur **Paul BERGER.**
1900. 1 volume in-16 de 200 pages, avec 128 planches coloriées, relié en maroquin souple............... 14 fr.

Aide-mémoire de Petite Chirurgie, par **P. LEFERT.** 1 volume in-18 de 340 pages, cartonné...... 3 fr.

ENVOI FRANCO CONTRE UN MANDAT POSTAL.

TRAITÉ DE PHYSIOLOGIE

PAR MM.

Mathias DUVAL | **E. GLEY**
PROFESSEUR A LA FACULTÉ DE MÉDECINE DE PARIS | PROFESSEUR AGRÉGÉ A LA FACULTÉ DE MÉDECINE DE PARIS

1906. 1 volume in-8, avec figures.. **10 fr.**

NOUVEAUX ÉLÉMENTS DE PHYSIOLOGIE HUMAINE

Par H. BEAUNIS, PROFESSEUR DE PHYSIOLOGIE A LA FACULTE DE MÉDECINE DE NANCY

3e *édition*. 1888, 2 volumes grand in-8 de 1672 pages, avec 626 figures, cartonné......................... **25 fr.**

Manipulations de Physiologie

Par le docteur Léon FRÉDÉRICQ, PROFESSEUR A L'UNIVERSITÉ DE LIÉGE

1893. 1 volume in-8 de 283 pages, avec 191 figures, cartonné.............................. **10 fr.**

Aide-mémoire de Physiologie, par le professeur **P. LEFERT**. 4e *édition*. 1 volume in-18 de 312 pages, cartonné... **3 fr.**

TABLEAUX SYNOPTIQUES DE PHYSIOLOGIE

Par le docteur BLAINCOURT, ANCIEN INTERNE DES HOPITAUX

1904. 1 volume gr. in-8 de 171 pages, cartonné.. **5 fr.**

TRAITÉ ÉLÉMENTAIRE DE PHYSIQUE BIOLOGIQUE

Par A. IMBERT, PROFESSEUR A LA FACULTÉ DE MÉDECINE DE MONTPELLIER

1895. 1 volume in-8 de 1088 pages, avec 399 figures.. **16 fr.**

Aide-mémoire de Physique médicale et biologique, par le professeur **Paul LEFERT**. 1 volume in-18 de 278 pages, cartonné.. **3 fr.**

TRAITÉ ÉLÉMENTAIRE DE CHIMIE BIOLOGIQUE

Par R. ENGEL et J. MOITESSIER, PROFESSEURS DE LA FACULTÉ DE MÉDECINE DE MONTPELLIER

1897. 1 volume in-8 de 615 pages, avec 102 figures et 2 planches coloriées.................... **10 fr.**

Précis d'Analyse chimique qualitative, par **E. BARRAL**, professeur agrégé à la Faculté de médecine de Lyon. 1903, 1 vol. in-16 de 496 pages, avec 144 figures.............................. **7 fr.**

Aide-mémoire de Chimie médicale, par le professeur **Paul LEFERT**. 1 vol. in-18 de 288 p., cart. **3 fr.**

Manipulations de Chimie, guide pour les travaux pratiques de chimie, par **E. JUNGFLEISCH**, professeur à l'Ecole supérieure de pharmacie. 2e *édition*. 1893, 1 vol. grand in-8 de 1180 pages, avec 374 figures, cartonné.. **25 fr.**

Manipulations de Chimie médicale, par **J. VILLE**, professeur de chimie médicale à la Faculté de médecine de Montpellier. 1893, 1 vol. in-18 jésus de 184 pages, avec figures, cartonné.......... **4 fr.**

Manipulations de Chimie, préparations et analyses, par **L. ETAIX**, chef des travaux chimiques à la Faculté des sciences. 1897, 1 vol. in-8 de 212 pages, avec 148 figures................... **5 fr.**

Guide pratique pour les Analyses de Chimie physiologique, par le Dr **MARTZ**. 1 vol. in-18 de 264 pages, avec 52 figures, cartonné.. **3 fr.**

Guide pratique pour l'Analyse des Urines, par **MERCIER**. 4e *édition*. 1904, 1 vol. in-18 jésus de 251 pages, avec 49 figures et 5 planches en couleurs, cartonné.............................. **4 fr.**

ENVOI FRANCO CONTRE UN MANDAT POSTAL.

TRAITÉ PRATIQUE DE BACTÉRIOLOGIE

Par E. MACÉ, PROFESSEUR A LA FACULTÉ DE MÉDECINE DE NANCY

5e *édition*. 1904. 1 volume grand in-8 de 1295 pages, avec 361 figures noires et coloriées, cartonné....... **25 fr.**

Ouvrage présenté avec éloges à l'Académie des sciences par Pasteur.

ATLAS DE MICROBIOLOGIE

Par E. MACÉ

1 volume grand in-8 de 60 planches en 8 couleurs, cartonné... **32 fr.**

TECHNIQUE MICROBIOLOGIQUE ET SÉROTHÉRAPIQUE

Par le docteur BESSON, DIRECTEUR DU LABORATOIRE DE BACTÉRIOLOGIE DE L'HOPITAL PÉAN

3e *édition*. 1904. 1 volume in-8 de 847 pages, avec 340 figures noires et coloriées........................ **14 fr.**

Aide-mémoire de Bactériologie, par le professeur **P. LEFERT**. 1901, 1 volume in-18 de 275 pages, cartonné..... .... **3 fr.**

Guide pour les Analyses de Bactériologie clinique, par L. **FELTZ**. 1898, 1 volume in-18 de 282 pages, avec 111 figures, cartonné.. .... **3 fr.**

Les Microbes pathogènes, par **Ch. BOUCHARD**, professeur à la Faculté de médecine de Paris. 1892. 1 volume in-16 de 304 pages... **3 fr. 50**

TRAITÉ ÉLÉMENTAIRE DE PARASITOLOGIE

Par R. MONIEZ, PROFESSEUR A LA FACULTÉ DE MÉDECINE DE LILLE

1895. 1 volume in-8 de 680 pages, avec 111 figures... **10 fr.**

ATLAS-MANUEL D'HISTOLOGIE PATHOLOGIQUE

Par le docteur DURCK

Édition française, par le docteur **GOUGET**, PROFESSEUR AGRÉGÉ A LA FACULTÉ DE MÉDECINE DE PARIS

1901. 1 volume in-16, avec 120 planches chromolithographiées, relié en peau souple, tête dorée.......... **20 fr.**

ATLAS-MANUEL D'ANATOMIE PATHOLOGIQUE

Par le professeur BOLLINGER

Édition française, par le docteur **GOUGET**

1902. 1 volume in-16, avec 137 planches coloriées, relié maroquin souple, tête dorée..................... **20 fr.**

TRAITÉ ÉLÉMENTAIRE D'ANATOMIE PATHOLOGIQUE

Par P. COŸNE, PROFESSEUR A LA FACULTÉ DE MÉDECINE DE BORDEAUX

2e *édition*. 1903. 1 volume in-8 de 1056 pages, avec figures noires et coloriées........................... **15 fr.**

Aide-mémoire d'Anatomie pathologique, d'histologie pathologique et de technique des autopsies, par le professeur **P. LEFERT**. 3e *édition*. 1898. 1 volume in-18 de 296 pages, cartonné..................... **3 fr.**

Traité d'Histologie pathologique, par le professeur **RINDFLEISCH**. 2e *édition*, par F. **GROSS** et **J. SCHMITT**, professeurs à la Faculté de Nancy. 1888. 1 volume grand in-8 de 869 pages, avec 359 figures **15 fr.**

Tableaux synoptiques pour la Pratique des Autopsies, par le docteur **VALERY**. 1902. 1 volume in-16 de 72 pages, avec figures, cartonné.. **1 fr. 50**

ENVOI FRANCO CONTRE UN MANDAT POSTAL.

www.ingramcontent.com/pod-product-compliance
Ingram Content Group UK Ltd.
Pitfield, Milton Keynes, MK11 3LW, UK
UKHW021528080726
13613UKWH00008B/374